Ecografía Fetal

Colección de Medicina Fetal y Perinatal

Semana 11–14 de Embarazo

Español/Português

Ecografía Fetal

2

Colección de Medicina Fetal y Perinatal

Dirección y Coordinación General
Manuel Gallo (España)

Equipo de Dirección
Francisco Mauad (Brasil), Samuel Karchmer (México), Mario Palermo (Argentina), Ruben Quintero (USA), Rodrigo Cifuentes (Colombia), Carlos Bermudez (Venezuela) y Ernesto Fabre (España)

Editores en Iberoamérica
Alexandra Matias (Portugal), Alberto Sosa Olavarria (Venezuela), Juan Carlos Mannara (Argentina), Edson Nunes de Morais (Brasil), Justo Alonso (Uruguay), Hernan Muñoz (Chile), Purificación Tavares (Portugal), Raúl Sánchez (R. Dominicana), Renato Sá (Brasil), Ana Bianchi (Uruguay), Moises Huaman (Perú), Paulino Vigil (Panamá), Teresa Leis (México), Javier Sveztliza (Argentina), Juan Carlos Melchor (España), Juan Carlos Santiago (España) y Domingo Ramos (España)

Directores Adjuntos
Ana Marcela Espinosa (Argentina), Adilson Cunha Ferreira (Brasil), Rafael Gonzalez de Aguero (España), Miguel Ruoti (Paraguay), Marcelo Aguilar (Argentina), Luis Diaz (Venezuela) y Pedro Beltrán (México)

Editores Invitados
Juan Carlos Santiago (España),
Domingo Ramos (España) y
Ana Marcela Espinosa (Argentina)

Semana 11–14 de Embarazo

Español/Português

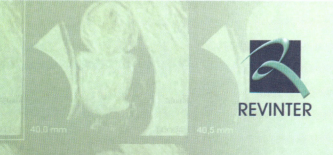

Ecografía Fetal – Semana 11–14 de Embarazo
Colección de Medicina Fetal y Perinatal – Volumen 2
Copyright © 2009 by Livraria e Editora Revinter Ltda.

ISBN 978-85-372-0225-8

Todos os direitos reservados.
É expressamente proibida a reprodução
deste livro, no seu todo ou em parte,
por quaisquer meios, sem o consentimento
por escrito da Editora.

Tradução do Espanhol para o Português (Capítulos 1 ao 9 e 11 ao 13)
CLAUDIA SANTOS GOUVÊA
Tradutora – Rio de Janeiro, RJ

Tradução do Português para o Espanhol (Capítulo 10)
JUANA MARIA ENRIQUEZ BERMEO
Tradutora – Belo Horizonte, MG

Revisão Técnica do Espanhol para o Português (Capítulos 1 ao 9 e 11 ao 13)
FRANCISCO MAUAD FILHO
Diretor e Professor da EURP (Brasil). Vice-presidente da SIADTP.
(mauad@ultra-sonografia.com.br)

Revisão Técnica do Português para o Espanhol (Capítulo 10)
MANUEL GALLO
Jefe de la Unidad de Medicina Fetal. Hospital Universitario Materno-Infantil Carlos Haya y
Hospital Internacional Xanit. Director del Instituto de Medicina Fetal Andaluz (IMFA),
Málaga (España). Presidente de honor de la SIADTP.
(mgallov@sego.es)

A precisão das indicações, as reações adversas e as relações de dosagem para as drogas citadas nesta obra podem sofrer alterações.
Solicitamos que o leitor reveja a farmacologia dos medicamentos aqui mencionados.
A responsabilidade civil e criminal, perante terceiros e perante a Editora Revinter, sobre o conteúdo total desta obra, incluindo as ilustrações e autorizações/créditos correspondentes, é do(s) autor(es) da mesma.

Livraria e Editora REVINTER Ltda.
Rua do Matoso, 170 – Tijuca
20270-135 – Rio de Janeiro – RJ
Tel.: (21) 2563-9700 – Fax: (21) 2563-9701
livraria@revinter.com.br – www.revinter.com.br

A la mujer iberoamericana, cuyos bienestar, conocimiento y salud son el objetivo final de todos y de cada uno de nosotros.

À mulher íbero-americana, cujos bem-estar, conhecimento e saúde são o objetivo final de todos e de cada um de nós.

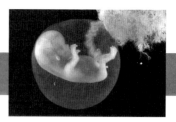

AGRADECIMIENTOS

AGRADECIMENTOS

*"Porque el ser agradecido
la obligación mayor es
para el hombre bien nacido".*

(D. Ángel Saavedra,
el Duque de Rivas,
en *Don Álvaro o La Fuerza del Sino, 1835*)

A mi familia, por el tiempo robado, por todo.

A todos los colegas y amigos de Latinoamérica, Portugal y España, que han participado en la elaboración de este proyecto, sin cuya ayuda no hubiera podido realizarse.

A todos los colegas y amigos que han colaborado en este volumen 2 de la Colección de Medicina Fetal y Perinatal, por su cumplimiento, por su profesionalidad y por su amistad.

Al profesor Francisco Mauad, amigo y maestro, director de la Escola de Ultra-sonografia e Reciclagem Médica Ribeirão Preto (EURP – Brasil), por su ánimo, plena disponibilidad y colaboración en este proyecto.

A todos los miembros de la EURP que participaron en la supervisión de la traducción al portugués de los capítulos, por su dedicación y rapidez.

A los doctores Juan Carlos Santiago, Domingo Ramos y Ana Marcela Espinosa, por su excepcional trabajo como editores invitados de este volumen 2 de la colección.

Al sr. Sergio Dortas, director de la editorial Revinter, por hacer real este sueño de publicar esta Colección de Medicina Fetal y Perinatal en Latinoamérica, Portugal y España. También por su excelente hospitalidad y por su amistad en mis visitas a Rio de Janeiro.

A la sra. Renata Barcellos Dias, asistente a la dirección, y al Sr. Christiano Dortas, del departamento de producción de Revinter, por su hospitalidad, paciencia y extraordinaria profesionalidad en la preparación y elaboración de este libro.

*"Porque ser agradecido é
a obrigação maior
para o homem bem nascido."*

(D. Ángel Saavedra,
o Duque de Rivas,
em *Don Álvaro o La Fuerza del Sino*, 1835)

A minha família, pelo tempo roubado, por tudo.

A todos os colegas e amigos da América Latina, de Portugal e da Espanha que participaram da elaboração deste projeto, sem cuja ajuda não teria sido possível sua realização.

A todos os colegas e amigos que colaboraram neste volume 2 da Coleção de Medicina Fetal e Perinatal, por sua atenção, seu profissionalismo e sua amizade.

Ao professor Francisco Mauad, amigo e mestre, diretor da Escola de Ultra-sonografia e Reciclagem Médica Ribeirão Preto (EURP), por seu ânimo, sua plena disponibilidade e colaboração neste projeto.

A todos os membros da EURP que participaram da supervisão da tradução dos capítulos para o português, por sua dedicação e rapidez.

Aos doutores Juan Carlos Santiago, Domingo Ramos e Ana Marcela Espinosa, por seu excepcional trabalho como editores convidados deste volume 2 da coleção.

Ao Sr. Sergio Dortas, diretor da Editora Revinter, por tornar real o sonho de publicar esta Coleção de Medicina Fetal e Perinatal na América Latina, em Portugal e na Espanha. Também por sua excelente hospitalidade e por sua amizade quando de minhas visitas ao Rio de Janeiro.

A Sra. Renata Barcellos Dias, assistente de direção, e ao Sr. Christiano Dortas, do departamento de produção da Revinter, por sua hospitalidade e paciência e por seu extraordinário profissionalismo na preparação e elaboração deste livro.

A todo el personal de la Editorial Revinter, por su amabilidad en mis visitas a la editorial en Rio de Janeiro para preparar, corregir y coordinar la colección.

A las doctoras Ana Marcela Espinosa y Mirta Lanfranchi, por su disponibilidad, paciencia y bien hacer en la corrección final de los capítulos del libro.

A mis amigos, por el ánimo y la ayuda.

Dr. Manuel Gallo

A todo o pessoal da Editora Revinter, por sua amabilidade em minhas visitas à editora no Rio de Janeiro para preparar, revisar e coordenar a coleção.

Às doutoras Ana Marcela Espinosa e Mirta Lanfranchi, por sua disponibilidade, paciência e boa vontade na correção final dos capítulos do livro.

Aos meus amigos, pelo ânimo e pela ajuda.

Dr. Manuel Gallo

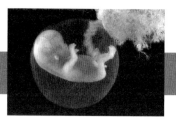

ÍNDICE DE AUTORES

ÍNDICE DE AUTORES

Bajo, José. Catedrático y jefe del Servicio de Obstetricia y Ginecología. Hospital Universitario Gregorio Marañon. Universidad Autónoma de Madrid (España). Presidente de la Sociedad Española de Ginecología y Obstetricia (SEGO).
(jbajoa@sego.es)

Beltrán, Pedro. Instituto de Medicina Materno-Fetal. Hospital de Ginecología y Obstetricia de Monterrey. Nuevo León (México).
(drpedrobeltran@yahoo.com)

Castro, Nadia. Departamento de Obstetricia y Ginecología. Hospital Nacional. Lima (Perú).
(nadgabc@yahoo.com)

Espinosa, Ana Marcela. Directora del Instituto de Diagnóstico Ecográfico "Matersur". Bahía Blanca (Argentina) Vicesecretaria de SIADTP.
(draanaespinosa@gmail.com.ar).

Ferlin, Rejane Maria. Profa. da Faculdade de Medicina da UFPR. Universidade Federal do Paraná (UFPR – Brasil). (rejaneferlin@uol.com.br)

Ferreira, Adilson Cunha. Prof. da Escola de Ultra-sonografia e Reciclagem Médica Ribeirão Preto (EURP). Prof. Dr. da Faculdade de Medicina de São José do Rio Preto (FAMERP). São Paulo (Brasil).
(adilson@teleecografia.com.br)

Gallo, Manuel. Jefe de la Unidad de Medicina Fetal. Hospital Universitario Materno-Infantil Carlos Haya y Hospital Internacional Xanit. Director del Instituto de Medicina Fetal Andaluz (IMFA), Málaga (España). Presidente de honor de la SIADTP.
(mgallov@sego.es)

Gallo, José Luis. Jefe de la Sección de Ginecología. Servicio de Obstetricia y Ginecología. Hospital Universitario Materno-Infantil Virgen de las Nieves, Granada (España).
(jgallov@sego.es)

González de Agüero, Rafael. Profesor asociado y jefe de la Sección de Ecografía y Diagnóstico Prenatal. Servicio de Obstetricia y Ginecología. Hospital Clínico Universitario Lozano Blesa. Universidad de Zaragoza (España).
(rgonzalezag@sego.es)

Huamán, Moises. Director del Instituto Latinoamericano de Salud Reproductiva (ILSAR). Director de la Escuela Peruana de Ultrasonido (EPUS). Lima (Perú).
(moises_huaman@hotmail.com)

Jordão, João Francisco. Prof. da EURP (Brasil).

Mauad Filho, Francisco. Diretor e Professor da EURP (Brasil). Vice-presidente da SIADTP.
(mauad@ultra-sonografia.com.br)

Matías, Alexandra. Professora auxiliar com agregação. Centro de Diagnóstico Pré-natal. Serviço de Obstetrícia e Ginecologia. Hospital de S. João – Faculdade de Medicina do Porto. Porto (Portugal). Vice-presidente da SIADTP.
(almatias@mail.telelpac.pt)

Montenegro, Nuno. Professor associado com agregação. Centro de Diagnóstico Pré-natal. Serviço de Obstetrícia e Ginecologia. Hospital de S. João – Faculdade de Medicina do Porto. Porto (Portugal)

Oliveira, F. R. Professor da Escola de Ultra-sonografia (EURP). Ribeirão Preto (Brasil).

Palermo, Mario. Jefe del Departamento Materno-Infantil. Hospital Nacional Prof. Posadas. Profesor titular de Obstetricia y Ginecología de la Universidad de Buenos Aires. Director de Diagnomed. Buenos Aires (Argentina). Presidente de honor de la SIADTP.
(mariopalermo@fibertel.com.ar)

Ramos, Domingo. Jefe de la Unidad de Medicina Fetal. Servicio de Obstetricia y Ginecología. Hospital USP de Marbella, Málaga (España). Director técnico del Proyecto Fetaltest.
(ramoscor@arrakis.es)

Ruoti Cosp, Miguel. Profesor asistente de la cátedra de Ginecología y Obstetricia. Facultad de Ciencias Médicas (FCM). Universidad Nacional de Asunción (UNA).

Coordinador asistencial del Departamento de Medicina Perinatal FCM, UNA.
Presidente de la Sociedad de Diagnóstico Prenatal del Paraguay. Secretario de la SIADTP.
(mruoticosp@hotmail.com)

Santiago, Juan Carlos. Jefe del Servicio de Obstetricia y Ginecología. Hospital USP de Marbella, Málaga (España). Director del Proyecto Fetaltest. Vicesecretario de la SIADTP.
(jucasabla@yahoo.es)

Troyano, Juan. Profesor titular y jefe de sección de Obstetricia y Ginecología. Hospital Universitario La Laguna. Universidad de Canarias. Tenerife (España). Presidente de la Sección de Ecografía de la Sociedad Española de Ginecología y Obstetricia (SESEGO)
(jtroyanol@sego.es)

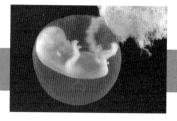

PRÓLOGO GENERAL A LA COLECCIÓN

PRÓLOGO GERAL DA COLEÇÃO

Esta Colección de Medicina Fetal y Perinatal, que me honro en dirigir y coordinar, es el resultado final de mi actividad profesional a través de una larga andadura por mi querida Latinoamérica. Desde que, en el año 1979, tuve la oportunidad de obtener una beca posdoctoral en el Centro Latinoamericano de Perinatología y Desarrollo Humano (CLAP) de Montevideo, comenzando así una trayectoria en el mundo de la medicina perinatal bajo la dirección del maestro de los maestros, el prof. Roberto Caldeyro Barcia, hasta hoy he tenido la fortuna de poder visitar a todos mis colegas y amigos de todos los países hermanos de Latinoamérica (sin excepción) en más de 150 ocasiones. Los que me conocéis bien, sabéis que, con orgullo, digo siempre que me considero un latinoamericano nacido en España.

A lo largo de mis múltiples y placenteros viajes por Latinoamérica, he tenido la oportunidad de conocer a personas, colegas y amigos, que a una profunda calidad humana unían una extraordinaria formación profesional en el terreno de la medicina fetal y perinatal. Me han honrado con su amistad, con su exquisita hospitalidad latina, única e incomparable, y me han regado de su ciencia, bien trabajada, sólida y, a veces, lamentablemente no bien conocida más allá de las fronteras del mundo científico hispano.

He de reconocer, y así lo hago, con "mucho gusto" (utilizando esta maravillosa frase que tanto me gusta oír cuando voy a Latinoamérica), que, viajando como docente para participar, durante estos 30 años, en congresos y reuniones científicas, siempre he aprendido algo nuevo, enseñado por mis colegas y amigos, tanto profesores como alumnos, en todas y cada una de las actividades científicas en las que tuve el placer de participar en forma activa, tras el honor recibido, como español, de ser invitado.

Esta Coleção de Medicina Fetal e Perinatal, que me sinto honrado em dirigir e coordenar, é o resultado final de minha atividade profissional, através de uma grande caminhada por minha querida América Latina. Desde que, em 1979, tive a oportunidade de obter uma bolsa de estudo pós-doutoral no Centro Latino-Americano de Perinatologia e Desenvolvimento Humano de Montevidéu, começando, assim, uma trajetória no mundo da medicina perinatal sob a direção do mestre dos mestres, o Prof. Roberto Caldeyro Barcia, até hoje, tenho tido sorte de poder visitar todos os meus amigos de todos os países irmãos da América Latina (sem exceção) em mais de 150 ocasiões. Os que bem me conhecem sabem que, com orgulho, digo sempre que me considero um latino-americano nascido na Espanha.

Durante minhas múltiplas e prazerosas viagens pela América Latina, tive a oportunidade de conhecer pessoas e colegas que a uma profunda qualidade humana uniam extraordinária formação profissional no terreno da medicina fetal e perinatal. Honraram-me com sua amizade, sua deliciosa hospitalidade latina, única e incomparável, e me regaram com sua ciência bem trabalhada, sólida e, às vezes, lamentavelmente não muito conhecida além das fronteiras do mundo científico hispânico.

Hei de reconhecer, e assim o faço, com *mucho gusto* (para utilizar esta maravilhosa frase que tanto gosto de ouvir quando vou à América Latina), que, viajando como docente para participar, durante estes 30 anos, de congressos e reuniões científicas, sempre aprendi algo novo, ensinado por meus colegas e amigos, tanto professores como alunos, em todas e cada uma das atividades científicas das quais tive o prazer de participar de forma ativa como espanhol, ademais da honra de ter sido convidado.

El nivel científico, el conocimiento y la formación de los profesionales de la América Latina, en el terreno de la medicina fetal y perinatal, son sencillamente extraordinarios y de un altísimo nivel, y así han de ser, en justicia, conocidos y reconocidos, como ya lo son, de hecho, por toda la magnífica obra científica y pionera realizada por autores latinoamericanos y diseminada por toda Iberoamérica y por el mundo.

Con esta Colección de Medicina Fetal y Perinatal queremos aportar un granito de arena más a un proyecto conjunto de un grupo de profesionales de primerísimo nivel de toda Iberoamérica – a los que agradezco de todo corazón su inestimable dedicación y colaboración – cuyas dirección y coordinación general me llenan de orgullo, además de considerarlas un altísimo reto profesional y un auténtico honor.

Compone la colección una serie de volúmenes dedicados a la medicina fetal y perinatal, cuyos títulos y editores invitados puede encontrar el lector en la contraportada de este libro, respecto a los números que ya están en proceso de realización y aquellos totalmente finalizados, esperando el turno correspondiente. Nuestra idea es lanzar un volumen cada cuatro meses, no necesariamente en el orden establecido. Los contenidos de los volúmenes de la colección están siempre abiertos a las sugerencias de los lectores y a las decisiones conjuntas del equipo de dirección del proyecto, los componentes de la dirección adjunta y de la dirección y coordinación general de la colección.

El equipo de dirección está compuesto por los siguientes miembros: Francisco Mauad (Brasil), Samuel Karchmer (México), Mario Palermo (Argentina), Ruben Quintero (EE.UU) Rodrigo Cifuentes (Colombia), Carlos Bermudez (Venezuela) y Ernesto Fabre (España).

La dirección adjunta que debe tomar el relevo corre a cargo de los siguientes miembros: Ana Marcela Espinosa (Argentina), Adilson Cunha Ferreira (Brasil), Rafael Gonzalez de Agüero (España), Miguel Ruoti (Paraguay), Marcelo Aguilar (Argentina), Luis Diaz (Venezuela) y Pedro Beltrán (México).

Los editores iberoamericanos, que serán los invitados para los distintos volúmenes de la colección, son los siguientes: Alexandra Matias (Portugal), Alberto Sosa (Venezuela), Juan Carlos Mannara (Argentina), Edson Nunes de Morais (Brasil), Justo Alonso (Uruguay), Hernan Muñoz (Chile), Purificación Tavares (Portugal), Raúl Sánchez (República Dominicana), Renato Sá (Brasil), Ana Bianchi (Uruguay), Moises Huaman (Perú), Paulino Vigil (Panamá), Teresa Leis (México), Javier Sveztliza (Argentina), Juan Carlos Melchor (España), Juan Carlos Santiago (España) y Domingo Ramos (España).

Este magnífico grupo de colaboradores, con una amplia representación de la mayoría de los países de Iberoamérica, no es un grupo cerrado, sino dinámico y abierto a otras posibles y deseables incorporaciones (la unión siempre hace la fuerza) a lo largo del desarrollo del proyecto.

Cientificamente, o conhecimento e a formação dos profissionais da América Latina, no terreno da medicina fetal e perinatal, são simplesmente extraordinários e de altíssimo nível, e assim hão de ser, com justiça, conhecidos e reconhecidos, como já o são, com efeito, por toda a magnífica obra científica e pioneira realizada por autores latino-americanos e disseminada por toda a Península Ibérica e pelo mundo.

Com esta Coleção de Medicina Fetal e Perinatal queremos contribuir com um grãozinho de areia a mais para um projeto conjunto de um grupo de profissionais de primeiríssimo nível de toda a Península Ibérica – aos quais agradeço de todo coração suas inestimáveis dedicação e colaboração – cujas direção e coordenação geral me enchem de orgulho, além de considerá-las um altíssimo desafio profissional e uma autêntica honra.

Compõe a coleção uma série de volumes dedicados à medicina fetal e perinatal, cujos títulos e editores convidados pode o leitor encontrar na contracapa deste volume, em relação aos números que já estão em processo de realização e aqueles totalmente finalizados, esperando o turno correspondente. Nossa idéia é lançar um volume a cada quatro meses, não necessariamente na ordem estabelecida. O conteúdo dos volumes da coleção está sempre aberto às sugestões dos leitores e às decisões conjuntas da equipe de direção do projeto, dos componentes da direção adjunta e da direção e coordenação geral da coleção.

A equipe de direção está composta pelos seguintes membros: Francisco Mauad (Brasil), Samuel Karchmer (México), Mario Palermo (Argentina), Ruben Quintero (EUA), Rodrigo Cifuentes (Colômbia), Carlos Bermudez (Venezuela) e Ernesto Fabre (Espanha).

A direção adjunta que deve assumir está a cargo dos seguintes membros: Ana Marcela Espinosa (Argentina), Adilson Cunha Ferreira (Brasil), Rafael Gonzalez de Agüero (Espanha), Miguel Ruoti (Paraguai), Marcelo Aguilar (Argentina), Luis Diaz (Venezuela) y Pedro Beltrán (México).

Os editores íbero-americanos, que serão os convidados para os diferentes volumes da coleção, são os seguintes: Alexandra Matias (Portugal), Alberto Sosa (Venezuela), Juan Carlos Mannara (Argentina), Edson Nunes de Morais (Brasil), Justo Alonso (Uruguai), Hernan Muñoz (Chile), Purificación Tavares (Portugal), Raúl Sánchez (República Dominicana), Renato Sá (Brasil), Ana Bianchi (Uruguai), Moisés Huaman (Peru), Paulino Vigil (Panamá), Teresa Leis (México), Javier Sveztliza (Argentina), Juan Carlos Melchor (Espanha), Juan Carlos Santiago (Espanha) e Domingo Ramos (Espanha).

Este magnífico grupo de colaboradores com ampla representação da maioria dos países íbero-americanos, não é um grupo fechado, e sim dinâmico e aberto a outras possíveis e desejáveis incorporações (a união sempre faz a força) ao longo do desenvolvimento do projeto.

El precio de los libros es lo más ajustado posible, gracias a la Editorial Revinter, que ha realizado un esfuerzo impresionante, humano, material y económico. Además, como novedad incluimos un CD-ROM con las diapositivas en PowerPoint de cada uno de los capítulos con el objeto de hacer más fácil y útil para el lector la comprensión de los contenidos.

El objetivo final de todos y de cada uno de los integrantes de este proyecto es que esta colección le sea de utilidad al lector y consultor en su actividad profesional. Ojalá sepamos y podamos conseguirlo, lo que nos haría enormemente felices.

Manuel Gallo
Dirección y Coordinación General
Río de Janeiro, 15 de octubre de 2008.

O preço dos livros é o mais justo possível, graças à Editora Revinter, que fez um impressionante esforço humano, material e econômico. Além disso, como novidade incluímos um CD-ROM com os diapositivos em *PowerPoint* de cada capítulo com o objetivo de tornar mais fácil e útil para o leitor a compreensão dos conteúdos.

O objetivo final de todos e de cada um dos integrantes deste projeto é que esta coleção seja de utilidade ao leitor e consultor em sua atividade profissional. Tomara que saibamos e possamos consegui-lo, o que nos faria enormemente felizes.

Manuel Gallo
Direção e Coordenação Geral
Rio de Janeiro, 15 de outubro de 2008.

SUMARIO

SUMÁRIO

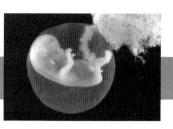

Capítulo 1
INTRODUCCIÓN A LAS CROMOSOMOPATÍAS, 1
R. González de Agüero • A. M. Espinosa • M. Gallo • P. Beltrán

Enfermedades Cromosómicas, 4
Trisomías Autosómicas, 6
Anomalías de los Cromosomas Sexuales, 7
Otras Alteraciones Cromosomicas sin que se Afecte el Número Total de Cromosomas, 8
Bibliografía Seleccionada, 20

Capítulo 2
ECOGRAFÍA NORMAL, 21
M. Gallo • A. M. Espinosa • J. L. Gallo • M. Palermo

Ecografía del Primer Trimestre, 21
Bibliografía Seleccionada, 42

Capítulo 3
ECOGRAFÍA PATOLÓGICA, 45
A. M. Espinosa • J. L. Gallo • N. Castro • M. Gallo

Patología de la Gestación Propiamente Dicha, 45
Estudio del Útero y Anexos, 55
Bibliografía Seleccionada, 62

Capítulo 4
DESARROLLO Y EVALUACIÓN DE UN SISTEMA LOGÍSTICO PARA LA IMPLANTACIÓN CLÍNICA DEL CRIBADO COMBINADO (ECOGRÁFICO Y BIOQUÍMICO) DE CROMOSOMOPATÍAS EN EL PRIMER TRIMESTRE DE LA GESTACIÓN. PROYECTO FETALTEST, 63
J. C. Santiago • D. Ramos • M. Gallo

Introducción, 64
Hipótesis del Trabajo, 64
Objetivos, 64
Material y Método, 65
Nuevas Prestaciones de Fetaltest, 67
Bibliografía Seleccionada, 70

Capítulo 5
CONTROL DE CALIDAD EN LOS PROGRAMAS DE CRIBADO DE CROMOSOMOPATÍAS DEL PRIMER TRIMESTRE, 71
D. Ramos • J. C. Santiago • M. Gallo

Introducción, 71
Bibliografía Seleccionada, 78

Capítulo 1
INTRODUÇÃO ÀS ANOMALIAS CROMOSSÔMICAS, 1
R. González de Agüero • A. M. Espinosa • M. Gallo • P. Beltrán

Doenças Cromossômicas, 4
Trissomias Autossômicas, 6
Anomalias dos Cromossomos Sexuais, 7
Outras Alterações Cromossômicas nas quais o Número Total de Cromossomos não é Afetado, 8
Referências Bibliográficas, 20

Capítulo 2
ECOGRAFIA NORMAL, 21
M. Gallo • A. M. Espinosa • J. L. Gallo • M. Palermo

Ecografia do Primeiro Trimestre 21
Referências Bibliográficas, 42

Capítulo 3
ECOGRAFIA PATOLÓGICA, 45
A. M. Espinosa • J. L. Gallo • N. Castro • M. Gallo

Patologia da Gestação Propriamente Dita, 45
Estudo do Útero e Anexos, 55
Referências Bibliográficas, 62

Capítulo 4
DESENVOLVIMENTO E AVALIAÇÃO DE UM SISTEMA LOGÍSTICO PARA A IMPLANTAÇÃO CLÍNICA DE *SCREENING* COMBINADO (ECOGRÁFICO E BIOQUÍMICO) DE ANOMALIAS CROMOSSÔMICAS NO PRIMEIRO TRIMESTRE DE GESTAÇÃO. PROGRAMA FETALTEST, 63
J. C. Santiago • D. Ramos • M. Gallo

Introdução, 64
Hipótese de Trabalho, 64
Objetivos, 64
Material e Método, 65
Novas Contribuições do Fetaltest, 67
Referências Bibliográficas, 70

Capítulo 5
CONTROLE DE QUALIDADE NOS PROGRAMAS DE *SCREENING* DE ANOMALIAS CROMOSSÔMICAS DO PRIMEIRO TRIMESTRE, 71
D. Ramos • C. Santiago • M. Gallo

Introdução, 71
Referências Bibliográficas, 78

Capítulo 6
CÁLCULO DEL RIESGO DE CROMOSOMOPATÍAS EN EL CRIBADO COMBINADO DEL PRIMER TRIMESTRE, 81
D. Ramos ♦ J. C. Santiago

Introducción, 81
Prevalencia de la Enfermedad – Riesgo *a Priori,* 82
Transformación en *Odds,* 84
Cálculo de la Razón de Probabilidad o *Likelihood Ratio,* 87
El Método Alternativo de Cálculo de la Razón de Probabilidad o *Likelihood Ratio* Mediante el Diferencial Delta, 88
Bibliografía Seleccionada, 91

Capítulo 7
MARCADORES BIOQUÍMICOS PARA EL CRIBADO DE CROMOSOMOPATÍAS EN EL PRIMER TRIMESTRE, 95
J. C. Santiago ♦ D. Ramos ♦ A. M. Espinosa ♦ M. Gallo

Introducción, 95
Bibliografía Seleccionada, 106

Capítulo 8
TRANSLUCENCIA NUCAL, 109
M. Gallo ♦ A. M. Espinosa ♦ M. Palermo ♦ D. Ramos ♦ J. C. Santiago

Introducción, 109
Definición, 109
Historia, 109
Incidencia, 109
Etiopatogenesis, 110
Hallazgos Ecográficos, 110
Técnica de la Medida, 110
Diagnóstico Diferencial, 113
Importancia en Diagnóstico Prenatal, 114
Translucencia Nucal y Cromosomopatías Fetales, 115
Translucencia Nucal Aumentada y Cardiopatías Fetales, 116
Translucencia Nucal Aumentada y Otras Malformaciones Fetales Asociadas, 117
Conducta durante el Embarazo, 117
Conducta Fetal, 117
Conducta Neonatal, 117
Pronóstico a Largo Plazo, 117
Riesgo de Recurrencia, 117
Translucencia Nucal y Embarazos Múltiples, 117
Bibliografía Seleccionada, 118

Capítulo 9
HUESO NASAL, 121
A. C. Ferreira ♦ D. Ramos ♦ R. M. Ferlin
F. R. de Oliveira ♦ F. Mauad Filho ♦ M. Gallo

Introducción, 121
Hueso Nasal, 122
Bibliografía Seleccionada, 128

Capítulo 10
DUCTUS VENOSO, 129
A. Matías ♦ N. Montenegro

Introducción, 129
Conclusión, 147
Bibliografía Seleccionada, 147

Capítulo 11
OTROS MARCADORES ECOGRÁFICOS DE CROMOSOMOPATÍAS EN EL PRIMER TRIMESTRE DEL EMBARAZO, 151
A. M. Espinosa ♦ M. Ruoti Cosp ♦ M. Huamán ♦ M. Gallo

Malformaciones Mayores o Estructurales, 152
Higroma Quístico, 152

Capítulo 6
CÁLCULO DO RISCO DE ANOMALIAS CROMOSSÔMICAS NO *SCREENING* COMBINADO DO PRIMEIRO TRIMESTRE, 81
D. Ramos ♦ J. C. Santiago

Introdução, 81
Prevalência da Doença – Risco *a Priori,* 82
Transformação em *Odds,* 84
Cálculo da Razão de Chance ou *Likelihood Ratio,* 87
Método Alternativo de Cálculo da Razão de Chance ou *Likelihood Ratio* Mediante o Diferencial Delta, 88
Referências Bibliográficas, 91

Capítulo 7
MARCADORES BIOQUÍMICOS PARA O *SCREENING* DE ANOMALIAS CROMOSSÔMICAS NO PRIMEIRO TRIMESTRE, 95
J. C. Santiago ♦ D. Ramos ♦ A. M. Espinosa ♦ M. Gallo

Introdução, 95
Referências Bibliográficas, 106

Capítulo 8
TRANSLUCÊNCIA NUCAL, 109
M. Gallo ♦ A. M. Espinosa ♦ M. Palermo ♦ D. Ramos ♦ J. C. Santiago

Introdução, 109
Definição, 109
História, 109
Incidência, 109
Etiopatogênese, 110
Achados Ecográficos, 110
Técnica da Medida, 110
Diagnóstico Diferencial, 113
Importância no Diagnóstico Pré-Natal, 114
Translucência Nucal e Anomalias Cromossômicas Fetais, 115
Translucência Nucal Aumentada e Cardiopatias Fetais, 116
Translucência Nucal Aumentada e Outras Malformações Fetais Associadas, 117
Conduta durante a Gravidez, 117
Conduta Fetal, 117
Conduta Neonatal, 117
Prognóstico a Longo Prazo, 117
Risco de Recorrência, 117
Translucência Nucal e Gestações Múltiplas, 117
Referências Bibliográficas, 118

Capítulo 9
OSSO NASAL, 121
A. C. Ferreira ♦ D. Ramos ♦ R. M. Ferlin
F. R. de Oliveira ♦ F. Mauad Filho ♦ M. Gallo

Introdução, 121
Osso Nasal, 122
Referências Bibliográficas, 128

Capítulo 10
DUCTO VENOSO, 129
A. Matías ♦ N. Montenegro

Introdução, 129
Conclusão, 147
Referências Bibliográficas, 147

Capítulo 11
OUTROS MARCADORES ECOGRÁFICOS DE ANOMALIAS CROMOSSÔMICAS NO PRIMEIRO TRIMESTRE DE GRAVIDEZ, 151
A. M. Espinosa ♦ M. Ruoti Cosp ♦ M. Huamán ♦ M. Gallo

Malformações Maiores ou Estruturais, 152
Higroma Cístico, 152

Holoprosencefalia Alobar, 153
Onfalocele, 153
Derrame Pleural, 155
Pielectasia, 155
Obstrucción Baja del Tracto Urinario, 155
Otras Malformaciones, 156
Índice de Pulsatilidad de la Arteria Umbilical (IPAU), 156
Frecuencia Cardíaca Fetal (FCF), 158
Crecimiento Intrauterino Restringido, 159
Arteria Umbilical Única (AUU), 159
Diámetro del Cordón Umbilical (DCU), 160
Quiste del Cordón Umbilical, 161
Amnios Adherido, 161
Anomalías del Saco Vitelínico, 161
Embrión sin Forma, 162
Volumen Placentario, 162
Longitud del Maxilar (LM), 162
Ángulo Fronto Maxilar (AFM), 162
Regurgitación Tricuspídea (RT), 163
Bibliografía Seleccionada, 163

Capítulo 12
TELEECOGRAFÍA, TELEMEDICINA Y MEDICINA FETAL, 167
A. C. Ferreira ◆ R. M. Ferlin ◆ F. Mauad Filho ◆ J. F. Jordão

Bibliografía Seleccionada, 175

Capítulo 13
DOCUMENTOS OFICIALES DE LA EXPLORACIÓN ECOGRÁFICA, 177
M. Gallo ◆ J. Troyano ◆ J. Bajo ◆ A. M. Espinosa

Documento de Información General a la Paciente y Familia, 178
Documento de Consentimiento Informado (CI), 178
Documento de Informe de la Exploración Ecográfica, 179
Bibliografía Seleccionada, 190
Índice Remisivo, 191

Holoprosencefalia Alobar, 153
Onfalocele, 153
Derrame Pleural, 155
Pielectasia, 155
Obstrução Baixa do Trato Urinário, 155
Outras Malformações, 156
Índice de Pulsatilidade da Artéria Umbilical (IPAU), 156
Freqüência Cardíaca Fetal (FCF), 158
Restrição de Crescimento Intra-Uterino, 159
Artéria Umbilical Única (AUU), 159
Diâmetro do Cordão Umbilical (DCU), 160
Cisto do Cordão Umbilical, 161
Âmnio Aderido, 161
Anomalias do Saco Vitelino, 161
Embrião sem Forma, 162
Volume Placentário, 162
Comprimento do Maxilar (CM), 162
Ângulo Frontomaxilar (AFM), 162
Regurgitação Tricúspide (RT), 163
Referências Bibliográficas, 163

Capítulo 12
TELEECOGRAFIA, TELEMEDICINA E MEDICINA FETAL, 167
A. C. Ferreira ◆ R. M. Ferlin ◆ F. Mauad Filho ◆ J. F. Jordão

Referências Bibliográficas, 175

Capítulo 13
DOCUMENTOS OFICIAIS DA EXPLORAÇÃO ECOGRÁFICA, 177
M. Gallo ◆ J. Troyano ◆ J. Bajo ◆ A. M. Espinosa

Documento de Informação Geral à Paciente e à sua Família, 178
Documento de Consentimento Informado (CI), 178
Documento de Esclarecimento da Exploração Ecográfica, 179
Referências Bibliográficas, 190
Índice Remissivo, 191

Ecografía Fetal

2

Colección de Medicina Fetal y Perinatal

Semana 11–14 de Embarazo

Español/Português

CAPÍTULO 1

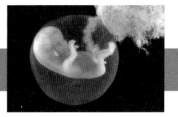

INTRODUCCIÓN A LAS CROMOSOMOPATÍAS

INTRODUÇÃO ÀS ANOMALIAS CROMOSSÔMICAS

R. González de Agüero ◆ A. M. Espinosa ◆ M. Gallo ◆ P. Beltrán

Según la Organización Mundial de la Salud, el término "defecto congénito" se refiere a "toda anomalía del desarrollo morfológico, estructural, funcional o molecular presente al nacer (aunque puede manifestarse más tarde), externa o interna, familiar o esporádica, hereditaria o no, única o múltiple". Aunque las cromosomopatías corresponden a un grupo importante y significativo de los "defectos congénitos", debemos tener presente que sólo representan algo más del 10% del total de éstos, por tal motivo, confirmar que un feto no padece ninguna cromosomopatía en absoluto garantizará que el niño esté libre de defectos congénitos (Fig. 1-1).

Además cabe destacar que, desde el punto de vista del diagnóstico prenatal, los mayores esfuerzos se han centrado en la detección de los casos de síndrome de Down sea por su frecuencia o por su trascendencia. Muchos niños con síndrome de Down llegan a término, nacen y viven durante años, sistemáticamente padecen deficiencia mental y frecuentemente presentan malformaciones estructurales. En la mayor parte de los países existe posibilidad de IVE por grave anomalía fetal, y es así como está considerado el síndrome de Down. Por ello, los padres piden conocer este diagnóstico a tiempo para poder optar por solicitar o no IVE. En España y en otros países el límite legal para manifestar dicha opción es la semana 22 de gestación. Además de la trisomía 21, otras anomalías cromosómicas capaces de llegar al segundo trimestre de la gestación son: la trisomía del cromosoma 18 (S. de Edwards), la trisomía del cromosoma 13 (S. de Patau), las triploidias y algunos casos de monosomía X (síndrome de Turner).

Salvo las excepciones mencionadas, las monosomías autosómicas y las trisomías de los cromosomas autosómicos son letales en etapas muy tempranas del desarrollo. En

Segundo a Organização Mundial da Saúde (OMS), o termo "defeito congênito" se refere a "toda anomalia de desenvolvimento morfológico, estrutural, funcional ou molecular presente ao nascimento (embora possa manifestar-se mais tarde), externa ou interna, familiar ou esporádica, hereditária ou não, única ou múltipla". Apesar de as anomalias cromossômicas fazerem parte de um grupo importante e significativo dos "defeitos congênitos", deve-se ter em mente que representam pouco mais de 10% do seu total. Por isso, a confirmação de que um feto não porta nenhuma anomalia cromossômica não garante que a criança esteja livre de defeitos congênitos (Fig. 1-1).

Além disso, cabe destacar que, do ponto de vista do diagnóstico pré-natal, muito se tem empenhado na detecção de casos de síndrome de Down (SD), seja por sua freqüência, seja por sua importância. Muitas crianças com SD nascem a termo e vivem vários anos; sistematicamente apresentam deficiência mental e, freqüentemente, malformações estruturais. Na maior parte dos países existe possibilidade de interrupção da gravidez por anomalia fetal grave, como é considerada a síndrome de Down. Por esse motivo alguns pais preferem conhecer o diagnóstico a tempo de poder optar pela interrupção ou não da gravidez. Na Espanha e em alguns outros países, o limite legal para tal opção é a 22ª semana de gestação. Além da trissomia 21, podem chegar ao segundo trimestre da gestação anomalias cromossômicas, como as trissomias do cromossomo 18 (síndrome de Edwards), do cromossomo 13 (síndrome de Patau), as triploidias e alguns casos de monossomia X (síndrome de Turner).

Salvo as exceções mencionadas, as monossomias autossômicas e as trissomias dos cromossomos autossômicos são letais em etapas precoces do desenvolvimento. A

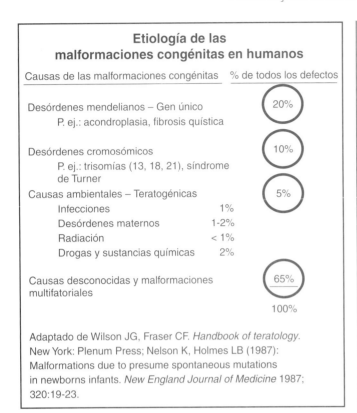

Fig. 1-1. Etiología de las malformaciones congénitas en humanos. Datos obtenidos en nacidos vivos y muertos.

la Figura 1-2 mostramos la letalidad intrauterina de las cromosomopatías más frecuentes. En esa figura se observa en base a la frecuencia estimada en la semana 10, el porcentaje de fetos que alcanzan vivos la semana 40.[1] Casi todas las cromosomopatías que afectan por exceso a los cromoso-

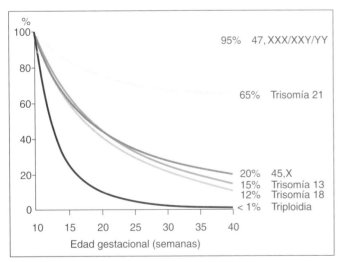

Fig. 1-2. Letalidad espontánea de las cromosomopatías a lo largo de la gestación. La mayor parte de las trisomías 13, 18, triploidías y monosomía X son letales durante la vida intrauterina. En edades gestacionales inferiores a la semana 10, existen otras alteraciones cromosómicas letales responsables de abortos muy precoces (Basado en Snijders RJ, 1995.)

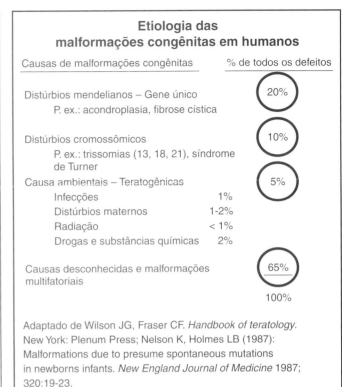

Fig. 1-1. Etiologia das malformações congênitas em humanos. Dados obtidos em nascidos vivos e mortos.

Figura 1-2 mostra a letalidade intra-uterina das anomalias cromossômicas mais freqüentes. Nessa figura se pode observar, com base na freqüência estimada na 10^a semana, a porcentagem de fetos que sobrevivem até a 40ª semana.[1] Quase todas essas anomalias devidas a excesso

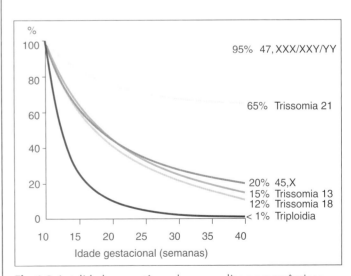

Fig. 1-2. Letalidade espontânea das anomalias cromossômicas durante a gestação. A maior parte das trissomias 13 e 18, triploidias e monossomia X é letal durante a vida intra-uterina. Em idades gestacionais inferiores à 10ª semana, existem outras alterações cromossômicas letais, responsáveis por abortos precoces (baseado em Snijders RJ, 1995).

INTRODUCCIÓN A LAS CROMOSOMOPATÍAS

INTRODUÇÃO ÀS ANOMALIAS CROMOSSÔMICAS

mas sexuales alcanzan la semana 40, mientras que en el síndrome de Down tan sólo lo hacen el 65%. Con respecto al síndrome de Turner, sólo llega a esta etapa el 20% de fetos (el 80% restante fallecen entre la semana 10 y la 40). El 85% de las trisomías 13, el 88% de las trisomías 18 y el 99% de las triploidias en las que el feto estaba vivo en la semana 10 de gestación fallece intraútero antes de alcanzar la semana 40. En estos últimos diagnósticos, aún naciendo vivos, los niños fallecen en poco tiempo, siendo muy raras las supervivencias superiores a 1 año.

Los nacidos con síndrome de Turner sin graves taras estructurales tienen fundamentalmente el estigma de baja talla y trastornos asociados a su disgenesia gonadal, sin embargo su desarrollo intelectual suele ser normal. Otras anomalías menos frecuentes son las alteraciones del número de los cromosomas sexuales (47, XXY/47, XYY/47, XXX, y otras menos frecuentes). En principio, si no se asocian a malformaciones estructurales graves, no están considerados como una grave malformación, por lo que no son motivo de IVE.

Todas las estrategias para conseguir seleccionar la población de embarazadas para diagnosticar las cromosomopatías mediante cariotipo se centran precisamente en el primer grupo descrito, y especialmente en el síndrome de Down. Todos ellos son capaces de mostrar marcadores ecográficos de cromosomopatías con mucha más frecuencia que la población sin cromosomopatías, además, algunos de ellos muestran cambios en las determinaciones de sustancias tales como la PAPP-A, HCG, AFP, Estriol y otros, lo que permite establecer cribados bioquímicos y/o combinados con la ecografía de la semana 12 y la ecografía morfológica de la semana 20, con altas tasas de detección (incluso del 90% o más) y bajas tasas de falsos positivos (inferiores en conjunto al 10% de la población).

Algunas cromosomopatías son más frecuentes conforme mayor sea la edad de la madre, como las trisomías 13, 18 y 21.[2,3] Otras, como el síndrome de Turner, el resto de anomalías por exceso de cromosomas sexuales y las triploidias mantienen la misma tasa en cualquier grupo de edad materna,[1] como muestran las Tablas 1-1 y 1-2 y en la Figura 1-3.

de cromossomos sexuais chegam à 40ª semana, entretanto na SD apenas 65% o conseguem. No que tange à síndrome de Turner, só 20% dos fetos chegam a essa etapa (os 80% restantes morrem entre a 10ª e a 40ª semana). Há morte intra-uterina antes da 40ª semana em 85% das trissomias 13; 88% das trissomias 18; e 99% das triploidias nas quais o feto ainda vivia na 10ª semana de gestação. Nestes últimos diagnósticos, embora nasçam vivas, as crianças falecem em pouco tempo, sendo rara sobrevida superior a 1 ano.

Os portadores de síndrome de Turner sem deficiências estruturais graves têm como características baixa estatura e transtornos associados a sua disgenesia gonadal; entretanto, seu desenvolvimento intelectual costuma ser normal. Outras anomalias menos freqüentes são as alterações do número de cromossomos sexuais (47, XXY/47, XYY/47, XXX e outras menos freqüentes). A princípio, se não há associação com malformações estruturais graves, não são consideradas graves, não sendo, portanto, motivo para interrupção da gravidez.

Todas as estratégias para selecionar a população de gestantes para diagnosticar as anomalias cromossômicas mediante cariótipo estão precisamente no primeiro grupo descrito, especialmente na SD. Todos os grupos mostram marcadores ecográficos de anomalias cromossômicas com muito mais freqüência que a população sem elas. Ademais, alguns deles demonstram mudanças nas determinações de substâncias como PAPP-A, HCG, AFP, Estriol, entre outras, o que permite estabelecer rastreamentos bioquímicos e/ou combinados com as ecografias da 12ª semana e morfológica da 20ª semana, com altos índices de detecção (90% ou mais) e baixas taxas de falso-positivos (inferiores a 10% da população).

Algumas anomalias cromossômicas são tanto mais freqüentes quanto maior a idade da gestante, como as trissomias 13, 18 e 21.[2,3] Outras, como a síndrome de Turner, o restante das anomalias por excesso de cromossomos sexuais e as triploidias, mantêm o mesmo índice em qualquer grupo de idade materna,[1] como descrito nas Tabelas 1-1 e 1-2 e na Figura 1-3.

Tabla 1-1. Riesgo estimado de alteraciones cromosómicas por edad materna a las 40 semanas de gestación (1/número dado en la tabla). Basado en datos de Snijders et al., 1999. (Adaptado de Snijders RJM, 1996 y de Nicolaides KH, 1999)

Edad	Trisomía 21	Trisomía 18	Trisomía 13	S. de Turner
20	1.527	18.013	42.423	
25	1.352	15.951	37.567	
30	895	10.554	24.856	4.167[1]
35	356	4.202	9.876	
40	97	1.139	2.683	
44	30	359	846	

[1]Igual riesgo a cualquier edad materna.

Tabela 1-1. Risco estimado de alterações cromossômicas por idade materna nas 40 semanas de gestação (1/número dado na tabela). Baseado em dados de Snijders et al., 1999. (Adaptado de Snijders RJM, 1996, e Nicolaides KH, 1999)

Idade	Trissomia 21	Trissomia 18	Trissomia 13	S. de Turner
20	1.527	18.013	42.423	
25	1.352	15.951	37.567	
30	895	10.554	24.856	4.167[1]
35	356	4.202	9.876	
40	97	1.139	2.683	
44	30	359	846	

[1]Risco igual em qualquer idade materna.

Tabla 1-2. Tasas estimadas de anomalías cromosómicas por 1.000 nacidos vivos según la edad de la madre (diversas fuentes)							
Edad	Síndrome de Down	Síndrome de Edwards	Síndrome de Patau	XXY	XYY	Síndrome de Turner	Otras	Total
<15	1,0	<0,1	<0,1-0,1	0,4	0,5	<0,1	0,2	2,2
20	0,5-0,7	<0,1-0,1	<0,1-0,1	0,4	0,5	<0,1	0,2	1,9
25	0,7-0,9	0,1-0,1	<0,1-0,1	0,4	0,5	<0,1	0,2	2,1
30	0,9-1,2	0,1-0,2	<0,1-0,2	0,5	0,5	<0,1	0,2	2,6
35	2,5-3,9	0,3-0,5	0,2-0,3	0,9	0,5	<0,1	0,3	5,6
40	8,5-13,7	0,9-1,6	0,5-1,1	1,8	0,5	<0,1	0,3	15,8
42	13,8-23,4	1,4-2,7	0,7-1,8	2,7	0,5	<0,1	0,3	25,5
44	22,5-40,0	2,3-4,6	1,2-3,1	4,1	0,5	<0,1	0,3	41,8
46	36,6-68,3	3,7-7,9	1,9-5,3	6,4	0,5	<0,1	0,3	68,9
48	59,5-116,8	6,0-13,5	3,0-9,0	10,6	0,5	<0,1	0,3	115,0
49	75,8-152,7	7,6-17,6	3,8-11,8	13,8	0,5	<0,1	0,3	149,3

ENFERMEDADES CROMOSÓMICAS

Las enfermedades cromosómicas más importantes, especialmente por su frecuencia son las que afectan al número de los cromosomas (existe 1 cromosoma de menos o existe 1 o más cromosomas de más). Sin embargo se conocen síndromes cuyo origen es la falta de una porción de 1 cromosoma (delecciones cromosómicas). Además de la identificación y recuento de los cromosomas, el llamado "bandeo" permite conocer si falta una porción de un cromosoma. Incluso algunas enfermedades genéticas asociadas a micro-

DOENÇAS CROMOSSÔMICAS

As doenças cromossômicas mais importantes, especialmente por sua freqüência, são as que afetam o número de cromossomos (há um cromossomo de menos ou um ou mais sobrando). No entanto se conhecem síndromes cuja origem é a falta de um pedaço de um cromossomo (deleções cromossômicas). Além da identificação e da recontagem dos cromossomos, o chamado "bandeamento" permite verificar se falta um pedaço de algum cromossomo. Até mesmo em algumas patologias genéticas associadas a

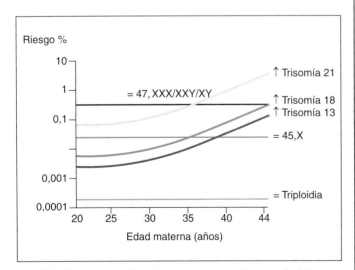

Fig. 1-3. Riesgo específico de cromosomopatías en relación con la edad de la madre. Obsérvese como las anomalías del número de los cromosomas sexuales y la triploidia mantienen la misma prevalencia independiente de la edad materna, mientras que las trisomías autosómicas aumentan conforme lo hace la edad de la madre. (Basado en Snijders RJ, 1995.)

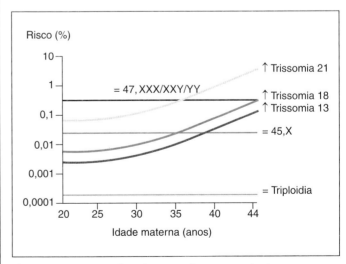

Fig. 1-3. Risco específico de anomalias cromossômicas com relação à idade materna. Observe como as anomalias do número de cromossomos sexuais e a triploidia mantêm a mesma prevalência, independente da idade materna, enquanto as trissomias autossômicas aumentam conforme a idade materna (baseado em Snijders RJ, 1995).

delecciones que corresponden a delecciones tan pequeñas que no podrían detectarse mediante los procedimientos clásicos y que ya pueden diagnosticarse por medio de técnicas de bandeo de alta resolución y con hibridación in situ fluorescente. Algunas de estas delecciones más conocidas son las que afectan al brazo corto del cromosoma 4 (delección 4p, síndrome de Wolf-Hirschorn) y al brazo corto del cromosoma 5 (delección 5p, síndrome *cri du chat* –maullido de gato–). Ambos cuadros producen graves estigmas, retraso de crecimiento, retardo mental y escasa supervivencia.

Algunas anomalías cromosómicas, que afectan a los progenitores o a la descendencia, pueden conducir a situaciones clínicas diversas, desde la ausencia de síntomas hasta anomalías incompatibles con el desarrollo fetal. Entre ellas deben ser destacadas las translocaciones recíprocas, las translocaciones robertsonianas, los isocromosomas, las inversiones cromosómicas y los cromosomas anulares, entre otras. El mosaicismo cromosómico es un hecho especialmente relevante, ya que si bien es un fenómeno raro en nacidos, no lo es en tejido corial o placentario, llegando a alcanzar el 2% de los casos. Este dato tiene especial importancia en la interpretación de la información proporcionada por el cariotipo tras una biopsia corial.[4]

Las poliploidías determinan aproximadamente el 20% de los abortos tempranos, siendo raras en etapas más avanzadas. Dos terceras partes de las triploidías (69 cromosomas) se originan por la fertilización de un óvulo por 2 espermatozoides. Cuando existe material genético extra de origen paterno lo más frecuente es que se produzca una mola hidatidiforme parcial y no se detecten estructuras fetales. Cuando el material extra es materno (fallo de una de las divisiones meióticas en un óvulo) tanto el feto como la placenta presentan una restricción grave del crecimiento. Los tetraploides siempre cariotipo 96, XXXX o 96, XXYY tienen su origen en un fallo postcigótico para completar la división temprana por segmentación.

El ser humano tiene 46 cromosomas: 44 autosómicos y 2 sexuales (XX en la mujer y XY en el varón). Aunque la frecuencia de las enfermedades cromosómicas es de 0,5 a 0,6 por cada 100 nacidos (1 cada 150-200 nacidos), se ha comprobado en series no seleccionadas de recién nacidos que la frecuencia de malformaciones cromosómicas llega a ser de más de 9 por cada 1000 nacidos cuando se incluyen las malformaciones estructurales equilibradas (5 por cada 1000 nacidos).

Los términos que se utilizan para definir las anomalías cromosómicas son:

- *Trisomía*: 1 cromosoma de más (47 cromosomas).
- *Monosomía*: 1 cromosoma de menos (45 cromosomas).
- *Poliploidía*: múltiple de nº haploide de cromosomas (69, 92 cromosomas).

Cuando nos referimos a nacidos, las trisomías son mucho más frecuentes que las monosomías y suelen producirse por un fallo en la disyunción. Cuando se completa la meiosis en el momento de la ovulación, una célula recibe 1

microdeleções, que correspondem a pequenas deleções, cuja detecção não é possível por meio de procedimentos clássicos, somente por técnicas de bandeamento de alta resolução e com hibridização *in situ* fluorescente. Algumas destas deleções mais conhecidas são as que afetam o braço curto do cromossomo 4 (deleção 4p, síndrome de Wolf-Hirschorn) e o braço curto do cromossomo 5 (deleção 5p, síndrome *cri du chat* – miado de gato). Ambos os quadros apresentam graves características, atraso de crescimento, retardo mental e curta sobrevida.

Algumas anomalias cromossômicas que afetam os pais ou a descendência podem levar a situações clínicas diversas, desde a ausência de sintomas até anomalias incompatíveis com o desenvolvimento fetal. Entre elas destacam-se as translocações recíprocas e as robertsonianas, os isocromossomos, as inversões cromossômicas e os cromossomos anulares, entre outras. O mosaicismo cromossômico é especialmente relevante, pois, ainda que seja um fenômeno raro, não o é em tecido corial ou placentário, chegando a alcançar 2% dos casos. Esse dado é de especial importância na interpretação da informação dada pelo cariótipo depois de uma biopsia corial.[4]

As poliploidias determinam aproximadamente 20% dos abortos precoces, sendo raras em etapas mais avançadas. Dois terços das triploidias (69 cromossomos) têm origem na fertilização de 1 óvulo por 2 espermatozóides. Quando existe material genético extra de origem paterna, o mais comum é que se produza uma mola hidatiforme parcial e não se detectem estruturas fetais. Quando o material extra é materno (falha em uma das divisões meióticas em um óvulo), tanto o feto como a placenta apresentam grave redução de crescimento. Os tetraplóides, sempre cariótipo 96, XXXX ou 96, XXYY, têm sua origem em um erro pós-zigótico para completar a divisão precoce por segmentação.

O ser humano possui 46 cromossomos: 44 autossômicos e 2 sexuais (XX na mulher e XY no homem). Embora a freqüência das doenças cromossômicas seja de 0,5 a 0,6 em cada 100 recém-nascidos (1 em 150-200), foi comprovado em séries aleatórias de recém-nascidos que a freqüência de malformações cromossômicas chega a mais de 9 em cada 1.000 recém-nascidos quando estão incluídas as malformações estruturais equilibradas (5 em cada 1.000 nascidos).

Os termos usados para definir as anomalias cromossômicas são:

- *Trissomia:* um cromossomo a mais (47).
- *Monossomia:* um cromossomo a menos (45).
- *Poliploidia:* múltiplos haplóides (69, 92 cromossomos).

Quando se trata de recém-nascidos, as trissomias são muito mais freqüentes que as monossomias e costumam originar-se de um erro de disjunção. Quando a meiose se completa, durante a ovulação, uma célula recebe 1 cro-

cromosoma de más y otra 1 cromosoma de menos. Tras la unión de los gametos se producirían respectivamente trisomías y monosomías. En tesis, todos los pares cromosómicos podrían estar afectados por este error en la disyunción, pero la realidad es que tan sólo la monosomía X (45, X0 o 45, X) y unas pocas trisomías autosómicas son viables en un porcentaje significativo de casos. Otras monosomías y trisomías conducen a anomalías malformativas tan graves que no permiten ni siquiera la supervivencia intrauterina, conduciendo inexorablemente a la interrupción espontánea del embarazo en etapas muy tempranas. Las trisomías autosómicas más importantes clínicamente son las que corresponden a los cromosomas 21, 18 y 13, que cuando alcanzan vivos la semana 16 pueden llegar vivos al término en el 70, 14 y 57% de los casos, respectivamente. Otras trisomías, como la del cromosoma 16, es responsable del 16% de los abortos de primer trimestre, pero nunca se observa más tardíamente. La monosomía X (síndrome de Turner) es responsable del 20% de las pérdidas fetales en el primer trimestre, pero algunos llegan a sobrevivir a término. El resto de las monosomías suelen conducir a interrupciones extraordinariamente precoces, incluso antes de la implantación. La idea general es que, salvo en el caso del cromosoma X, la falta de un cromosoma afecta más negativamente que el exceso. El síndrome de Down (trisomía 21), que corresponde a la anomalía cromosómica más importante, por su frecuencia, por su clínica y por su posibilidad de supervivencia, también tiene una tasa de interrupción del embarazo extraordinariamente elevada. Se calcula que en mujeres con más de 35 años, en el período transcurrido entre la semana 10 (momento en el que se puede realizar la biopsia de vellosidades coriales) y la semana 16 (momento en el que suele realizarse la amniocentesis), se perderían espontáneamente el 32% de los fetos.[5]

El riesgo de padecer aneuploidía no parece aumentar con la edad paterna, como ocurre con la edad materna, al parecer los espermatozoides aneuploides no son capaces de fertilizar al óvulo. Sin embargo, se ha comprobado que conforme aumenta la edad del padre aumenta logarítmicamente la probabilidad de que se produzcan mutaciones que dan lugar a enfermedades autosómicas dominantes y abortos tempranos. Se han observado frecuencias muy superiores a las esperadas, en padres de más de 35 años, de casos no familiares de acondroplasia, displasia tanatofórica y osteogénesis imperfecta, lo que hace pensar que se ha producido la mutación.[6]

TRISOMÍAS AUTOSÓMICAS

Su frecuencia, igual que en el resto de cromosomopatías es mucho más alta en la concepción y durante el primer y segundo trimestre que si sólo consideramos los nacidos. Además existe un impacto significativo en las estadísticas actuales del diagnóstico prenatal de estas enfermedades en los países en los que existe legislación sobre Interrupción Legal del Embarazo (ILE en adelante). Ello determina

mossomo a mais, e a outra, 1 a menos. Depois da união dos gametas se produziriam, respectivamente, trissomias e monossomias. Em tese, todos os pares cromossômicos poderiam estar afetados por esse erro na disjunção, mas na verdade apenas a monossomia X (45, X0 ou 45, X) e umas poucas trissomias autossômicas são viáveis em significativo número de casos. Outras monossomias e trissomias induzem a graves anomalias de malformações que não permitem sequer a sobrevivência intra-uterina, levando fatal e precocemente ao aborto espontâneo. As trissomias autossômicas mais importantes clinicamente são as que correspondem aos cromossomos 21, 18 e 13. Quando os fetos sobrevivem até a 16ª semana, podem chegar ao termo em 70, 14 e 57% dos casos, respectivamente. Outras trissomias, como a do cromossomo 16, respondem por 16% dos abortos no primeiro trimestre, mas nunca além disso. A monossomia X (síndrome de Turner) é responsável por 20% das perdas fetais no primeiro trimestre, todavia alguns sobrevivem até o termo. O restante das monossomias geralmente leva a abortos extraordinariamente precoces, inclusive antes da inseminação. A idéia geral é que, exceto no caso do cromossomo X, a falta de um cromossomo afeta mais negativamente que o excesso. A SD (trissomia 21), que é a anomalia cromossômica mais importante, por sua freqüência, por sua clínica e pela possibilidade de sobrevivência, também possui um índice de aborto extraordinariamente elevado. Calcula-se que em mulheres com idade superior a 35 anos, no período transcorrido entre a 10ª semana (momento em que se pode realizar a biopsia de vilosidades coriais) e a 16ª (quando se costuma fazer a amniocentese), 32% dos fetos seriam abortados espontaneamente.[5]

O risco de ter aneuploidia não parece aumentar com a idade paterna, como acontece com a idade materna, pois, ao que parece, os espermatozóides aneuplóides não são capazes de fertilizar o óvulo. Entretanto, já se comprovou que, conforme aumenta a idade do pai, eleva-se logaritmicamente a probabilidade de se produzirem mutações que dão lugar a doenças autossômicas dominantes e abortos precoces. Foram observadas freqüências muito superiores às esperadas em pais com mais de 35 anos de casos não-familiares de acondroplasia, displasia tanatofórica e osteogênese imperfeita, de onde se pode concluir que houve mutação.[6]

TRISSOMIAS AUTOSSÔMICAS

Tal como em outras anomalias cromossômicas, sua freqüência na concepção e durante o primeiro e segundo trimestres é muito mais alta do que se se considerassem somente os recém-nascidos. Além disso, existe um significativo impacto nas estatísticas atuais do diagnóstico pré-natal dessas patologias nos países em que existe legislação acerca da interrupção legal da gestação. Isso faz com que a fre-

que la frecuencia real observada de las cromosomopatías a nivel de nacidos, disminuya cuando se aplican programas de diagnóstico prenatal.

Trisomía 21	Síndrome de Down	1 caso cada 600 a 1.000 nacidos
Trisomía 18	Síndrome de Edward	1 caso cada 8.000 nacidos
Trisomía 13	Síndrome de Patau	1 caso cada 20.000 nacidos

La frecuencia de todos ellos es tanto más alta conforme más precozmente lo analicemos. La frecuencia en abortos, biopsia corial en semana 10ª-12ª, amniocentesis en la 14ª-16ª y al nacer, es progresivamente menor.

ANOMALÍAS DE LOS CROMOSOMAS SEXUALES

El síndrome de Turner (45, X0) o Monosomía X es la única monosomía compatible con la vida. La prevalencia es muy alta. Sin embargo, la mayor parte de ellos tienen anomalías tan graves que conducen al aborto en el primer trimestre (corresponde al 20% del total de pérdidas fetales con anomalías cromosómicas del primer trimestre). Otro grupo padece anomalías graves, que conducen a la muerte fetal en el 2º o 3º trimestre. Sólo un pequeño porcentaje llega a nacer vivo y generalmente con estigmas y con alguna anomalía compatible con la vida y desarrollo intelectual normal. Con gran frecuencia estos recién nacidos presentan un mosaicismo, con un porcentaje de células normales (46, XX) y otras monosómicas (45, X0). El origen no sería por tanto una falta de disyunción en la célula germinal, sino una no disyunción en una mitosis postcigótica.

47, XXY

47, XYY

48, XYYY/48, XXYY/49, XXXYY

47, XXX/48, XXXX/49, XXXXX

Las anomalías más frecuentes son el exceso de 1 sólo cromosoma, sea X o el Y, lo que da lugar a las mujeres 47, XXX, y a los varones 47, XXY (síndrome de Klinefelter) y 47, XYY. Estos sujetos suelen tener escasos estigmas y anomalías, generalmente no graves. Existe una ligera disminución del coeficiente intelectual promedio, 95 en el 47, XXY, 87 en el 47, XXX y apenas detectable en el 47, XYY.

Los síndromes con mujeres en los que existen 48 cromosomas o más, un cromosomas X de más es responsable de mayor intensidad de los estigmas y malformaciones y menor desarrollo intelectual. Los hombres con más de 2 cromosomas Y, y los que tienen un cromosoma Y y otro X de más, o más, presentan sistemáticamente malformaciones y retardo mental con mayor frecuencia que la población con 46 cromosomas.

qüência real observada das anomalias cromossômicas em nível de recém-nascidos diminua quando se aplicam programas de diagnóstico pré-natal.

Trissomia 21	Síndrome de Down	1 caso em cada 600 a 1.000 recém-nascidos
Trissomia 18	Síndrome de Edwards	1 caso em cada 8.000 recém-nascidos
Trissomia 13	Síndrome de Patau	1 caso em cada 20.000 recém-nascidos

A freqüência de todas elas se torna mais alta à medida que mais precocemente sejam analisadas. A freqüência em abortos, biopsia corial entre as semanas 10 e 12, amniocentese nas semanas 14 e 16 e ao nascimento é progressivamente menor.

ANOMALIAS DOS CROMOSSOMOS SEXUAIS

A síndrome de Turner (45, X0), ou monossomia X, tem prevalência bastante alta, sendo a única monossomia compatível com a vida. No entanto, a maior parte dos fetos apresenta anomalias graves, que levam ao aborto no primeiro trimestre (representa 20% do total de perdas fetais com anomalias cromossômicas no primeiro trimestre). Outro grupo sofre de anomalias graves que levam à morte fetal no segundo ou terceiro trimestre. Apenas um pequeno número nasce vivo e, geralmente, com estigmas e alguma anomalia compatível com a vida e com o desenvolvimento intelectual normal. Normalmente esses recém-nascidos apresentam um mosaicismo, com uma porcentagem de células normais (46, XX) e outras monossômicas (45, X0). A origem não seria, portanto, uma falta de disjunção na célula germinal, e sim uma não-disjunção na mitose pós-zigótica.

47, XXY

47, XYY

48, XYYY/48, XXYY/49, XXXYY

47, XXX/48, XXXX/49, XXXXX

As anomalias mais freqüentes são o excesso de um só cromossomo, seja X ou Y, o que dá lugar às mulheres 47, XXX e aos homens 47, XXY (síndrome de Klinefelter) e 47, XYY. Esses indivíduos costumam possuir poucos estigmas e anomalias, geralmente não-graves. Existe uma ligeira diminuição do coeficiente intelectual médio, 95 no 47, XXY, 87 no 47, XXX e apenas detectável no 47, XYY.

As síndromes em mulheres nas quais haja 48 cromossomos ou mais, um cromossomo X a mais é o responsável pela maior intensidade dos estigmas e das malformações e pelo menor desenvolvimento intelectual. Os homens com mais de 2 cromossomos Y e os que têm um cromossomo Y e outro X a mais, ou mais, apresentam malformações e retardo mental com maior freqüência que aqueles com 46 cromossomos.

OTRAS ALTERACIONES CROMOSÓMICAS SIN QUE SE AFECTE EL NÚMERO TOTAL DE CROMOSOMAS

Translocaciones recíprocas, translocaciones robertsonianas, isocromosomas, inversiones cromosómicas, cromosomas anulares y mosaicismo cromosómico. Clínica diversa, desde asintomático hasta graves anomalías, en función del cromosoma y fragmento de éste que esté afectado

En la Tabla 1-3 mostramos a modo de resumen la clasificación, la prevalencia y las principales características de las cromosomopatías más significativas.

OUTRAS ALTERAÇÕES CROMOSSÔMICAS NAS QUAIS O NÚMERO TOTAL DE CROMOSSOMOS NÃO É AFETADO

Estão entre tais alterações as translocações recíprocas e robertsonianas, os isocromossomos, as inversões cromossômicas, os cromossomos anulares e o mosaicismo cromossômico. Sua clínica é diversa, desde as assintomáticas até graves anomalias, dependendo do cromossomo e de seu fragmento que tenha sido afetado.

A Tabela 1-3 mostra a classificação, a prevalência e as principais características das anomalias cromossômicas mais significativas.

Tabla 1-3. Clasificación, frecuencia al nacimiento y principales características de las cromosomopatías más significativas. (Fuente: González de Agüero, 2.006)		
Tipo	**Frecuencia**	**Características**
Anomalías autosómicas		
Monosomías		
Monosomía autosómica		
Síndrome de Down (trisomía 21)	1/650 nacidos	Retraso mental, facies característica, hipotonía, cardiopatías congénitas asociadas
Síndrome de Patau (trisomía 13)	1/2.000-3.000 nacidos	Retraso mental grave, anomalías estructurales del cerebro (holoprosencefalia), microcefalia, labio leporino, fisura palatina, polidactilia, malformaciones oculares, cardíacas y renales.
Síndrome de Edwards (trisomía 18)	1/3.000-5.000 nacidos F/M = 3/1	Retraso mental grave, retraso del crecimiento, expresión facial característica, manos empuñadas, pie en balancín, alteraciones cardíacas y renales. La mayoría fallece en las primeras semanas o meses de vida
Translocaciones		
Equilibradas	1/500 nacidos	Fenotipo normal, pérdidas reproductivas
No equilibradas	1/2.000 nacidos	Depende del cromosoma involucrado
Delecciones		
Síndrome de Wolf brazo corto del cromosoma 4(4p-)	Raro	Retraso mental grave y retraso del crecimiento
Síndrome de "maullido de gato" brazo corto del cromosoma 5(5p-)	Raro	Bajo peso al nacer, maullido de gato en el lactante, microcefalia
Brazo largo del cromosoma 13(13q-)	Raro	Retraso psicomotor, microcefalia, defectos en ojos y orejas, pulgares hipoplásicos y ausentes
Brazo corto del cromosoma 18(18p-)	Raro	Retraso mental grave, hipertelorismo, implantación baja de las orejas, deformidades en flexión de extremidades
Brazo largo del cromosoma 18(18q-)	Raro	Retraso mental grave, microcefalia, hipotonía, cardiopatía congénita
Brazo largo del cromosoma 21(21q-)	Raro	Asociado con leucemia mieloide crónica
Anomalías de los cromosomas sexuales		
Monosomías		
Síndrome de Turner (45, X0)	1/2.500 (mujeres) 18/100 abortos espontáneos	Anomalías fenotípicas ligeras y muy variables, talla corta, esterilidad, pterigium colli, cubitus valgus y coartación de aorta; inteligencia habitualmente normal
Trisomías		
Trisomía X (47, XXX)	1/800 (mujeres)	Raras anomalías somáticas, cociente intelectual desde retraso leve hasta normal, problemas educativos
Síndrome de Klinefelter (47, XXY)	1/700 (varones)	Hipogonadismo, testículos pequeños, esterilidad, talla alta, ginecomastia (30%); inteligencia habitualmente normal, aunque existen cambios en la conducta y dificultades educativas
Síndrome XYY (47, XYY)	1/800 (varones)	Fenotípicamente normales, talla alta, anomalías testiculares, puede existir retraso mental ligero y anomalías de la conducta

INTRODUCCIÓN A LAS CROMOSOMOPATÍAS
INTRODUÇÃO ÀS ANOMALIAS CROMOSSÔMICAS

Realmente, la frecuencia de las cromosomopatías es alta, estando representada porque 1 de cada 160 recién nacidos vivos presenta una anomalía cromosómica. Además son las causantes del 5% de las muertes intrauterinas[7,8] del 10% de las malformaciones congénitas detectadas al nacimiento y del 5% de las muertes perinatales.[9] En cuanto a las gestaciones abortadas espontáneamente antes de las 13 semanas se observó que el 50% tenía anomalías cromosómicas. Las mismas se distribuyen de la siguiente forma: 50% presentaban trisomías autosómicas, 25% poliploidías, 20% monosomía X y 5% una translocación. Entre las 13 y

A freqüência das anomalias cromossômicas é realmente alta, visto que 1 em cada 160 recém-nascidos vivos apresenta uma anomalia cromossômica. Ademais, tais anomalias são as responsáveis por 5% das mortes intra-uterinas,[7,8] 10% das malformações congênitas detectadas ao nascimento e 5% das mortes perinatais.[9] Quanto aos abortos espontâneos antes da 13ª semana, observou-se que 50% tinham anomalias cromossômicas, as quais são distribuídas da seguinte maneira: 50% apresentavam trissomias autossômicas; 25%, poliploidias; 20%, monossomia X e 5%, uma translocação. Entre a 13ª e a 26ª semana, 20% dos abortos espontâneos

Tabela 1-3. Classificação, freqüência ao nascimento e principais características das anomalias cromossômicas mais significativas. (Fonte: González de Agüero, 2006)

Tipo	Freqüência	Características
Anomalias autossômicas		
Monossomias		
Monossomia autossômica		Letal
Trissomias		
Síndrome de Down (trissomia 21)	1/650 recém-nascidos	Atraso mental, fácies característica, hipotonia, cardiopatias congênitas associadas
Síndrome de Patau (trissomia 13)	1/2.000-3.000 recém-nascidos	Atraso mental grave, anomalias estruturais do cérebro (holoprosencefalia), microcefalia, lábio leporino, fissura palatina, polidactilia, malformações oculares, cardíacas e renais
Síndrome de Edwards (trissomia 18)	1/3.000-5.000 recém-nascidos F/M = 3/1	Atraso mental grave, atraso do crescimento, expressão facial característica, mãos fechadas, pés em "cadeira de balanço", alterações cardíacas e renais. A maioria morre nas primeiras semanas ou meses de vida
Translocações		
Equilibradas	1/500 recém-nascidos	Fenótipo normal, perdas reprodutivas
Não-equilibradas	1/2.000 recém-nascidos	Depende do cromossomo envolvido
Deleções		
Síndrome de Wolf braço curto do cromossomo 4 (4p-)	Raro	Atraso mental grave e atraso do crescimento
Síndrome de "miado de gato" braço curto do cromossomo 5 (5p-)	Raro	Baixo peso ao nascimento, miado de gato no lactente, microcefalia
Braço longo do cromossomo 13 (13q-)	Raro	Atraso psicomotor, microcefalia, defeitos em olhos e orelhas, polegares hipoplásicos e ausentes
Braço curto do cromossomo 18 (18p-)	Raro	Atraso mental grave, hipertelorismo, implantação baixa das orelhas, deformidades em flexão de extremidades
Braço longo do cromossomo 18 (18q-)	Raro	Atraso mental grave, microcefalia, hipotonia, cardiopatia congênita
Braço longo do cromossomo 21(21q-)	Raro	Associado à leucemia mielóide crônica
Anomalias dos cromossomos sexuais		
Monossomias		
Síndrome de Turner (45, X0)	1/2.500 (mulheres) 18/100 abortos espontâneos	Anomalias fenotípicas leves e muito variáveis, baixa estatura, esterilidade, *pterigium colli, cubitus valgus* e coarctação da aorta; inteligência habitualmente normal
Trissomias		
Trissomia X (47, XXX)	1/800 (mulheres)	Raras anomalias somáticas, quociente intelectual desde atraso leve até normal, problemas educativos
Síndrome de Klinefelter (47, XXY)	1/700 (homens)	Hipogonadismo, testículos pequenos, esterilidade, alta estatura, ginecomastia (30%); inteligência habitualmente normal, embora haja transtornos de conduta e dificuldades educativas
Síndrome XYY (47, XYY)	1/800 (homens)	Fenotipicamente normais, alta estatura, anomalias testiculares, podendo haver atraso mental leve e transtornos de conduta

26 semanas las pérdidas espontáneas fueron en un 20% causada por cromosomopatías.[8] Los fetos con aneuploidía representan del 6 al 11% de los casos de óbito o muertes neonatales.[10] Como se ha dicho, algunas cromosomopatías compatibles con la vida causan morbilidad significativa y afectan al 0,65% de los recién nacidos, mientras que los reacomodos estructurales cromosómicos eventualmente afectarán la reproducción en el 0,2% de los recién nacidos.[11]

Trisomía 21 (sínd. de Down). Se debe a la existencia de un cromosoma 21 extra. El 95% de los individuos con este síndrome tienen tres copias del cromosoma 21, resultantes de la no disyunción del par 21 en la formación del óvulo o del espermatozoide antes de la fertilización. En más del 90% de estos casos la copia proviene de la madre.[12] Un 1-2% de los casos suceden por mosaicismos.[13] Curiosamente, no es necesaria una copia extra entera del cromosoma 21 para expresarse el fenotipo del síndrome de Down, pues éste es debido a la triplicación de los genes expresados en una pequeña región de este cromosoma, *banda 21q22*. Su incidencia se estima entre 1/700 y 1/920 recién nacidos vivos, no pareciendo que existan diferencias entre razas ni etnias.[14]

El *screening* del síndrome de Down y de otras cromosomopatías, actualmente, puede llevarse a cabo tanto en el primer como en el segundo trimestre del embarazo. Y puede hacerse por procedimientos bioquímicos en sangre materna y por procedimientos ecográficos, así como mediante procedimientos combinados. En el caso del síndrome de Down, existe un importante porcentaje en el que las alteraciones ecográficas son mucho más sutiles que en otras cromosomopatías, la sensibilidad de la ecografía para detectar los fetos con trisomía 21 no es mayor del 50% entre las semanas 14 y 23.[15]

En la Tabla 1-4 mostramos las tasas de detección de síndrome de Down de diversos procedimientos de screening, manteniendo tasas de falsos positivos sobre el 5%.

Tabla 1-4. Estimación de la tasa de detección mediante la combinación de procedimientos ecográficos y bioquímicos, junto con la edad materna, manteniendo tasas de falsos positivos próximas al 5%

Procedimiento de cribado	Tasa de detección
Edad materna	30%
Edad materna + cribado bioquímico (14-17 s)	50-70%
Edad materna + translucencia nucal (11-14 s)	70-80%
Edad materna + translucencia nucal + cribado bioquímico (11-14 s)	85-90%
Edad materna + translucencia nucal + hueso nasal (11-14 s)	90%
Edad materna + translucencia nucal + hueso nasal + cribado bioquímico (11-14 s) + cribado bioquímico (14-17 s)	95%*
Edad materna + translucencia nucal + hueso nasal + cribado bioquímico (11-14 s) + cribado bioquímico (14-17 s) + ecografía semana 20 (marcadores)	> 95%*

*Datos estimados, no publicados como tal.

foram causados por anomalias cromossômicas.[8] Os fetos com aneuploidia representam 6 a 11% dos casos de óbitos neonatais.[10] Como mencionado, algumas anomalias cromossômicas compatíveis com a vida causam significativa morbidade e afetam 0,65% dos recém-nascidos, enquanto os rearranjos estruturais cromossômicos eventualmente afetam 0,2% da reprodução dos recém-nascidos.[11]

Trissomia 21 (síndrome de Down). Esta anomalia cromossômica é devida à existência de um cromossomo 21 extra. Entre os indivíduos com esta síndrome, 95% possuem três cópias do cromossomo 21, resultantes da não-disjunção do par 21 na formação do óvulo ou do espermatozóide antes da fertilização. Em mais de 90% desses casos, a cópia provém da mãe.[12] Entre 1 e 2% dos casos acontecem por mosaicismos.[13] Curiosamente, não é necessária uma cópia extra inteira do cromossomo 21 para que o fenótipo da SD se expresse, pois ele se deve à triplicação dos genes expressos em uma pequena região desse cromossomo, a *banda 21q22*. Sua incidência é estimada entre 1/700 e 1/920 recém-nascidos vivos, e, ao que parece, não existem diferenças entre raças nem etnias.[14]

Atualmente, o *screening* da SD e de outras anomalias cromossômicas pode ser feito tanto no primeiro como no segundo trimestre da gravidez, podendo ser realizado por meio de procedimentos bioquímicos no sangue materno ou ecográficos, assim como com auxílio de procedimentos combinados. No caso da SD, existe um número significativo que apresenta alterações ecográficas muito mais sutis que em outras anomalias cromossômicas, e a sensibilidade da ecografia para detectar os fetos com trissomia 21 não ultrapassa os 50% entre a 14ª e a 23ª semana.[15]

A Tabela 1-4 mostra as taxas de detecção da SD mediante diversos procedimentos de *screening*, mantendo os índices de falso-positivos sobre 5%. Por outra parte, a

Tabela 1-4. Estimativa da taxa de detecção mediante a combinação de procedimentos ecográficos e bioquímicos, junto com a idade materna, mantendo taxas de falso-positivos próximas a 5%

Screening	Taxa de detecção (%)
Idade materna	30
Idade materna + *screening* bioquímico (14-17 semanas)	50-70
Idade materna + translucência nucal (11-14 semanas)	70-80
Idade materna + translucência nucal + *screening* bioquímico (11-14 semanas)	85-90
Idade materna + translucência nucal + osso nasal (11-14 semanas)	90
Idade materna + translucência nucal + osso nasal + *screening* bioquímico (11-14 semanas) + *screening* bioquímico (14-17 semanas)	95*
Idade materna + translucência nucal + osso nasal + *screening* bioquímico (11-14 semanas) + *screening* bioquímico (14-17 semanas) + ecografia 20ª semana (marcadores)	> 95*

*Dados estimados, não-publicados como tais.

Por otra parte, en la Tabla 1-5 integramos los datos del screening con otras indicaciones para técnica invasiva en relación con cromosomopatías. Un tema controvertido es la edad materna a partir de la que debería ofrecerse una técnica invasiva para cariotipo. Clásicamente se había hablado de los 35 años en el parto, momento en el que el riesgo de cromosomopatía es alrededor de 1 caso cada 250 nacidos. Sin embargo, conforme aumenta la potencia de la detección mediante procedimientos bioquímicos y ecográficos, vamos aumentándola e incluso haciéndola

Tabela 1-5 integra os dados do *screening* com outras indicações para técnica invasiva em relação às anomalias cromossômicas. Um tema controverso é a idade materna a partir da qual se deveria oferecer uma técnica invasiva para cariótipo. Classicamente se havia falado dos 35 anos na época do parto, momento em que o risco de anomalias cromossômicas está ao redor de 1 caso a cada 250 recém-nascidos. Contudo, à proporção que se avança na detecção por meio de procedimentos bioquímicos e ecográficos, aumenta-se essa idade e, inclusive, como é habi-

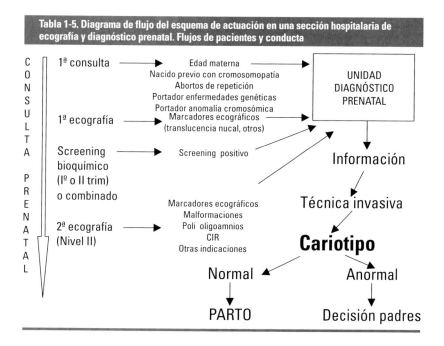

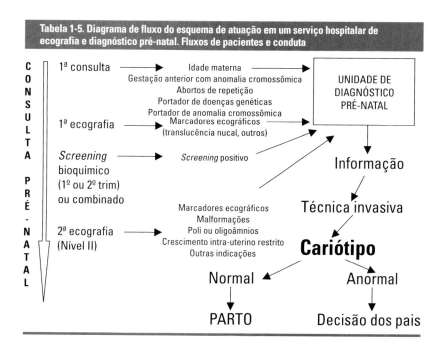

desaparecer (es lo habitual en nuestro medio) como marcador epidemiológico único para la realización de una técnica invasiva. Actualmente, cuando realizamos cribado combinado de primer trimestre (PAPP-A y β-hcg en la 10ª semana y translucencia nucal en la 12), tan solo aceptamos directamente la técnica invasiva cuando la edad en el parto es superior a los 38 años (todavía por motivos legales), aunque el cribado se realiza también en pacientes con edad superior y se decide en función del resultado.

En las Tablas 1-5 y 1-6 se muestran los principales hallazgos ecográficos relacionados con el síndrome de Down y otras cromosomopatías.[16] Hay que recordar que en muchos sistemas sanitarios se realizan sistemáticamente ecografías en las semanas 12, 20 y 32-34, lo que facilita, especialmente las 2 primeras, para el hallazgo de anomalías estructurales y marcadores de cromosomopatías.[17]

tual em nosso meio, deixamos de considerá-la um marcador epidemiológico único para a realização de uma técnica invasiva. Hoje em dia, quando realizamos *screening* combinado de primeiro trimestre (PAPP-A e β-HCG na 10ª semana e translucência nucal na 12ª), somente aceitamos diretamente a técnica invasiva quando a idade no parto é superior a 38 anos (ainda por motivos legais), embora se realize *screening* também em pacientes com mais idade e se decida em função do resultado.

As Tabelas 1-5 e 1-6 expõem os principais achados ecográficos relacionados com a SD e com outras anomalias cromossômicas.[16] Deve-se recordar que em muitos serviços se realizam sistematicamente ecografias nas semanas 12, 20 e 32-34, as quais facilitam, especialmente, as duas primeiras, o encontro de anomalias estruturais e marcadores de anomalias cromossômicas.[17]

Tabla 1-6. Relación de hallazgos ecográficos asociados a trisomía 21, monosomía X, trisomía 13 y trisomía 18. (Modificado de Bellver J et al., 2001)

T21	Higroma quístico Extremidades cortas (húmero y fémur) Translucencia nucal > 2,5 mm Clinodactilia Pliegue nucal > 6 mm *Sandal gap* o pie en sandalia Hydrops no inmune Anomalía del ángulo pélvico Braquicefalia Taquicardia en el primer trimestre Ventrículomegalia leve Foco ecogénico intracardíaco Quistes de plexo coroideo Cardiopatías congénitas Hipoplasia cerebelosa OVF ductus venoso alterado	Ausencia del hueso nasal Intestino ecogénico Aplanamiento nasal Atresia duodenal Hueso maxilar pequeño Atresia anorrectal Lengua protuberante Onfalocele Orejas pequeñas con implantación baja Ano imperforado RCIU Pielectasia leve-moderada Arteria umbilical única Criptorquidia Ausencia de diástole en AU Otros hallazgos
45 X0	Higroma quístico Anomalías renales (riñón en herradura) Anomalías cardíacas (coartación de aorta, válvula aórtica bicúspide) Translucencia nucal aumentada	Taquicardia en el primer trimestre CIR leve y/o precoz Hydrops fetal Aplasia de radio
T 13	Holoprosencefalia Anomalías faciales (hipotelorismo, ciclopía, labio leporino, paladar hendido) Cardiopatía congénita Polidactilia Translucencia nucal aumentada Taquicardia en el primer trimestre	CIR Onfalocele Riñones ecogénicos, quísticos, agrandados, hidronefrosis Dedos flexionados fijos Cisterna magna y/o ventrículos aumentados de tamaño
T 18	Quistes de plexos coroideos Cráneo en fresa CIR precoz (LA aumentado) Pie en mecedora Fémur corto Cardiopatía congénita Translucencia nucal aumentada Bradicardia en el primer trimestre Arteria umbilical única Onfalocele	Hernia diafragmática Intestino ecogénico Anomalías faciales Pliegue nucal > (segundo trimestre) Ventriculomegalia leve y cisterna magna agrandada Mielomeningocele e higroma quístico Quistes de cordón

Tabela 1-6. Relação de achados ecográficos associados a trissomia 21, monossomia X, trissomias 13 e 18. (Modificado de Bellver J *et al.*, 2001)

T 21	Higroma cístico Extremidades curtas (úmero e fêmur) Translucência nucal > 2,5 mm Clinodactilia Prega nucal > 6 mm *Sandal gap* ou "pé em sandália" Hidropisia não-imune Anomalia do ângulo pélvico Braquicefalia Taquicardia no primeiro trimestre Ventriculomegalia leve Foco ecogênico intracardíaco Cistos de plexo coróideo Cardiopatias congênitas Hipoplasia cerebelar Oscilação da velocidade de fluxo Ducto venoso alterado	Ausência do osso nasal Intestino ecogênico Aplanamento nasal Atresia duodenal Osso maxilar pequeno Atresia anorretal Língua protuberante Onfalocele Orelhas pequenas com implantação baixa Ânus imperfurado Restrição de crescimento intra-uterino Pielectasia leve-moderada Artéria umbilical única Criptorquidia Ausência de diástole em artéria uterina Outros achados
45 X0	Higroma cístico Anomalias renais (rim em ferradura) Anomalias cardíacas (coarctação da aorta, válvula aórtica bicúspide) Translucência nucal aumentada	Taquicardia no primeiro trimestre Crescimento intra-uterino restrito leve e/ou precoce Hidropisia fetal Aplasia de rádio
T 13	Holoprosencefalia Anomalias faciais (hipotelorismo, ciclopia, lábio leporino, palato fendido) Cardiopatia congênita Polidactilia Translucência nucal aumentada Taquicardia no primeiro trimestre	Crescimento intra-uterino restrito Onfalocele Rins ecogênicos, císticos, aumentados, hidronefrose Dedos flexionados Cisterna magna e/ou ventrículos aumentados de tamanho
T 18	Cistos de plexos coróideos Crânio em forma de morango Crescimento intra-uterino restrito precoce (líquido amniótico aumentado) Pé em cadeira de balanço Fêmur curto Cardiopatia congênita Translucência nucal aumentada Bradicardia no primeiro trimestre Artéria umbilical única Onfalocele	Hérnia diafragmática Intestino ecogênico Anomalias faciais Prega nucal > (segundo trimestre) Ventriculomegalia leve e cisterna magna aumentada Mielomeningocele e higroma cístico Cistos de cordão

Los hallazgos ecográficos se pueden subdividir en anomalías mayores y en marcadores menores. Las anomalías mayores corresponden a malformaciones estructurales, tales como cardiopatías, entre ellas los defectos septales (50%), atresia duodenal (40%), onfalocele y anomalías en las extremidades (cada uno de los cuales son típicos en algunas de las cromosomopatías). En 1/3 de los fetos con síndrome de Down existen anomalías ecográficas mayores en el segundo trimestre.[12] Un pliegue nucal aumentado (más de 6 mm) en la ecografía de la semana 20, aunque sólo es un marcador, no es una malformación estructural, tiene la misma entidad para ofrecer cariotipo que las malformaciones estructurales.

Los marcadores menores (*soft markers* en la terminología anglosajona) son hallazgos que por si solos no constituyen una malformación, ya que por definición, todos ellos están presentes aunque con menor frecuencia en la población cromosómicamente normal. Las más conocidos y estudiados son: edema nucal, intestino hiperecogénico, fémur corto, húmero corto, foco ecogénico intracardíaco, y pielectasia, entre otros muchos descritos. Pueden presentarse en forma aislada o asociados entre ellos o con anomalías mayores. En las Figuras 1-4 a 1-10 mostramos algunas de ellas. La Figura 1-11 muestra una imagen tridimensional constatando una traslucencia nucal aumentada.

En el síndrome de Down (SD) los hallazgos ecográficos (anomalías mayores, menores o ambos) se encontraron en el 68,8% *versus* 16,7% de pacientes control.[18] Los marcadores menores en forma aislada se hallaron en el 22,6% de fetos con SD y en el 11,3% de fetos control. Los marcadores

Os achados ecográficos podem ser subdivididos em anomalias maiores e marcadores menores. As anomalias maiores correspondem a malformações estruturais, como cardiopatias, entre elas os defeitos septais (50%), a atresia duodenal (40%), a onfalocele e as anomalias nas extremidades (cada uma delas, típica de algumas das anomalias cromossômicas). Um terço dos fetos com SD apresenta anomalias ecográficas maiores no segundo trimestre.[12] Uma prega nucal aumentada (mais de 6 mm) na ecografia da 20ª semana, ainda que seja apenas um marcador, não é uma malformação estrutural, tendo o mesmo valor para oferecer cariótipo que as malformações estruturais.

Os marcadores menores (*soft markers*, na terminologia anglo-saxônica) são achados que, por si só, não constituem uma malformação, visto que, por definição, todos eles estão presentes, embora com menor freqüência, na população cromossomicamente normal. Os mais conhecidos e estudados são: edema nucal, intestino hiperecogênico, fêmur curto, úmero curto, foco ecogênico intracardíaco e pielectasia, além de muitos outros descritos na literatura. Podem apresentar-se em forma isolada ou associados entre si, ou, ainda, junto com anomalias maiores. Algumas delas estão expostas nas Figuras 1-4 a 1-10. A Figura 1-11 mostra uma imagem tridimensional constatando uma translucência nucal aumentada.

Na SD, encontraram-se achados ecográficos (anomalias maiores, menores ou ambas) em 68,8% *versus* 16,7% no grupo-controle.[18] Os marcadores menores em forma isolada foram encontrados em 22,6% dos fetos com SD e em 11,3% dos controles. Os marcadores com maior asso-

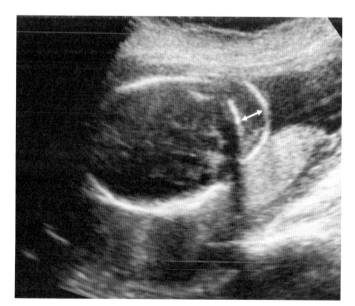

Fig. 1-4. Pliegue nucal aumentado en la ecografía de la semana 12. Es un marcador mayor de cromosomopatías, el más importante de los marcadores de cromosomopatías, en II trimestre.

Fig. 1-4. Prega nucal aumentada da ecografia da 12ª semana. Trata-se de um marcador maior de anomalias cromossômicas, o mais importante deles, no segundo trimestre.

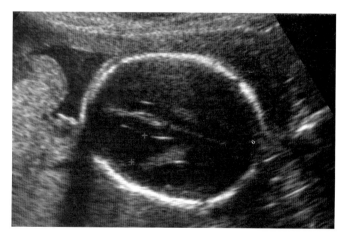

Fig. 1-5. Ventriculomegalia. El ventrículo lateral mide 12 mm. Éste también es un marcador de trisomías (síndrome de Down) y de anomalías estructurales del sistema nervioso central.

Fig. 1-5. Ventriculomegalia. O ventrículo lateral mede 12 mm, o que também é um marcador de trissomias (síndrome de Down) e de anomalias estruturais do sistema nervoso central.

INTRODUCCIÓN A LAS CROMOSOMOPATÍAS
INTRODUÇÃO ÀS ANOMALIAS CROMOSSÔMICAS

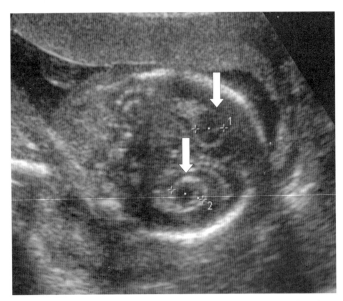

Fig. 1-6. Quistes de plexos coroideos, bilaterales. Asociado a la trisomía 18. Es un marcador de esta cromosomopatía. También aparecen en la población con dotación cromosómica normal. Desaparecen habitualmente durante el final del segundo trimestre.

Fig. 1-6. Cistos de plexos coróideos, bilaterais. Associados à trissomia 18, são marcadores desta anomalia cromossômica. Aparecem, também, na população com dotação cromossômica normal. Desaparecem habitualmente durante o final do segundo trimestre.

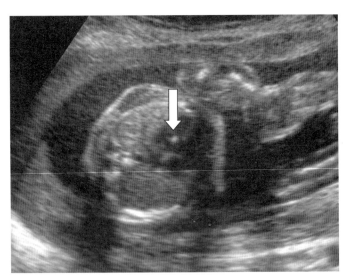

Fig. 1-7. Punto ecogénico intracardíaco (*foci*). Puede ser único o múltiple y afectar no sólo al ventrículo izquierdo, sino también al derecho. Clásicamente asociado a síndrome de Down, es considerado como un marcador menor, por lo que debe asociarse a otro para que sea indicación de técnica invasiva. Cuando no se asocia a cardiopatía, no suele originar trastornos futuros.

Fig. 1-7. Ponto ecogênico intracardíaco (*foci*). Podem ser únicos ou múltiplos e afetar não só o ventrículo esquerdo, mas também o direito. Classicamente associado à síndrome de Down, é considerado um marcador menor, pois deve associar-se a outro para que constitua indicação de técnica invasiva. Quando não se associa à cardiopatia, não costumar dar origem a transtornos futuros.

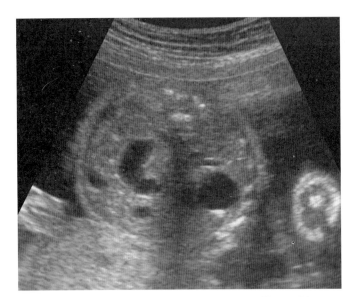

Fig. 1-8. Imagen de doble burbuja asociada a malformación estructural relacionada con cromosomopatías. Cuando se observa, aún aislado, debe indicarse la técnica invasiva para cariotipo.

Fig. 1-8. Imagem de dupla bulha associada à malformação estrutural relacionada com anomalias cromossômicas. Nesse caso, ainda que isoladamente, deve-se indicar a técnica invasiva para cariótipo.

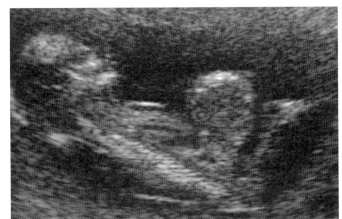

Fig. 1-9. Onfalocele en gestación de 13 semanas. Malformación estructural asociada a otras anomalías y a cromosomopatías. Cuando se observa, debe indicarse la técnica invasiva para cariotipo.

Fig. 1-9. Onfalocele na 13ª semana de gestação. Malformação estrutural associada a outras anomalias e a anomalias cromossômicas. Nesse caso, deve-se indicar a técnica invasiva para cariótipo.

con mayor asociación al SD fueron el edema nucal, intestino hiperecogénico y acortamiento del húmero. Cuantos más marcadores están presentes, mayor es la probabilidad de que el feto esté afecto de cromosomopatía. En general se utiliza el criterio de ofrecer la técnica invasiva cuando existe alguna malformación estructural o el pliegue nucal aumentado, y cuando existen al menos 2 de los marcadores menores. Cuanto mayor es el número de anomalías y de marcadores, mayor es el riesgo de cromosomopatía.

Hay diferentes escalas de puntaje en la bibliografía, para cada uno de estos marcadores.[19-22] Se pueden asociar a la edad materna, si tiene realizado un cribado en el primer trimestre. Con todos estos datos se establece un cálculo de riesgo y en base al mismo la indicación de amniocentesis.

En un meta-análisis sobre marcadores ultrasonográficos en el segundo trimestre se analizaron 56 artículos que incluyeron 1930 fetos afectados por SD y 130.365 fetos no afectados. Además de los seis marcadores anteriormente descritos se estudio también la presencia de quistes de los plexos coroideos. Los autores comunicaron que cuando no se asociaban a anomalías mayores la sensibilidad fue muy

ciação à SD foram edema nucal, intestino hiperecogênico e encurtamento do úmero. Quanto mais marcadores houver, maior será a probabilidade de que o feto apresente anomalia cromossômica. Em geral, o critério para oferecer a técnica invasiva é a existência de alguma malformação estrutural ou o aumento da prega nucal, assim como a presença de, pelo menos, 2 marcadores menores. Quanto maior for o número de anomalias e de marcadores, maior será o risco de anomalia cromossômica.

Há diferentes critérios de pontuações para cada um desses marcadores.[19-22] Eles podem estar associados à idade materna, se foi realizado um *screening* no primeiro trimestre. Com esses dados, é possível estabelecer margem de risco e, com base nela, indicar amniocentese.

Em uma metanálise sobre marcadores ultra-sonográficos no segundo trimestre, analisaram-se 56 artigos que incluíam 1.930 fetos com SD e 130.365 sem a síndrome. Além dos seis marcadores anteriormente descritos, também se estudou a presença de cistos nos plexos coróideos. Os autores comunicaram que, quando não se associavam a anomalias maiores, a sensibilidade foi muito baixa (1% a

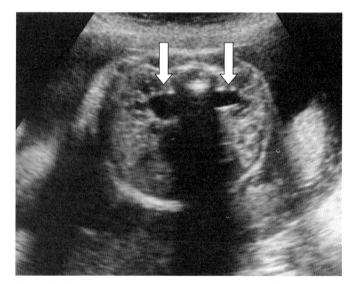

Fig. 1-10. Ectasia renal bilateral (más de 5 mm el diámetro antero posterior de la pelvis renal). Clásicamente asociada a síndrome de Down. Actualmente considerada como un marcador menor, que por sí solo no debe indicar el ofrecimiento de amniocentesis. Cuando el cariotipo es normal puede asociarse a reflujo vesico ureteral. Generalmente buena evolución, hacia la normalidad. Suele ofrecerse una nueva exploración en la semana 24 para confirmar si no evoluciona hacia hidronefrosis.

Fig. 1-10. Ectasia renal bilateral (mais de 5 mm de diâmetro ântero-posterior da pelve renal). Classicamente associada à síndrome de Down. Atualmente considerada um marcador menor, que por si só não deve ser indicação para amniocentese. Quando o cariótipo é normal, pode associar-se a refluxo vesicoureteral. Geralmente, cursa com boa evolução até a normalidade. Costuma-se oferecer uma nova pesquisa na 24ª semana para confirmar se não houve evolução para hidronefrose.

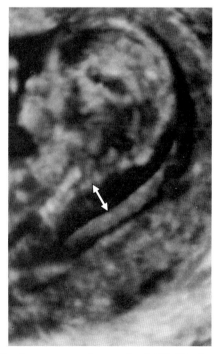

Fig. 1-11. En algunos casos, la tecnología 3D 4D ofrece imágenes planimétricas y de otro tipo que ayudan a una mejor visualización y a una información más comprensible para los padres. En la imagen aparece una translucencia nucal aumentada en una gestación de 13 semanas. *(Ver en Colores en el CD.)*

Fig. 1-11. Em alguns casos, as tecnologias 3D e 4D oferecem imagens planimétricas e de outro tipo que auxiliam em melhor visualização e informação mais compreensível para os pais. Na imagem, aparece uma translucência nucal aumentada em uma gestação de 13 semanas. *(Ver em Cores no CD.)*

baja (1% a 16%), siendo el marcador aislado más sensible el pliegue nucal aumentado, que incrementaba el riesgo en un factor de 17. Cuando se usaban los otros marcadores se encontraron más pérdidas fetales por indicar estudios invasivos que fetos afectados por SD.[23] Así mismo ante anomalías mayores solas o asociadas siempre debe sugerirse la indicación del estudio del cariotipo fetal.

Siendo por tanto probablemente el objetivo fundamental el diagnóstico de los casos de síndrome de Down, debemos ser conscientes de que aún en las mejores condiciones, no va a ser posible el diagnóstico antes de la semana 22 de todos los casos. Desde un punto de vista teórico, podría llegarse a un 90-95% de tasa de detección. Aún aplicando el cribado combinado de primer trimestre o el cribado integrado (TN + bioquímica de primer trimestre + bioquímica de segundo trimestre) aproximadamente 1 de cada 10, no será detectado. Este caso tan solo aproximadamente en la mitad de los casos, no mostrará ni malformaciones mayores ni marcadores en la ecografía de la semana 20. Al menos 1 caso de cada 20, quedaría sin diagnosticar. Junto con estos datos, cuando hacemos estudios sobre una determinada área sanitaria, se debe tener en cuenta que en la práctica clínica no todos los embarazos pueden ser estudiados con todos los medios desde periodos tan precoces como la semana 10-12, y que el rendimiento de la ecografía de la semana 20 depende de la experiencia del explorador, tipo de máquina, y tiempo disponible para su realización.

La frecuencia de fetos afectos de síndrome de Down disminuye conforme avanza la edad gestacional, ya que se producen un significativo número de pérdidas fetales entre la semana 10 y 20 de gestación. Además, el rendimiento de la ecografía de la semana 20 para el diagnóstico de cromosomopatías depende del grado de cribado previo. Cuando se hacen amniocentesis por edad, antecedentes, etc., y si se ha realizado cribado de primer trimestre o de segundo trimestre, tan sólo llega a esta edad gestacional 1 o 2 casos de S. de Down de los existentes en la semana 10 de gestación. Los marcadores siguen estando presentes en más del 10% de la población, pero casi todos los casos de S. de Down se han diagnosticado previamente.

La Tabla 1-7 muestra la más actualizada información sobre la relación de los principales marcadores suaves de cromosomopatías en la ecografía de la semana 20 de gestación.[24] La Sociedad Canadiense de Obstetricia y Ginecología tan sólo recomienda evaluar en la ecografía de cribado de la semana 20, la existencia de pliegue nucal, intestino ecogénico, ventriculomegalia, quistes de plexos coroideos, arteria umbilical única, aumento del tamaño de la cisterna magna y pieloectasia. Como vemos en la Tabla 1-8, tan sólo algunos de ellos se asocian a síndrome de Down, otros se asocian a trisomía 18, y éstos y el resto, también se asocian a otras enfermedades o malformaciones estructurales. Por otra parte, recomiendan analizar en lo que llaman una ecografía exhaustiva, es decir, en un paso posterior, cuando se ha

16%), sendo o marcador isolado mais sensível à prega nucal aumentada, a qual aumenta o risco em um fator de 17. Quando se usaram os outros marcadores, encontraram-se mais perdas fetais pela indicação de pesquisas invasivas que fetos afetados por SD.[23] Mesmo assim, ante anomalias maiores, isoladas ou associadas, sempre se deve indicar a pesquisa do cariótipo fetal.

Sendo o diagnóstico provavelmente o objetivo fundamental dos casos de SD, deve-se estar consciente de que ele não será possível em todos os casos antes da 22ª semana, mesmo sob as melhores condições. Do ponto de vista teórico, poder-se-ia chegar a 90% ou 95% de detecção. Mesmo com o *screening* de primeiro trimestre ou o integrado (TN + bioquímica de primeiro trimestre + bioquímica de segundo trimestre), aproximadamente 1 em cada 10 casos não será detectado. Nesse caso, aproximadamente a metade não mostrará nem malformações maiores nem marcadores na ecografia da 20ª semana. Assim, ao menos 1 caso em cada 20 permaneceria sem diagnóstico. Junto com esses dados, quando se estuda sobre determinada área, deve-se ter em mente que, na prática clínica, nem todas as gestações podem ser precocemente estudadas por todos os meios em períodos como a 10ª ou 12ª semana, e que o rendimento da ecografia da 20ª semana depende da experiência do profissional, do tipo de máquina e do tempo disponível para sua realização.

A freqüência de fetos com SD diminui à medida que aumenta a idade gestacional, posto que um significativo número de abortos ocorre entre a 10ª e a 20ª semana de gestação. Além disso, o aproveitamento da ecografia da 20ª semana para o diagnóstico de anomalias cromossômicas depende do grau de *screening* prévio. Quando se realiza amniocentese por idade, antecedentes etc., e se já foi feito *screening* de primeiro ou segundo trimestre, somente 1 ou 2 casos de SD chegam à 10ª semana de gestação. Os marcadores continuam presentes em mais de 10% da população, porém quase todos os casos de SD foram diagnosticados previamente.

A Tabela 1-7 mostra a informação atualizada sobre a relação entre os principais marcadores menores de anomalias cromossômicas na ecografia da 20ª semana de gestação.[24] A Sociedade Canadense de Obstetrícia e Ginecologia recomenda que se avalie, na ecografia da 20ª semana, apenas a existência de prega nucal, intestino ecogênico, ventriculomegalia, cistos de plexos coróideos, artéria umbilical única, aumento do tamanho da cisterna magna e pielectasia. Como se pode observar na Tabela 1-8, somente alguns deles se associam à SD, outros à trissomia 18 e todos podem se associar também a outras doenças ou malformações estruturais. Por outro lado, recomenda-se analisar por meio de exaustiva ecografia, ou seja, em um passo posterior, quando já se detectou alguma anomalia ao *screening*, como clinodactilia,

INTRODUCCIÓN A LAS CROMOSOMOPATÍAS

INTRODUÇÃO ÀS ANOMALIAS CROMOSSÔMICAS

Tabla 1-7. Relación de marcadores ecográficos presentes en las cromosomopatías más frecuentes (diversas fuentes)

	T 21	T 18	T 13	Triploidia	45, X0
Ausencia cuerpo calloso		X			
Braquicefalia	X	X	X		X
Quistes plexos coroideos	X	X			
Aumento de la cisterna magna	X	X	X		
Holoprosencefalia			X		
Microcefalia			X		X
Quistes de la fosa posterior	X	X	X		
Cráneo en forma de fresa		X			
Ventriculomegalia	X	X		X	
Higroma quístico					X
Labio leporino		X	X		
Aumento translucencia nucal	X	X	X		X
Micrognatia		X		X	
Edema nucal	X	X	X		
Malformación cardiaca	X	X	X	X	X
Hernia diafragmática		X	X		
Punto ecogénico intracardiaco	X				
Ausencia de visualización de estómago	X	X			
Atresia duodenal	X				
Intestino fetal hiperecogénico	X				
Onfalocele		X	X		
Hidronefrosis moderada	X	X	X		X
Otras malformaciones renales	X	X	X	X	
Hidrops fetal	X				X
Nacido con bajo peso para la edad gestacional		X		X	X
Fémur corto	X	X		X	X
Clinodactilia	X				
Dedos superpuestos		X			
Polidactilia			X		
Sindactilia				X	
Talipes (anomalías posturales extremidades)		X	X	X	

Tabela 1-7. Relação de marcadores ecográficos presentes nas anomalias cromossômicas mais freqüentes (diversas fontes)

	T 21	T 18	T 13	Triploidia	45, X0
Ausência de corpo caloso		X			
Braquicefalia	X	X	X		X
Cistos em plexos coróideos	X	X			
Aumento da cisterna magna	X	X	X		
Holoprosencefalia			X		
Microcefalia			X		X
Cistos da fossa posterior	X	X	X		
Crânio em forma de morango		X			
Ventriculomegalia	X	X		X	
Higroma cístico					X
Lábio leporino		X	X		
Aumento da translucência nucal	X	X	X		X
Micrognatia		X		X	
Edema nucal	X	X	X		
Malformação cardíaca	X	X	X	X	X
Hérnia diafragmática		X	X		
Ponto ecogênico intracardíaco	X				
Ausência de visualização do estômago	X	X			
Atresia duodenal	X				
Intestino fetal hiperecogênico	X				
Onfalocele		X	X		
Hidronefrose moderada	X	X	X		X
Outras malformações renais	X	X	X	X	
Hidropisia fetal	X				X
Baixo peso para a idade gestacional		X		X	X
Fêmur curto	X	X		X	X
Clinodactilia	X				
Dedos superpostos		X			
Polidactilia			X		
Sindactilia				X	
Tálipes (anomalias posturais de extremidades)		X	X	X	

18 INTRODUCCIÓN A LAS CROMOSOMOPATÍAS
INTRODUÇÃO ÀS ANOMALIAS CROMOSSÔMICAS

Tabla 1-8. Resumen de los marcadores suaves de la ecografía semana 16 a 20 incluyendo el nivel de evidencia, tipo de ecografía en la que debe analizarse y factor de riesgo individualizado, así como la asociación con otros defectos congénitos (SOCG, Clinical Practices Guidelines, 2005)

	Likelihood ratio		
	T 21	*T 18*	*Otros*
A. Ecografía de *screening* (16-20 s)			
1. Pliegue nucal (III, A)	X17	–	Cardiopatías congénitas
2. Intestino ecogénico (II-2, A)	X6	–	Fibrosis quística 2%, infección 3%
			Malformaciones gastrointestinales 6%
3. Ventriculomegalia (II-2, A)	X9	–	Agenesia cuerpo calloso, anomalías SNC, infección, obstrucción
4. Foco ecogénico cardíaco (III, A)	X2	–	–
5. Quistes plexos coroideos (II-2, A)	–	X7	–
6. Arteria umbilical única (III, A)	–	–	Anomalías renal y cardiacas
7. Cisterna magna agrandada (III, A)	–	–	S. orofacialdigital, s. Meckel Gruber, s. Di George
8. Pieloectasia renal (II-2, A)	–	–	Hidronefrosis, reflujo
B. Ecografía exhaustiva			
9. Clinodactilia (II-2, A)	X5,6	–	
10. Húmero (corto) (II-2, A)	X7,5		Displasias esqueléticas, CIR
11. Fémur (corto) (II-2, A)	X2,7		Displasias esqueléticas, CIR
12. Hueso nasal ausente/hipoplásico (II-2, A)	X51		–
C. Ecografía en proyectos de Investigación			
13. Braquicefalia (III, B)	–	–	–
14. Ángulo ilíaco (II-2, A)	¿?	–	–
15. Longitud oreja (III, B)	X3-X5	–	
16. Sandal toe (signo dedo sandalia) (III, B)	–		

Tabela 1-8. Resumo dos marcadores leves da ecografia na 16ª até a 20ª semana, incluindo nível de evidência, tipo de ecografia na qual se deve analisar e fator de risco individualizado, assim como a associação a outros defeitos congênitos (SOCG, Clinical Practices Guidelines, 2005)

	Razão de possibilidade		
	T 21	*T 18*	*Outros*
A. Ecografia de *screening* (16-20 semanas)			
1. Prega nucal (III, A)	X17	–	Cardiopatias congênitas
2. Intestino ecogênico (II-2, A)	X6	–	Fibrose cística (2%), infecção (3%)
			Malformações gastrointestinais (6%)
3. Ventriculomegalia (II-2, A)	X9	–	Agenesia de corpo caloso, anomalias do SNC, infecção, obstrução
4. Foco ecogênico cardíaco (III, A)	X2	–	–
5. Cistos plexos coróideos (II-2, A)	–	X7	–
6. Artéria umbilical única (III, A)	–	–	Anomalias renais e cardíacas
7. Cisterna magna aumentada (III, A)	–	–	Síndrome orofacialdigital, síndrome de Meckel Gruber, síndrome de Di George
8. Pieloctasia renal (II-2, A)	–	–	Hidronefrose, refluxo
B. Ecografia exaustiva			
9. Clinodactilia (II-2, A)	X5.6		–
10. Úmero (curto) (II-2, A)	X7.5		Displasias esqueléticas, crescimento intra-uterino restrito
11. Fêmur (curto) (II-2, A)	X2.7		Displasias esqueléticas, crescimento intra-uterino restrito
12. Osso nasal ausente/hipoplásico (II-2, A)	X51		–
C. Ecografia em programas de investigação			
13. Braquicefalia (III, B)	–	–	–
14. Ângulo ilíaco (II-2, A)	?	–	–
15. Longitude da orelha (III, B)	X3-X5	–	–
16. *Sandal toe* (dedo em sandália) (III, B)	–	–	–

detectado ya alguna anomalía en el cribado, clinodactilia, fémur y húmero corto y presencia o ausencia de hueso nasal, cada uno de los que tienen un cociente de probabilidad cuando están presentes, para síndrome de Down. Otros posibles marcadores, que mostramos en la Tabla, no se utilizan en la práctica clínica y deben ser manejados exclusivamente en investigación. La Sociedad Canadiense recomienda que

fêmur e úmero curtos e presença ou ausência de osso nasal, cada um dos quais possui um quociente de probabilidade quando presentes para SD. Outros possíveis marcadores expostos na tabela não são utilizados na prática clínica, devendo sê-lo exclusivamente em investigação. A Sociedade Canadense chama a atenção para a presença de 1 ou mais marcadores de anomalias cromossômicas, o que deter-

la presencia de uno o más marcadores de cromosomopatías, modifica el riesgo o la probabilidad de que el feto esté afecto de una cromosomopatía. La embarazada afronta esta ecografía con un riesgo determinado, en base a su edad y en base a los cribados bioquímicos o combinados realizados hasta ese momento. Esta cifra se modifica en función de los marcadores. Muchos autores han sugerido que la inexistencia de marcadores en esta ecografía, convenientemente realizada, disminuiría el riesgo a una tercera parte del que tenía antes de hacer la ecografía. Con todos estos datos, se le comunica a la pareja el riesgo específico personalizado y ellos deciden que se realice o no, la técnica invasiva.

El síndrome de Turner (45, X) es una cromosomopatía que sòlo afecta a mujeres y que se caracteriza por la pérdida parcial o total de un cromosoma X en todas o partes de las células (por lo común falta de disyunción del gameto masculino en la meiosis). Es la anomalía cromosómica más frecuente en el sexo femenino, estimándose que afecta a alrededor del 3% de las concepciones de fetos con sexo femenino. De entre ellas tan sòlo sobrevive hasta el término del embarazo el 1%.[25] Su frecuencia de presentación no se relaciona con la edad materna.

Los fetos que sobreviven hasta el segundo trimestre pueden presentar higromas quísticos e hydrops conduciendo a la muerte fetal. Sin embargo un grupo pequeño sufre regresión del higroma quístico y sobrevive. La sobrevida está asociada con membrana cervical, estatura corta, disgenesias gonadales, anormalidades esqueléticas, renales y cardiacas, en ocasiones retraso mental.

Síndrome de Patau (trisomía 13). Existe un cromosoma 13 extra, ya sea entero o translocado en otro cromosoma. Se estima una incidencia de 1/5.000 recién nacidos vivos.[26] Tiene una alta letalidad intrauterina, en parte debida a las graves malformaciones que suelen afectar al feto. El pronóstico general de vida extrauterina es muy pobre muriendo en su mayoría en el periodo perinatal. Es rara la sobrevida más allá de los 6 mcses.[27] Los hallazgos ecográficos más frecuentes son: la holoprocencefalia alobar con defectos faciales y las anomalías cardiacas.

Síndrome de Edwards (trisomía 18). Se debe a la existencia de un cromosoma 18 extra. Su incidencia varía entre 1/3.000-7.000 recién nacidos vivos.[28] Al igual que la trisomía 13, presenta una alta tasa de letalidad intrauterina y el mayor porcentaje de los RN fallece inmediatamente después del parto. Se han descrito casos de supervivencia en mayores de 10 años, principalmente en el sexo femenino.[28] A diferencia de la trisomía 21, el síndrome de Edwards presenta diversas manifestaciones fenotípicas que permiten sospecharlo ultrasonográficamente. Son fetos que desde el segundo trimestre presentan restricción del crecimiento y diversas anomalías estructurales siendo las más frecuentes craneanas, faciales, del SNC, esqueléticas (extremidades y manos en puño) y cardiacas.

mina o risco ou a probabilidade de que o feto porte uma anomalia cromossômica. Com base na sua idade e nos rastreamentos bioquímicos ou combinados realizados até o momento, a gestante confronta essa ecografia com um risco determinado que se modifica em função dos marcadores. Muitos autores sugerem que a inexistência de marcadores nessa ecografia, convenientemente realizada, diminuiria em um terço o risco que existia antes do exame. Com todos esses dados, comunica-se ao casal o risco específico personalizado para que decida se quer ou não submeter-se à técnica invasiva.

A síndrome de Turner (45, X) é uma anomalia cromossômica que só afeta mulheres e que se caracteriza pela perda parcial ou total de um cromossomo X em todas ou em parte das células (comumente por falta de disjunção do gameta masculino na meiose). É a anomalia cromossômica mais freqüente no sexo feminino, e calcula-se que afete cerca de 3% das concepções de fetos do sexo feminino. Desses, somente 1% sobrevive até o final da gravidez.[25] Não há relação entre a freqüência desta anomalia cromossômica e a idade materna.

Os fetos que sobrevivem até o segundo trimestre podem apresentar higromas císticos e hidropisia, os quais levam à morte. Entretanto, em um pequeno grupo, há regressão do higroma cístico e, o feto sobrevive. A sobrevida está associada à membrana cervical, baixa estatura, disgenesias gonadais, anormalidades esqueléticas, renais e cardíacas e, por vezes, atraso mental.

Síndrome de Patau (trissomia 13). Ocorre quando há um cromossomo 13 extra, seja inteiro ou translocado em outro cromossomo. Estima-se uma incidência de 1/5.000 recém-nascidos vivos.[26] Possui alta letalidade intra-uterina, em parte devida às graves malformações que acometem o feto. O prognóstico geral de vida extra-uterina é muito ruim, já que, na maioria das vezes, leva à morte no período perinatal, sendo rara a sobrevida além dos 6 meses.[27] Os achados ecográficos mais freqüentes são holoprosencefalia alobar com defeitos faciais e anomalias cardíacas.

Síndrome de Edwards (trissomia 18). É devida à existência de um cromossomo 18 extra. Sua incidência varia entre 1/3.000-7.000 recém-nascidos vivos.[28] Assim como a trissomia 13, apresenta alta taxa de letalidade intra-uterina, e grande número de recém-nascidos morre imediatamente depois do parto. Foram descritos casos de sobrevivência em maiores de 10 anos, principalmente no sexo feminino.[28] Diferentemente da trissomia 21, na síndrome de Edwards há diversas manifestações fenotípicas que permitem sua suspeita à ultra-sonografia. São fetos que, desde o segundo trimestre, apresentam problemas de crescimento e várias anomalias estruturais, sendo as mais freqüentes as cranianas, as faciais, as do SNC, as esqueléticas (extremidades e mãos fechadas) e cardíacas.

BIBLIOGRAFÍA SELECCIONADA / REFERÊNCIAS BIBLIOGRÁFICAS

1. Snijders RÍ, Sebire NJ, Nicolaides KH. Maternal age and gestational age-specific risk for chromosomal defects. *Fetal Diagn Ther* 1995;10:356-67.

2. Snijders RJM, Nicolaides KH. *Ultrasound markers for fetal chromosomal defects.* Carnforth, UK: The Parthenon Publishing Group, 1996.

3. Nicolaides KH, Sebire NJ, Snijders RJM. *The 11-14 week scam: the diagnosis of fetal abnormalities.* Carnforth UK: The Parthenon Publishing Group, 1999.

4. González de Agüero R, Pérez Hiraldo P, Fabre E. Diagnóstico prenatal de los defectos congénitos. In: Merlo G. *Obstetricia.* 5. ed. Barcelona: Masson, 2006. p. 229-56.

5. McIntosh GC, Losan AF, Baird PA. Paternal age and the risk of birh deffects in offspring. *Epidemiology* 1995;6:282.

6. Orioli IM, Castilla EE, Scarano G *et al.* Effect of paternal age in acondroplasia, thanatophoric dysplasia and osteogenesis imperfecta. *Am J Med Genet* 1995;59:209.

7. Gadow E, Petracchi F. *Avances en genética medica.* Diagnóstico prenatal de los defectos congénitos. Buenos Aires: Editora Médica Panamericana, 2000. p. 169-215. Fascículo 4.

8. Gleicher N. *Principles of medical therapy in pregnancy.* New York: Plenum Publishing Corporation, 1986.

9. Lippold S. Buenos Aires: Editora Médica Panamericana, 1999. p. 13-31. Fascículo 2.

10. Albergan ED, Creasy MR. Frecuency of chromosomal abnormalities in miscarriages and perinatal deaths. *J Med Genet* 1977;14:315-25.

11. Milunsky A, Milunsky JM. *Genetic consueling: preconception prenatal and perinatal. Genetic disorders and the fetus: diagnosis prevention and treatment.* 5th ed. Baltimore: Johns Hopkins University Press, 2004.

12. Antonarakis S. Down sindrome collaborative group: parental origin of the extra chromosome in trisomy 21 as indicatedby análisis of DNA polymorphisms. *N Engl J Med* 1991;324:872-76.

13. Bianchi DW. *Fetology diagnosis and management of the fetal patient.* New York: McGraw-Hill, 2000. p. 969-1024.

14. Hook EB, Cross PK. Chromosomal abnormality rates at amniocentesis and in live-born infants. *JAMA* 1983;249:2034-38.

15. Rotmensch S, Liberati M, Bronshtein M *et al.* Prenatal sonographic findings in 187 fetuses with down syndrome. *Prenat Diagn* 1997;17:1001-9.

16. Bellver J *et al. Cuadernos de medicina reproductiva.* Buenos Aires: Editora Médica Panamericana, 2001;7:17-18.

17. González de Agüero R, Pérez Hiraldo P, Fabre E. Diagnóstico por la imagen durante el embarazo. In: Gonzalez Merlo. *Obstetricia.* 5. ed. Barcelona: Masson, 2006. p. 195-228.

18. Callen P. *Ultrasonography in obstetrics and gynecology.* 4th ed. Philadelphia: WB. Saunders Company. Tradução Editora Medica Panamericana, 2000.

19. Nyberg DA, Souter VL, ElBastawissi A *et al.* Isolated sonographic markers for detection of fetal down syndrome in the second trimester of pregnancy. *J Ultrasound Med* 2001;20(10):1053-63.

20. Bromley B, Lieberman E, Shipp TD *et al.* The genetic sonogram – a method of risk assessment for down syndrome in the second trimester. *J Ultrasound Med* 2002. 21(10):1087-96.

21. Benacerraf BR, Nadel A, Bromley B. Identification of second trimestre fetuses with autosomal trisomy by use sonographic scoring index. *Radiology* 1994;193:135.

22. Nyberg DA, Luthy DA, Winter TCh. The genetic sonogram: computarized calculation of patient specific risk for fetal down syndrome abstract. *Ultrasound Obstet Gynecol* 1996;8:202.

23. Rebecca Smith-Bindman MD, Wylie Hosmer BS *et al.* Second-trimester ultrasound to detect fetuses with down syndrome: a meta-analysis. *JAMA* 2001;285:1044-55.

24. SOGC Clinical Practice Guidelines. No 162, June 2005 Fetal Soft Markers in Obstetric Ultrasound. *J Obstet Gynaecol Can* 2005;27:592-612.

25. Romero MMC, Velasco MC *et al.* Consejo genético y diagnóstico genético prenatal. *Rev Gin Obstet* 2000;1:62-75.

26. Wladimiroff JW, Stewart PA, Reuss A. Cardiac and extra-cardiac anomalies as indicators for trisomies 13 and 18: a prenatal ultrasound study. *Prenat Diagn* 1989;9:515-20.

27. Ballesta MF, Baldellou VA. *Cromosomopatías autosómicas.* Barcelona: Editora Espaxs, 1971.

28. Goldstein H, Nielsen KG. Rates and survivals of individuals with trisomy 13 and trisomy 18. *Clin Genet* 1988;34:366-72.

CAPÍTULO 2

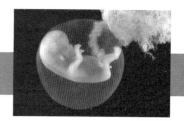

ECOGRAFÍA NORMAL

ECOGRAFIA NORMAL

M. Gallo ♦ A. M. Espinosa ♦ J. L. Gallo ♦ M. Palermo

Durante un embarazo de curso normal, la SEGO[1] y otras Sociedades Científicas recomiendan realizar tres exploraciones ecográficas fundamentales: 1ª) entre la 11ª y 14ª semanas (I trimestre), 2ª) entre la 18ª y 22ª semanas (II trimestre), y 3ª) entre la 32ª y 36ª semanas (III trimestre).

ECOGRAFÍA DEL PRIMER TRIMESTRE

En términos generales, los **objetivos** de la ecografía en el primer trimestre son:

- Confirmar el diagnóstico de gestación.
- Establecer la edad gestacional.
- Diagnóstico precoz de la gestación múltiple y su corionicidad.
- Comprobar la vitalidad y correcto desarrollo del embrión, diagnóstico precoz de algunas malformaciones y marcadores de cromosomopatías.
- Diagnóstico de patología uterina y anexial asociadas.

Para conseguir estos objetivos hoy en día se acepta que la exploración del primer trimestre se debe realizar, principalmente, mediante sonda vaginal de alta frecuencia (3,5-5 MHz), ya que la sonda abdominal resulta menos precisa y sólo puede tener utilidad complementaria a la sonda vaginal.

Se aconseja su realización entre la 11ª y 14ª semanas. La sistemática de la exploración es la siguiente[1]:

A) **Localización y estudio del saco gestacional y del embrión (en las gestaciones menores de 10 semanas). Estudio por orden de aparición de las estructuras.**
   1. *Identificar el saco gestacional (SG)*. Es el primer hallazgo ecográfico para el diagnóstico de embarazo temprano. Con la ecografía transvaginal se logra

Para uma gestação de curso normal, a SEGO[1] e outras sociedades científicas recomendam realizar três pesquisas ecográficas fundamentais: 1. entre a 11ª e 14ª semanas (primeiro trimestre); 2. entre a 18ª e 22ª semanas (segundo trimestre); 3. entre a 32ª e 36ª semanas (terceiro trimestre).

ECOGRAFIA DO PRIMEIRO TRIMESTRE

Em termos gerais, os **objetivos** da ecografia no primeiro trimestre são:

- Confirmar o diagnóstico de gravidez.
- Idade gestacional.
- Diagnosticar precocemente a gestação múltipla e sua corionicidade.
- Comprovar a capacidade vital e o correto desenvolvimento do embrião, diagnosticar precocemente algumas malformações e marcadores de anomalias cromossômicas.
- Diagnosticar as patologias uterina e anexial associadas.

Para se conseguir esses objetivos, atualmente se aceita que a pesquisa de primeiro trimestre se faça, principalmente, mediante sonda vaginal de alta freqüência (3,5-5 MHz), já que a sonda abdominal é menos precisa e sua utilidade é apenas complementar.

Aconselha-se realizá-la entre a 11ª e 14ª semanas. A sistemática da pesquisa é a seguinte[1]:

A) **Localização e análise do saco gestacional e do embrião (nas gestações inferiores a 10 semanas). Análise por ordem de aparecimento das estruturas.**
   1. *Identificar o saco gestacional (SG)*. É o primeiro achado ecográfico para o diagnóstico precoce de gravidez. Com a ecografia transvaginal se consegue

visualizar desde las 4 semanas de EG, siendo su medida en esta fecha de 3 mm. El mismo tiene una apariencia redondeada, ecolúcida (cavidad coriónica) con un anillo de 2 mm de mayor refringencia que el tejido que lo rodea (vellosidades coriónicas y tejido decidual). Su ubicación, generalmente, es a nivel fúndico o medial, y a medida que crece se torna elíptico y altera la cavidad central formando el signo doble decidual, un doble anillo formado por la decidua capsular y la parietal. Este signo es muy útil cuando solo se cuenta con ecografía transabdominal ya que hace el diagnóstico (no confirmatorio) de embarazo intrauterino temprano a las 5 a 6 semanas. Para el diagnóstico diferencial con otros posibles hallazgos cavitarios (sangre intracavitaria, quistes adenomióticos, endometritis, retención de fluido intracavitario en una estenosis cervical, pseudosaco gestacional en un embarazo ectópico), además del signo doble decidual, también sería útil el Doppler color que pondría de manifiesto la aparición de mapa color en el espacio retrocorial en el caso de gestación, diferenciándolo del resto de imágenes.

2. *Visualización del saco vitelino.* Es la primera estructura anatómica visible en el interior del SG y es el signo **confirmatorio** de embarazo intrauterino temprano.[2] Por ecografía transvaginal lo identificamos siempre a las 5,5 semanas con un diámetro sacular medio (DMS) de 8 mm y por ecografía transabdominal a las 7 semanas con un DMS de 20 mm. Su apariencia es la de un anillo anecoico (Fig. 2-1) llegando a medir como máximo 5 a 6 mm[3,4] a las 10 semanas y luego involuciona gradualmente permaneciendo en la cavidad coriónica colapsada (Fig. 2-2). El análisis de su aspecto y dimensiones es controvertido actualmente, ya que su sola alteración en la forma o dimensiones no siempre se acompaña de pérdidas o malformaciones embrionarias o fetales, pero igualmente es muy importante para el seguimiento de las imágenes embrionarias o fetales.

3. *Identificación del embrión.* Con la ecografía transvaginal (TV), al inicio, se logra visualizar como un engrosamiento en la periferia del saco vitelino y mide 2 mm en ese momento (5 a 6 semanas de EG) (Fig. 2-3). Casi simultáneamente o a los 2 días como máximo se observa la actividad cardíaca[4] (Fig. 2-4). Cuando el embrión mide más de 5 mm con un DMS de 18 mm, por ecografía transvaginal, debe detectarse **siempre** la actividad cardíaca. En la ecografía abdominal esta actividad se debe registrar cuando el DMS mide 25 mm, correspondientes a 8 semanas.[5]

visualizá-lo desde as 4 semanas de gestação, quando está medindo cerca de 3 mm. O SG tem aparência arredondada, ecolúcida (cavidade coriônica), com um anel de 2 mm de maior refringência que o tecido que o rodeia (vilosidades coriônicas e tecido decidual). Sua localização é, geralmente, em nível fúndico ou medial, e, à medida que cresce, torna-se elíptico e altera a cavidade central, formando o duplo sinal decidual, um anel duplo formado pelas decíduas capsular e parietal. Esse sinal é bastante útil quando só se pode contar com a ecografia transabdominal, já que o diagnóstico precoce (não-confirmatório) de gravidez intra-uterina é feito na 5ª ou 6ª semana. Para o diagnóstico diferencial com outros possíveis achados cavitários (sangue intravitário, cistos adenomióticos, endometrite, retenção de fluido intracavitário na estenose cervical, pseudo-saco gestacional em gravidez ectópica), além do duplo sinal decidual, também seria útil o Doppler colorido, no qual o espaço, no caso de gravidez, logo apareceria colorido, diferenciando-se do restante das imagens.

2. *Visualização do saco vitelino.* É a primeira estrutura anatômica visível no interior do SG, sendo o sinal **confirmatório** de gravidez intra-uterina precoce.[2] Com a ecografia transvaginal sempre podemos identificá-lo ao redor de 5,5 semanas, com um diâmetro sacular médio (DMS) de 8 mm, e com a ecografia transabdominal na sétima semana, com um DMS de 20 mm. Sua aparência é a de um anel anecóico (Fig. 2-1), chegando a medir 5 a 6 mm[3,4] na 10ª semana, involuindo gradualmente e permanecendo na cavidade coriônica colapsada (Fig. 2-2). A análise de seu aspecto e suas dimensões é atualmente controversa, posto que somente uma alteração em sua forma ou em suas dimensões nem sempre é acompanhada de perdas ou malformações embrionárias ou fetais, mas é igualmente muito importante para o seguimento das imagens embrionárias ou fetais.

3. *Identificação do embrião.* Com a ecografia transvaginal (TV), a princípio se consegue visualizar uma espécie de engrossamento na periferia do saco vitelino, que mede 2 mm nesse momento (5 a 6 semanas de idade gestacional) (Fig. 2-3). Quase simultaneamente, ou depois de 2 dias no máximo, observa-se a atividade cardíaca[4] (Fig. 2-4). Quando o embrião mede mais de 5 mm, com um DMS de 18 mm, deve-se **sempre** detectar a atividade cardíaca por meio de ecografia transvaginal. Com a ecografia abdominal, essa atividade deve ser registrada quando o DMS estiver medindo 25 mm, o que corresponde a 8 semanas.[5]

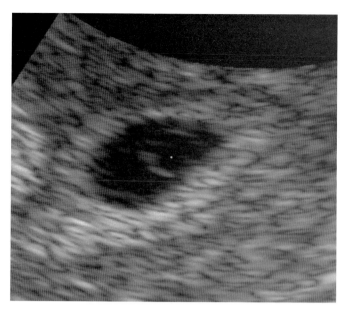

Fig. 2-1. Saco vitelino.
Fig. 2-1. Saco vitelino.

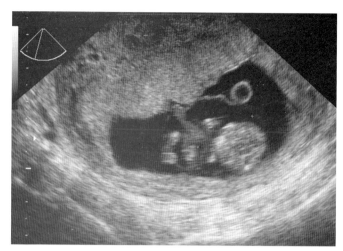

Fig. 2-2. Saco vitelino a las 10 semanas.
Fig. 2-2. Saco vitelino na décima semana.

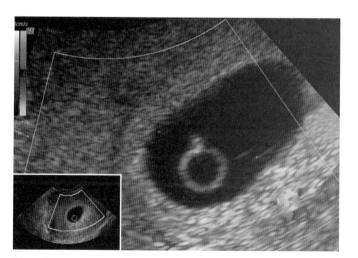

Fig. 2-3. Embrión de 1,1 mm, ubicado en la periferia del saco vitelino (4 semanas). *(Ver en Colores en el CD.)*
Fig. 2-3. Embrião de 1,1 mm localizado na periferia do saco vitelino (4 semanas). *(Ver em Cores no CD.)*

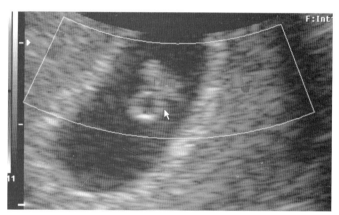

Fig. 2-4. Embrión de 5 semanas. *(Ver en Colores en el CD.)*
Fig. 2-4. Embrião de 5 semanas. *(Ver em Cores no CD.)*

En cuanto al aspecto del embrión en sus comienzos es el de un disco. A las 6 semanas se pliega adoptando la forma de "C". Entre las 7 y 8 semanas aparecen los movimientos con los esbozos de los miembros inferiores y superiores (en ese orden). A nivel cefálico se observa una imagen econegativa única que corresponde al rombencéfalo. A las 9 semanas se elonga el tórax y se aprecia la protrusión ventral de los miembros. Además presenta la "herniación fisiológica" del intestino por la rotación de las asas intestinales. Y es en la 10ª semana que el feto tiene su aspecto definido (Figs. 2-5 a 2-9).

No princípio, o aspecto do embrião é o de um disco. Por volta da 6ª semana ele se dobra, adotando a forma de "C". Entre as 7ª e 8ª semanas aparecem os movimentos com os esboços dos membros inferiores e superiores (nessa ordem). Em nível cefálico se observa uma imagem econegativa única, que corresponde ao rombencéfalo. Na 9ª semana o tórax se alonga e já se pode ver a protrusão ventral dos membros. Além disso, apresenta a "herniação fisiológica" do intestino pela rotação das alças intestinais. E é na 10ª semana que o feto tem seu aspecto definido (Figs. 2-5 a 2-9).

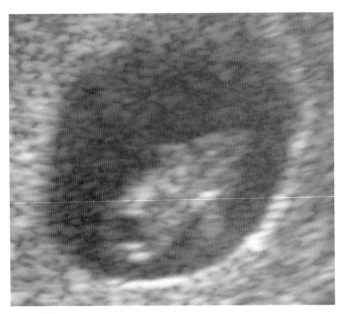

Fig. 2-5. Embrión de 6 semanas.
Fig. 2-5. Embrião de 6 semanas.

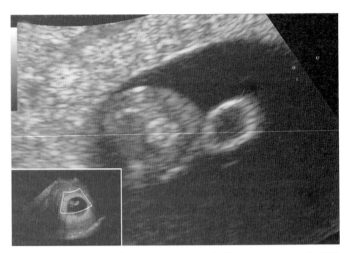

Fig. 2-6. Embrión de 7 semanas y saco vitelino por ecografía TV.
Fig. 2-6. Embrião de 7 semanas e saco vitelino por ecografia transvaginal.

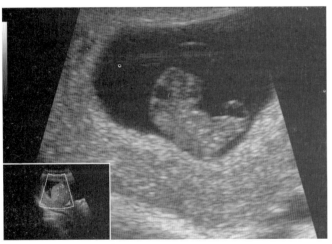

Fig. 2-7. Embrión 8 semanas. *(Ver en Colores en el CD.)*
Fig. 2-7. Embrião de 8 semanas. *(Ver em Cores no CD.)*

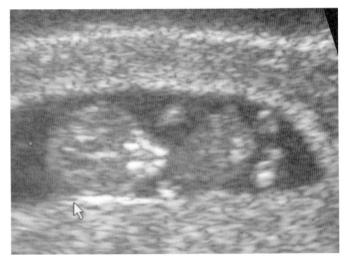

Fig. 2-8. Embrión 9 semanas.
Fig. 2-8. Embrião de 9 semanas.

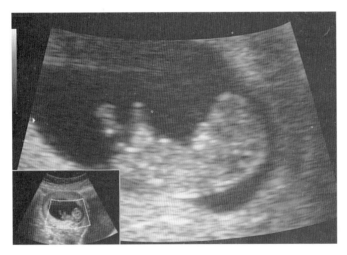

Fig. 2-9. Feto 10 semanas.
Fig. 2-9. Feto com 10 semanas.

4. **Actividad cardíaca.** Cuando se obtiene antes de las 6 semanas la frecuencia es entre 100 a 115 latidos por minuto (l/m). Luego aumenta llegando a un promedio de 140 a 160 l/m a las 8 semanas, para estabilizarse a partir de las 9 a 10 semanas y permanecer entre 130 a 150 l/m durante el resto de la gestación.[6,7]

5. **Características y localización del trofoblasto. Amnios.** En la ecografía transvaginal el amnios se identifica, con mayor facilidad, cuando el embrión mide 5 mm. Su aspecto es una línea refringente (Fig. 2-10). La cavidad amniótica (CA) crece a 1 mm por día equivalente al crecimiento de la LCC (LCC: 10 mm/CA: 10 mm). Posteriormente crece con rapidez llegando a obliterar la cavidad coriónica entre las 12 a 16 semanas en forma completa.

   Al comienzo de la gestación, es envolvente para luego desarrollarse en un sector del saco (Fig. 2-11). El crecimiento placentario comienza a las 8 semanas. La ecoestructura es refringente y presenta pequeñas áreas econegativas en la placa basal que corresponden a las venas de drenaje (Fig. 2-12). En la periferia del saco pueden observarse dos entidades econegativas que "simulan" hematomas subcoriónicos, y son: el flujo venoso (Figs. 2-13 y 2-14) y la falta de fusión de las deciduas vera y capsular.

6. **En el caso de gestación gemelar se debe realizar el diagnóstico de corionicidad.** En el primer trimestre la ecografía es más precisa para determinar la corionicidad y amnionicidad. Por ello se recomienda este examen lo más temprano posible ante

4. **Atividade cardíaca.** Antes da 6ª semana, a freqüência é de 100 a 115 batimentos por minuto (bpm). Logo aumenta, chegando a uma média de 140 a 160 bpm na 8ª semana, estabilizando-se a partir da 9ª a 10ª semanas e permanecendo entre 130 e 150 bpm durante o resto da gestação.[6,7]

5. **Características e localização do trofoblasto. Âmnio.** Na ecografia transvaginal é mais fácil identificar o âmnio quando o embrião mede 5 mm. Seu aspecto é o de uma linha refringente (Fig. 2-10). A cavidade amniótica (CA) cresce 1 mm por dia, equivalente ao crescimento do comprimento craniocaudal (CCN: 10 mm/CA: 10 mm). Posteriormente cresce com rapidez, obliterando completamente a cavidade coriônica entre a 12ª e 16ª semana.

   No começo da gestação, o trofoblasto, a princípio envolvente, logo passa a ser uma parte do saco (Fig. 2-11). O crescimento placentário se inicia na 8ª semana. Sua ecoestrutura é refringente e apresenta pequenas áreas econegativas na placa basilar, as quais correspondem às veias de drenagem (Fig. 2-12). Na periferia do saco se observam duas entidades econegativas que "simulam" hematomas subcoriônicos: o fluxo venoso (Figs. 2-13 e 2-14) e a falta de fusão das decíduas *vera* e capsular.

6. **No caso de gestação gemelar, deve-se realizar o diagnóstico de corionicidade.** No primeiro trimestre, a ecografia é mais precisa para determinar corionicidade e amnionicidade. Por isso se recomenda que este exame seja realizado o mais precoce-

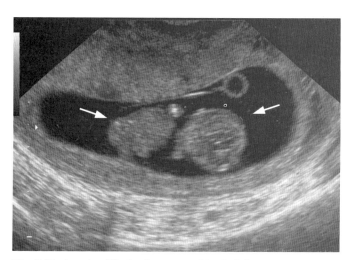

Fig. 2-10. Amnios (flechas) en gestación de 9,5 semanas.

Fig. 2-10. Âmnio (setas) em gestação de 9,5 semanas.

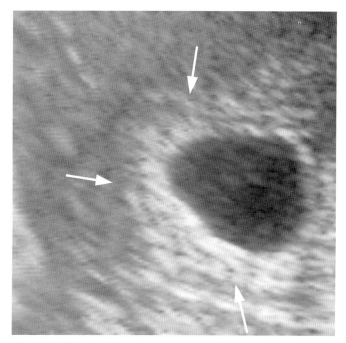

Fig. 2-11. Engrosamiento correspondiente al trofoblasto.

Fig. 2-11. Espessamento correspondente ao trofoblasto.

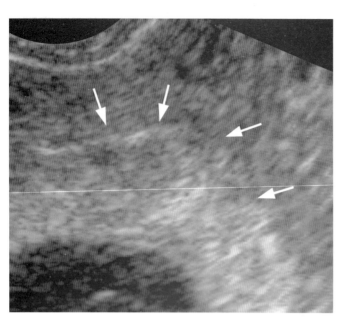

Fig. 2-12. Lagos venosos (flechas) en la placa basal.
Fig. 2-12. Lagos venosos (setas) na placa basilar.

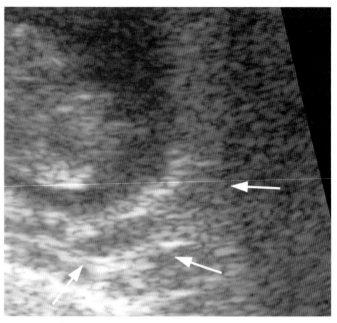

Fig. 2-13. Área econegativa en la periferia del saco (flechas).
Fig. 2-13. Área econegativa na periferia do saco (setas).

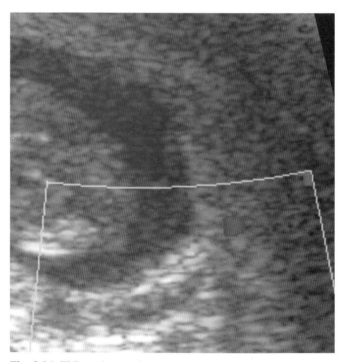

Fig. 2-14. El Doppler en el mismo sector que manifiesta flujo sanguíneo. *(Ver en Colores en el CD.)*
Fig. 2-14. Doppler no mesmo setor que manifesta fluxo sanguíneo. *(Ver em Cores no CD.)*

la sospecha de embarazo múltiple. La corionicidad se determina contando el número de sacos gestacionales. Un 15 a 16% puede subestimar el número de sacos o embriones si la ecografía es realizada antes de las 6 semanas de EG[5] (Fig. 2-15). La amnionicidad se predice por el conteo de sacos ya que el amnios se diferencia luego del corion (bicoriónicos (BC)/biamnióticos (BA)).

Cuando el embarazo es monocoriónico con la técnica TV se puede identificar dos cavidades amnióticas o en su defecto dos sacos vitelinos (monocorial (MC)/biamniótico (BA)). Este último método es muy preciso para confirmar la amnionicidad. Cuando hay un solo amnios con dos embriones estamos ante la presencia de un embarazo monocorial monoamniótico. El mismo método se utiliza en gestaciones múltiples de mayor orden (Fig. 2-16).

7. **Biometría:**
   - *Biometría del saco gestacional:* el tamaño del saco gestacional es útil para predecir la edad gestacional y valorar el estado del embarazo. Se ha utilizado la medida de los tres diámetros (DMS), así como el área y el volumen. Su utilidad en la estimación de la edad del embarazo es menor que la de la longitud vertex-cóccix; y su mayor valor clínico es en el diagnóstico del huevo abortivo.
   - *Medida de la longitud vertex-cóccix:* la longitud vertex-cóccix (LVC) o longitud cráneo-caudal (LCC), medida desde la 6ª semana, es la longitud más larga del embrión, medida entre la parte más alta de la cabeza y la más prominente del cóccix realizada

mente possível diante da suspeita de gravidez múltipla. A corionicidade é determinada contando-se o número de sacos gestacionais. Em 15 a 16% dos casos se pode subestimar o número de sacos ou embriões, se a ecografia for realizada antes da 6ª semana de gestação[5] (Fig. 2-15). A amnionicidade pode ser predita pela contagem de sacos, uma vez que o âmnio logo se diferencia do córion (bicoriônicos [BC]/biamnióticos [BA]).

Quando a gestação é monocoriônica, com a técnica TV se podem identificar duas cavidades amnióticas ou, apresentando anormalidade, 2 sacos vitelinos (monocorial [MC]/biamniótico [BA]). Este último método é bastante preciso para confirmar a amnionicidade. Quando há um só âmnio com 2 embriões, a gestação é monocorial monoamniótica. O mesmo método é utilizado em gestações múltiplas de maior porte (Fig. 2-16).

7. **Biometria:**
   - *Biometria do saco gestacional:* o tamanho do saco gestacional é útil para determinar a idade gestacional e avaliar o estado da gravidez. Tem-se utilizado a medida dos 3 diâmetros (DMS), assim como a área e o volume. Sua utilidade para calcular a idade gestacional é menor que a do comprimento vértice-cóccix, e seu maior valor clínico é o diagnóstico de embrião abortivo.
   - *Medida do comprimento craniocaudal:* comprimento craniocaudal, medido desde a 6ª semana, é o maior comprimento do embrião, medido entre a parte mais alta da cabeça e a mais proeminente do cóccix. Essa medida, que deve ser realizada em li-

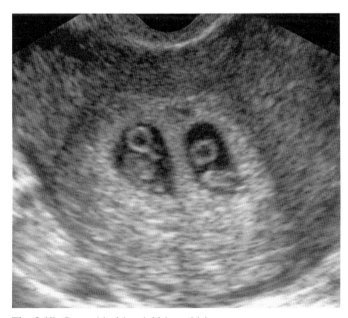

Fig. 2-15. Gestación bicorial biamniótica.

Fig. 2-15. Gestação bicorial biamniótica.

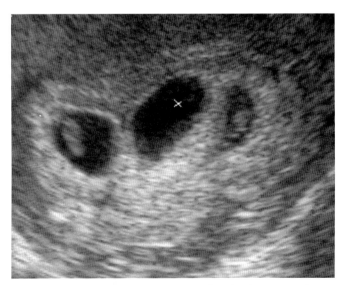

Fig. 2-16. Trigemelares tricoriónicos. "X" embrión en otro plano.

Fig. 2-16. Trigemelares tricoriônicos. "X", embrião em outro plano.

en línea recta. Es una medida de importancia fundamental para datar la gestación en el primer trimestre de la gestación con un mínimo margen de error (Fig. 2-17); no se recomienda su utilización después de la 12ª semana para el cálculo de la edad gestacional ya que la flexión de la columna vertebral del feto, impide obtener medidas exactas.

B) **Exploración propiamente dicha entre las semanas 11 y 14.**
   1. *Número de fetos.*
   2. *Vitalidad fetal y frecuencia cardíaca fetal.* La frecuencia cardíaca en este momento de la gestación es estable con un promedio de 140 a 160 l/m. Las bradicardias se asocian a un mal pronóstico de la gestación. También se observó que algunas cromosomopatias se relacionan con cambios en la frecuencia cardíaca como las triploidías (30%) y trisomía 18 (20%) asociadas con bradicardia y taquicardia en trisomía 21 (10%), trisomía 13 (67%) y síndrome de Turner (52%).[8]
   3. *Biometría del feto.* Luego de las 12 semanas para el cálculo de la EG las medidas más fiables son el diámetro biparietal (DBP) la longitud del fémur (LF) (Fig. 2-18). La precisión de la EG con estas medidas es de una semana con respecto a la edad menstrual.
   4. *Cantidad de líquido amniótico e identificación de las membranas fetales.* En las primeras semanas la producción del líquido amniótico es prácticamente nula por parte del embrión. Desde la segunda mitad hasta el final del primer trimestre empieza la difusión a través de la piel embrionaria. A partir de las 12 semanas la elaboración se logra a través de los riñones y la orina fetal comienza a formar parte del líquido amniótico. Se estima que la producción diaria es de 5 ml.[9] La cavidad amniótica crece rápidamente llegando a obturar la cavidad coriónica

B) **Pesquisa propriamente dita entre a 11ª e 14ª semanas**
   1. *Número de fetos.*
   2. *Vitalidade fetal e freqüência cardíaca fetal.* A freqüência cardíaca neste momento da gestação é estável, com uma média de 140 a 160 bpm. As bradicardias se associam a mau prognóstico da gestação. Também se observou que algumas anomalias cromossômicas se relacionam com alterações na freqüência cardíaca, como triploidias (30%) e trissomia 18 (20%), associadas à bradicardia e taquicardia na trissomia 21 (10%), trissomia 13 (67%) e síndrome de Turner (52%).[8]
   3. *Biometria do feto.* A partir da 12ª semana, as medidas mais confiáveis para o cálculo da idade gestacional são o diâmetro biparietal (DBP) e o comprimento do fêmur (Fig. 2-18). A precisão da idade gestacional com essas medidas é de uma semana com relação à idade menstrual.
   4. *Quantidade de líquido amniótico e identificação das membranas fetais.* Nas primeiras semanas, a produção de líquido amniótico é praticamente nula por parte do embrião. Da segunda metade até o final do primeiro trimestre começa a difusão através da pele embrionária. A partir da 12ª semana, ocorre a produção que se faz através dos rins, e a urina fetal passa a formar parte do líquido amniótico. Estima-se que a produção diária seja de 5 mL.[9] A cavidade amniótica cresce rapidamente, chegando a obstruir a cavidade coriônica entre a 14ª e a 16ª semana.

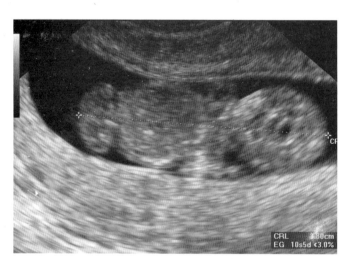

Fig. 2-17. Longitud cráneo-caudal embrionaria.

Fig. 2-17. Comprimento craniocaudal embrionário.

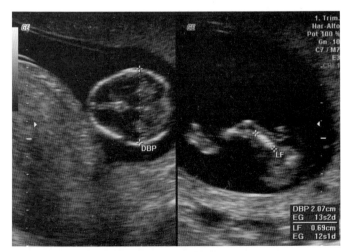

Fig. 2-18. Medición del fémur y del DBP.

Fig. 2-18. Medição do fêmur e do diâmetro biparietal.

entre las 14 a 16 semanas. Muchas veces después de esta EG se consigue visualizar la membrana amniótica.
5. **Características y ubicación placentaria y Cordón umbilical.** La placenta se establece bien entre las 12 y 14 semanas, su aspecto es homogéneo, ecorrefringente y a nivel basal posee un área hipoecoica, que corresponde a la decidua, miometrio y vasos maternos (Fig. 2-19). En un 20% de las placentas[5] a partir de las 12 semanas podemos observar áreas ecogénicas y anecoicas a nivel subcoriónico, que en su interior podemos observar, en tiempo real, flujo sanguíneo muy lento (no captado por el Doppler color). Las mismas corresponden a depósitos subcoriónicos de fibrina y no tienen significado patológico. Conforme avanza la gestación disminuyen de tamaño (Fig. 2-19).

El cordón umbilical presenta tres vasos (vena y dos arterias umbilicales) y por ecografía en este trimestre se pueden confirmar las dos arterias siguiendo los dos vasos laterales de la vejiga (Fig. 2-20). En cuanto a su inserción, la misma se puede observar, generalmente, en forma excéntrica. En un pequeño porcentaje la inserción puede ser velamentosa, alejada del borde placentario, trayendo como consecuencia complicaciones fetales de importancia (Fig. 2-21).
6. **Longitud cervical** (ver Insuficiencia ístmico cervical, en capítulo siguiente).

Muitas vezes, a partir desse período, consegue-se visualizar a membrana amniótica.
5. **Características e localização placentárias e cordão umbilical.** Entre a 12ª e a 14ª semana a placenta já se encontra bem estabelecida, seu aspecto é homogêneo, ecorrefringente e possui, em nível basilar, uma área hipoecóica que corresponde à decídua, ao miométrio e aos vasos maternos (Fig. 2-19). A partir da 12ª semana podem-se observar, em 20% das placentas,[5] áreas ecogênicas e anecóicas em nível subcoriônico que mostram, em seu interior e em tempo real, fluxo sanguíneo muito lento (não captado pelo Doppler colorido). Elas correspondem a depósitos subcoriônicos de fibrina e não têm significado patológico e, à medida que a gestação avança, diminuem de tamanho (Fig. 2-19).

O cordão umbilical apresenta três vasos (veia e duas artérias umbilicais), e por meio de ecografia neste trimestre se podem confirmar as duas artérias seguindo os dois vasos laterais da bexiga (Fig. 2-20). Quanto a sua inserção, pode ser observada, geralmente, em forma excêntrica. Em um pequeno número de casos a inserção pode ser velamentosa, distanciada da margem placentária, trazendo como conseqüência importantes complicações fetais (Fig. 2-21).
6. **Comprimento cervical** (ver "Incompetência istmocervical" no capítulo seguinte).

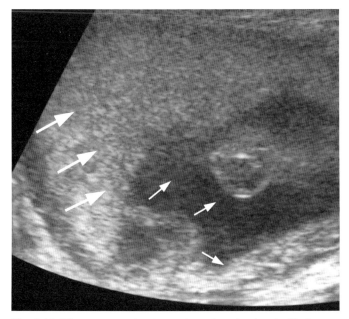

Fig. 2-19. Placenta anterior. Deposito subcorionico de fibrina (flechas finas). Halo hipoecoico (flechas gruesas).

Fig. 2-19. Placenta anterior. Depósito subcoriônico de fibrina (setas finas). Halo hipoecóico (setas grossas).

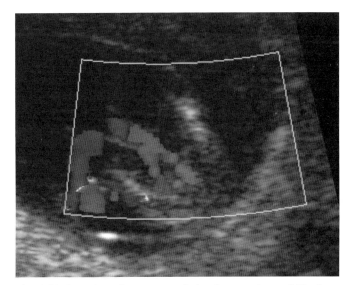

Fig. 2-20. Doppler color mostrando las dos arterias umbilicales transcurriendo a cada lado de la vejiga. *(Ver en Colores en el CD.)*

Fig. 2-20. Doppler colorido mostrando as duas artérias umbilicais transcorrendo de cada lado da bexiga (12 semanas). *(Ver em Cores no CD.)*

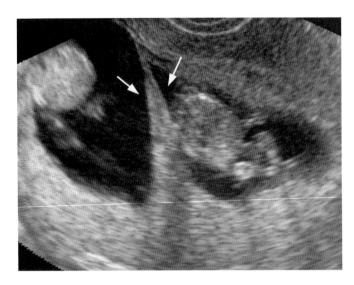

Fig. 2-22. Pico gemelar (flechas).

Fig. 2-22. Pico gemelar (setas).

7. ***Determinación de corionicidad y amnionicidad, si hay gestación múltiple.*** A partir de las 10 semanas los amnios se yuxtaponen, entonces debemos recurrir a otros signos ecográficos como el número de placentas y la apariencia de la membrana divisoria. El ver una sola masa placentaria no descarta la bicorionicidad, ya que pueden estar fusionadas las placentas. Para ello contamos con el aspecto de la membrana, la cual puede presentar en el sitio de unión a la placenta, una proyección triangular a lo largo de la misma, correspondiente al trofoblasto. Es isoecoica con la placenta y se denomina "pico gemelar" y es un signo confirmatorio de bicorionicidad (Fig. 2-22). La ausencia del mismo no confirma la monocorionicidad. También podemos realizar el conteo de las capas de la membrana divisoria (dos: MC/BA; cuatro: (BC/BA) (Figs. 2-23 y 2-24) o mirar si su aspecto es grueso o fino (inespecífico para la corionicidad).

7. ***Determinação de corionicidade e da amnionicidade em caso de gestação múltipla.*** A partir da 10ª semana os âmnios se justapõem, tornando-se necessário recorrer a outros sinais ecográficos, como o número de placentas e a aparência da membrana divisória. A visualização de uma só massa placentária não descarta a bicorionicidade, já que as placentas podem estar misturadas. Para isso contamos com o aspecto da membrana, a qual pode apresentar, na área de união com a placenta, uma projeção triangular, correspondente ao trofoblasto. É isoecóica com a placenta, denomina-se "pico de gemelaridade" e representa um sinal confirmatório de bicorionicidade (Fig. 2-22). Por outro lado, sua ausência não confirma a monocorionicidade. Mesmo assim se pode fazer a contagem das camadas da membrana divisória (dois: MC/BA; quatro: BC/BA) (Figs. 2-23 e 2-24), ou verificar se seu aspecto é grosso ou fino (inespecífico para corionicidade).

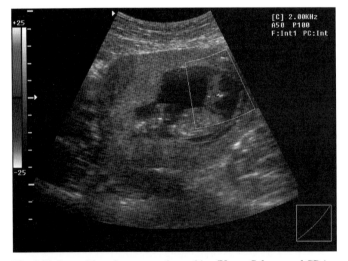

Fig. 2-21. Inserción velamentosa de cordón. *(Ver en Colores en el CD.)*

Fig. 2-21. Inserção velamentosa do cordão. *(Ver em Cores no CD.)*

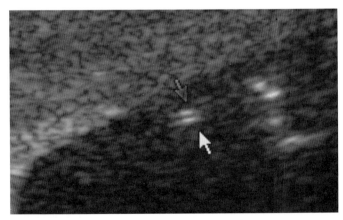

Fig. 2-23. Monocorial biamniótico (dos capas).

Fig. 2-23. Monocorial biamniótico (duas camadas).

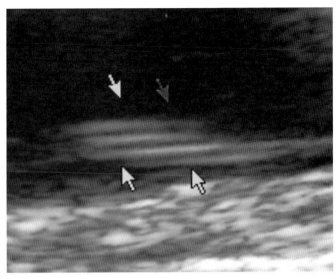

Fig. 2-24. Bicorial biamniótico (cuatro capas).

Fig. 2-24. Bicorial biamniótico (quatro camadas).

8. *Detección y medida de la translucencia nucal (TN).* La medida de la translucencia nucal es considerada actualmente como un marcador ecográfico "mayor" de cromosomopatías[10] y por muchos autores, el mejor marcador ecográfico de cromosomopatías. En 1990 Szabo & Gellen[11] describieron, en el primer trimestre del embarazo, la presencia de líquido subcutáneo en la región nucal de un feto afecto de síndrome de Down. En 1992 Nicolaides[12] propuso su uso como método de cribaje en el primer trimestre, denominándola translucencia nucal, es decir, el grosor ecográficamente anecoico (fluido), entre el tejido que cubre la columna cervical y la parte interna de la piel del feto. Dicho fluido nucal procede embriológicamente del sistema linfático paracervical, que desemboca en la vena yugular interna. Con equipos de alta resolución y sonda abdominal, es posible realizar la medición de la TN entre las semanas 10-13[+6] en el 95% de los casos y en el resto por ecografía transvaginal.

   En la medida de la TN hay cuatro aspectos técnicos importantes que deben considerarse: la edad gestacional, características del ecógrafo, la técnica de medida y el diagnóstico diferencial. Para la correcta medida de la TN, deben cumplirse una serie de parámetros.[13,14]

   - Debe ser realizada entre las semanas 11 y 13[+6] del embarazo, por vía abdominal ó vaginal con una LCC mínima de 45 mm y máxima de 84 mm con tasa de éxito del 98-100%; si es en la semana 14 disminuye al 90%.
   - El feto debe estar en posición neutra, en un corte sagital medio, que incluyan solamente en la imagen: la cabeza fetal y el tórax superior.

8. *Detecção e medida da translucência nucal (TN).* Atualmente, a medida da translucência nucal é considerada um marcador ecográfico "maior" de anomalias cromossômicas,[10] sendo essa medida reconhecida por muitos autores como o melhor marcador ecográfico de anomalias cromossômicas. Em 1990, Szabo & Gellen[11] descreveram, no primeiro trimestre da gravidez, a presença de líquido subcutâneo na região nucal de um feto com SD. Em 1992 Nicolaides[12] propôs seu uso como método de rastreamento no primeiro trimestre, denominando-a translucência nucal, ou seja, a grossura ecograficamente anecóica (fluido) entre o tecido que cobre a coluna cervical e a parte interna da pele do feto. Esse fluido nucal procede embriologicamente do sistema linfático paracervical, que desemboca na veia jugular interna. Com aparelhos de alta resolução e sonda abdominal, é possível medir-se a TN entre a 11ª e a 13ª semana em 95% dos casos e o restante com ecografia transvaginal.

   Na medida da TN há quatro aspectos técnicos importantes que devem ser considerados: a idade gestacional, as características do ecógrafo, a técnica de medida e o diagnóstico diferencial. Para a correta medida da TN uma série de parâmetros deve ser cumprida.[13,14]

   - Deve ser realizada entre a 11ª e 13ª[+6] semanas de gestação, por via abdominal ou vaginal, com uma CCN mínima de 45 mm e máxima de 84 mm, com índice de sucesso de 98 a 100%. Esse índice diminui para 90% na 14ª semana.
   - O feto deve estar em posição neutra, em corte sagital médio. A imagem deve compreender somente a cabeça e o tórax superior do feto.

- La magnificación debe ser de forma tal, que los movimientos de los calipers provoquen cambios de 0,1 mm.
- Los calipers se deben ubicar en las líneas que demarcan la TN. La cruz del caliper debe ser difícil de visualizar una vez posicionada sobre el borde de la línea y no debe verse nunca en el fluido nucal.
- Debemos medir la TN más de una vez y elegir siempre el engrosamiento máximo obtenido.
- No confundir la medida de la TN con la distancia entre la piel del feto y el amnios, que aparece frecuentemente al realizar la ecografía. Este hecho es fácil de reparar haciendo movilizar a la paciente o percutiendo el abdomen materno.
- Es aconsejable documentar por lo menos una de las medidas de la TN.

En las Figuras 2-25, 2-26 y 2-27, observamos distintas medidas de la TN. (Ver capítulo correspondiente a Translucencia nucal.)

- A magnificação deve ser feita de forma que os movimentos dos *calipers* induzam alterações de 0,1 mm.
- Os *calipers* devem ser posicionados nas linhas que demarcam a TN. A cruz do *caliper*, uma vez posicionada sobre a margem da linha, deve ser de difícil visualização, não se devendo ver o fluido nucal.
- Deve-se medir a TN mais de uma vez e escolher sempre o engrossamento máximo obtido.
- Não confundir a medida da TN com a distância entre a pele do feto e o âmnio, que aparece freqüentemente durante a ecografia. Isso é fácil de se corrigir pedindo à paciente que se mova ou percutindo seu abdômen.
- É aconselhável documentar pelo menos uma das medidas da TN.

Nas Figuras 2-25, 2-26 e 2-27 observam-se diferentes medidas da TN (ver capítulo "Translucência nucal").

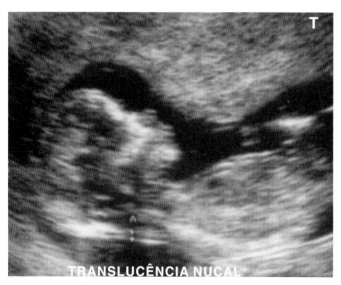

Fig. 2-25. Translucencia nucal normal (1,2 mm).

Fig. 2-25. Translucência nucal normal (1,2 mm).

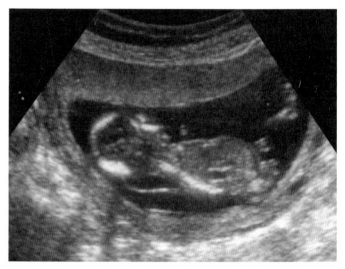

Fig. 2-26. Translucencia nucal patológica.

Fig. 2-26. Translucência nucal patológica.

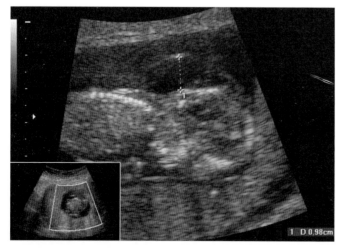

Fig. 2-27. TN aumentada en feto con Trisomía 21.

Fig. 2-27. Translucência nucal aumentada em feto com trissomia 21.

ECOGRAFIA NORMAL

9. **Observación de otros marcadores ecográficos de cromosomopatías.** Los más importantes son el hueso nasal (HN) y el ductus venoso (DV). Van a ser expuestos a fondo en otros capítulos de este libro, por lo que solamente, al igual que hemos hecho con la TN, vamos a mencionar aquí algunos aspectos relevantes de los mismos.

Hueso nasal (HN). El fenotipo del síndrome de Down (SD) incluye una nariz corta en el 49,5% de los casos.[15] Se ha comprobado, mediante examen postmortem de fetos abortados, la ausencia de osificación del hueso nasal en un tercio de los casos con SD.[16] En el 2001 Cicero y colabs.[17] comunicaron la ausencia o hipoplasia del hueso nasal en el examen del perfil fetal por ecografía en 43 de 59 (73%) fetos con SD realizado a un grupo de 701 gestantes inmediatamente antes de realizar biopsia corial para determinar el cariotipo entre las 11 y 14 semanas de gestación.

Sin embargo, la publicación reciente de los resultados del estudio multicéntrico FASTER (First and Second Trimester Evaluation of Risk),[18] que concluye que la evaluación del hueso nasal no es un test útil para el cribado poblacional para trisomía 21, ha sembrado la controversia.

Actualmente la FMF (Fetal Medicine Foundation) remarca que la ausencia del hueso nasal presenta factores de confusión como el grosor de la TN, la LCC y la raza (principalmente en afro caribeños) por lo que aconseja un reajuste en el cálculo de cocientes de probabilidad y aún no coloca este marcador dentro del cribado poblacional.[19]

Cicero y colabs.[20] en su último estudio sobre 20.468 embarazos observaron una tasa de detección de 62,1% cuando el HN estaba ausente en forma aislada y de 92% cuando se realizaba su presencia o ausencia, en un segundo nivel de cribado.

En las Figuras 2-28 y 2-29 podemos observar un feto con presencia de hueso nasal (resultado normal) y otro con ausencia de hueso nasal (resultado anormal).

Para la correcta visión del HN, deben cumplirse una serie de parámetros[15] al igual que la TN (ver Capítulo Hueso nasal).

Ductus venoso (DV). El ductus venoso (DV) es un vaso venoso pequeño que se origina en el seno portal, describe un trayecto hacia arriba, atrás y a la izquierda y desemboca junto con las venas hepáticas y vena cava inferior en el vestíbulo venoso subdiafragmático, el que a su vez vuelca su contenido en la aurícula derecha.[21] Con esta disposición la sangre que transporta evita el corazón derecho y la circulación pulmonar, pasando directamente a la aurícula izquierda a través del agujero oval. Desde ahí se dirige a las cavidades izquierdas y a los troncos supraór-

9. **Observação de outros marcadores ecográficos de anomalias cromossômicas.** Os mais importantes são o osso nasal e o ducto venoso (DV). Posto que serão profundamente desenvolvidos em outros capítulos deste livro, esses marcadores, assim como foi feito com a TN, serão aqui mencionados com alguns de seus aspectos relevantes.

Osso nasal. O fenótipo da SD inclui um nariz curto em 49,5% dos casos.[15] Comprovou-se, mediante exame *post-mortem* de fetos abortados, a ausência de ossificação do osso nasal em um terço dos casos.[16] Em 2001, Cicero *et al.*[17] anunciaram a ausência ou hipoplasia do osso nasal em exame do perfil fetal por ecografia em 43 de 59 (73%) fetos com SD realizado em 701 gestantes imediatamente antes de realizar biopsia corial para determinar o cariótipo entre a 11ª e a 14ª semana de gestação.

Entretanto, a recente publicação dos resultados do estudo multicêntrico First and Second Trimester Evaluation of Risk (FASTER),[18] que demonstrou que a avaliação do osso nasal não é um teste útil para o *screening* populacional para trissomia 21, causou controvérsia.

Atualmente, a Fetal Medicine Foundation (FMF) destaca que a ausência do osso nasal apresenta fatores confundíveis, como a grossura da TN, o CCN e a raça (principalmente em afro-caribenhos), por isso sugere um reajuste no cálculo de quocientes de probabilidade e, ainda, não coloca esse marcador dentro do *screening* populacional.[19]

Cicero *et al.*,[20] em seu último estudo em 20.468 gestações, observaram uma taxa de detecção de 62,1%, quando o osso nasal estava ausente de forma isolada, e de 92%, quando se considerava sua presença ou ausência em um segundo nível de *screening*.

Nas Figuras 2-28 e 2-29 pode-se observar um feto com osso nasal (resultado normal) e outro sem ele (resultado anormal).

Para a correta observação do osso nasal uma série de parâmetros[15] deve ser cumprida, da mesma forma que para a TN (ver capítulo "Osso nasal").

Ducto venoso (DV). O DV é um pequeno vaso venoso que se origina no seio portal, descreve uma trajetória para cima, para trás e para a esquerda e desemboca junto às veias hepáticas e cava inferior no vestíbulo venoso subdiafragmático, o que, por sua vez, inverte seu conteúdo na aurícula direita.[21] Com tal disposição, o sangue que transporta evita o coração direito e a circulação pulmonar, passando diretamente à aurícula esquerda através do forame oval. Daí se dirige às cavidades esquerdas e aos troncos

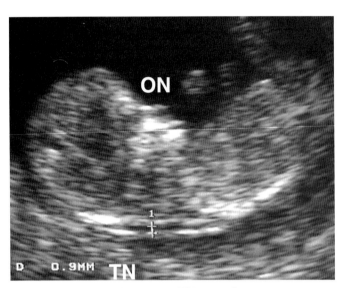

Fig. 2-28. Hueso nasal presente y TN normal.

Fig. 2-28. Osso nasal presente e translucência nucal normal.

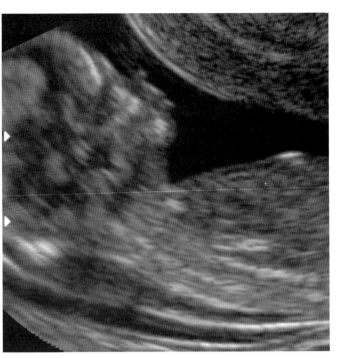

Fig. 2-29. Hueso nasal ausente y TN aumentada (síndrome de Down).

Fig. 2-29. Osso nasal ausente e translucência nucal aumentada (síndrome de Down).

ticos, permitiendo llevar sangre muy oxigenada al territorio cerebral y a las coronarias.

La onda de flujo sanguíneo del ductus venoso puede ser obtenida, al final del primer trimestre del embarazo, con la ayuda del Doppler color o power Doppler, en un plano parasagital derecho de una visión longitudinal del feto. Debe realizarse el estudio cuando el feto esté quieto y en apnea, debido al impacto que los movimientos respiratorios fetales tienen sobre las velocidades del flujo. La onda de velocidad del flujo del ductus venoso es pulsátil y tiene tres componentes (Fig. 2-30): el primer componente (onda S) es elevado y simultáneo a la sístole ventricular; el segundo componente (onda D) se produce durante la diástole ventricular; y el tercer componente (onda A), en la que se observan las menores velocidades pero siempre con flujo anterógrado, se produce durante la contracción auricular.

El grupo de la Dra. Matías y otros estudios han comunicado la asociación entre un flujo anormal (flujo reverso o ausente durante la contracción auricular) en el ductus venoso y aneuploidía en gestaciones de alto riesgo,[22,23] por lo que algunos autores han propuesto el uso de este parámetro como un marcador de segundo nivel para reducir la tasa de falsos positivos del cribado basado en la medición de la TN.[24]

supra-aórticos, permitindo levar sangue bastante oxigenado para o território cerebral e para as coronárias.

Ao final do primeiro trimestre da gravidez, a onda de fluxo sanguíneo do ducto venoso pode ser obtida com a ajuda do Doppler colorido ou *power Doppler*, em plano parassagital direito de uma visão longitudinal do feto. Deve-se realizar a pesquisa quando o feto está quieto e em apnéia, por causa do impacto que os movimentos respiratórios fetais têm sobre as velocidades de fluxo. A onda de velocidade do fluxo do ducto venoso é pulsátil e possui três componentes (Fig. 2-30). O primeiro (onda S) é elevado e simultâneo à sístole ventricular; o segundo componente (onda D) se produz durante a diástole ventricular; e o terceiro (onda A), no qual se observam as menores velocidades, mas sempre com fluxo anterógrado, é produzido durante a contração auricular.

O grupo da dra. Matías e outros estudos demonstraram a associação entre um fluxo anormal (fluxo reverso ou ausente durante a contração auricular) no ducto venoso e a aneuploidia em gestações de alto risco.[22,23] Por isso, alguns autores propuseram o uso deste parâmetro como um marcador de segundo nível para reduzir a taxa de falso-positivos do *screening* com base na medição da TN.[24]

ECOGRAFÍA NORMAL
ECOGRAFIA NORMAL

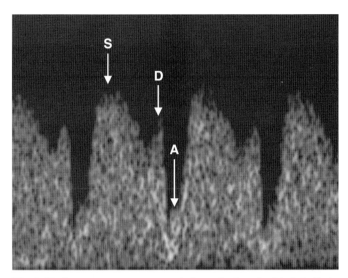

Fig. 2-30. Los tres componentes de la onda de velocidad de flujo del ductus venoso.

Fig. 2-30. Os três componentes da onda de velocidade de fluxo do ducto venoso.

En las Figuras 2-31 y 2-32 se muestran gráficos correspondientes a un ductus venoso normal y patológico, con flujo reverso.

10. ***Observación de la morfología fetal:***
    Varía según la semana de gestación. Sus objetivos son:
    - Evaluar las estructuras anatómicas.
    - Reclutar las pacientes en riesgo.
    - Mejorar la determinación de la EG por cronología de aparición de las distintas estructuras y biometría de ellas.

    La utilización de la sonda vaginal y los nuevos equipos ecográficos de alta resolución en la vía convencional han permitido mejorar la calidad de

As Figuras 2-31 e 2-32 mostram gráficos correspondentes a um ducto venoso normal e a outro patológico, com fluxo reverso.

10. ***Observação da morfologia fetal:***
    Varia segundo a semana de gestação. Seus objetivos são:
    - Avaliar as estruturas anatômicas.
    - Recrutar as pacientes de risco.
    - Melhorar a determinação da idade gestacional por ordem de aparecimento das distintas estruturas e sua biometria.

    A utilização de sonda vaginal e os novos equipamentos ecográficos de alta resolução na via convencional permitiram melhorar a qualidade da pesquisa

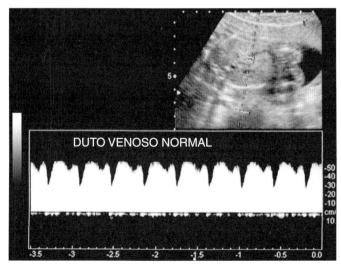

Fig. 2-31. Flujo normal del ductus venoso.

Fig. 2-31. Fluxo normal do ducto venoso.

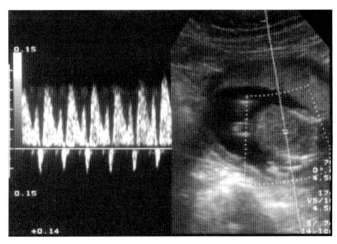

Fig. 2-32. Flujo reverso del ductus venoso.

Fig. 2-32. Fluxo reverso do ducto venoso.

la exploración a esta edad gestacional logrando así el estudio de la anatomía fetal temprana.

En los últimos años numerosos autores publicaron varios trabajos de anatomía fetal temprana no solo para realizar el estudio de los marcadores ecográficos para cromosomopatías sino también con el fin de detectar anomalías estructurales.

Souka y colabs, hallaron, en un total de 1.148 estudios ecográficos realizados entre las semanas 11-14 y una segunda ecografía en el segundo trimestre en población de bajo riesgo, y 14 fetos con defectos congénitos mayores, el 50% de las malformaciones mayores de la población estudiada en el primer trimestre.[25]

Otro estudio muy importante es el realizado por Saltvedt y colabs. El mismo fue controlado y randomizado. Se realizó en 8 hospitales y consistió en comparar la tasa de detección de anomalías estructurales en 39.572 pacientes, a no seleccionadas. Se dividieron en dos grupos, a uno de ellos se le practicaba una ecografía en el primer trimestre (12 semanas) con medición de la TN y al otro una ecografía detallada del segundo trimestre y encontraron que ninguna de las dos estrategias es claramente superior una de otra pero en el grupo de las 12 semanas diagnosticaron el 69% de las malformaciones letales.[26]

También un 70% de detección de anomalías mayores se encontró en una serie de 1290 pacientes entre 11-14 semanas, confirmando la importancia de la realización de este estudio.[27]

En cuanto a la factibilidad de realizar una correcta anatomía temprana las cifras varían desde el 33%[28] hasta el 93,7%.[29] Las principales limitantes que existen son la LCC menor de 55 mm y la experiencia del operador.[26] El tiempo de duración promedio se calculó en 12,2 minutos y es en el único ítem que puede mejorar la aplicación 3 D ya que puede disminuir el tiempo de estudio a 8,4 minutos[27] por lo demás la 2D tiene mejor performance.

Estructuras anatómicas fetales del primer trimestre. Breve descripción.

A modo de resumen mostramos en la Tabla 2-1 tomada de Timor-Tritsch y cols.[30] en donde se ponen de manifiesto las estructuras anatómicas con la edad gestacional respectiva.

- *Polo cefálico:* plexos coroideos, hoz y cerebelo desde las 10 semanas en adelante. En semanas 12-13 pedúnculos cerebrales, tálamos, cisterna magna (Figs. 2-33 a 2-36).
- *Facies:* órbitas, cristalino (Fig. 2-37), hueso maxilar, hueso nasal.
- *Recorrido de la columna:* en este momento de la gestación no se puede hacer diagnóstico definitivo de defectos de la misma, pero sí visualizarla (Fig. 2-38).

nessa idade gestacional, permitindo, assim, o estudo precoce da anatomia fetal.

Nos últimos anos, numerosos autores publicaram vários trabalhos sobre anatomia fetal precoce não só para realizar o estudo dos marcadores ecográficos para anomalias cromossômicas, mas também com o objetivo de detectar anomalias estruturais.

Souka *et al.*, em 1.148 estudos ecográficos realizados entre a 11ª e 14ª semanas e em uma segunda ecografia no segundo trimestre, numa população de baixo risco, e 14 fetos com defeitos congênitos maiores, encontraram 50% das malformações maiores da população estudada no primeiro trimestre.[25]

Outro estudo muito importante foi o realizado por Saltvedt *et al.*, controlado e randomizado. Foi feito em oito hospitais e consistiu em comparar a taxa de detecção de anomalias estruturais em 39.572 pacientes não-selecionadas. As pacientes foram divididas em dois grupos: no primeiro se fazia uma ecografia no primeiro trimestre (12 semanas) com medição da TN, e no outro, uma ecografia detalhada do segundo trimestre. Os resultados mostraram que nenhuma das estratégias é claramente superior; entretanto, no grupo das 12 semanas se diagnosticaram 69% das malformações letais.[26]

Além disso, numa série de 1.290 pacientes entre a 11ª e a 14ª semana, verificaram-se 70% de detecção de anomalias maiores, confirmando a importância da realização desse estudo.[27]

A exeqüibilidade de se realizar uma correta e precoce anatomia varia de 33[28] a 93,7%.[29] As principais limitações são a CCN inferior a 55 mm e a experiência do operador.[26] O tempo médio de duração é de 12,2 minutos, e este é o único item que pode melhorar com a aplicação 3D, que permite diminuir o tempo de estudo para 8,4 minutos.[27] Ademais, a 2D tem melhor *performance*.

Estruturas anatômicas fetais do primeiro trimestre – Breve descrição.

Como um resumo, a Tabela 2-1, retirada de Timor-Tritsch *et al.*,[30] mostra as estruturas anatômicas com a idade gestacional respectiva.

- *Pólo cefálico:* plexos coróides, foice e cerebelo da 10ª semana em diante. Na 12ª e 13ª semanas, pedúnculos cerebrais, tálamos e cisterna magna (Figs. 2-33 a 2-36).
- *Fácies:* órbitas, cristalino (Fig. 2-37), osso maxilar, osso nasal.
- *Rastreamento da coluna:* neste momento da gestação não se pode fazer um diagnóstico definitivo de malformações, mas é possível visualizá-las (Fig. 2-38).

Tabla 2-1. Esquema tomado de Timor-Tritsch donde se grafica la aparición de las distintas estructuras anatómicas en el primer trimestre y su comportamiento[30]

Estructuras	Semanas menstruales (5-13)
Saco gestacional	
Saco vitelino	
Polo fetal	
Latidos cardíacos	
Ventrículo único	
Hoz	
Columna	
Extremidades inferiores	
Extremidades superiores	
Movimientos del cuerpo	
Movimiento extremidades	
Herniación intestinal	
Plexo coroideo	
Cerebelo	
Dedos de la mano	
Mandíbula	
Dedos del pie	

Tabela 2-1. Esquema retirado de Timor-Tritsch: aparecimento das diferentes estruturas anatômicas no primeiro trimestre e seu comportamento[30]

Estruturas	Semanas menstruais (5-13)
Saco gestacional	
Saco vitelino	
Pólo fetal	
Batimentos cardíacos	
Ventrículo único	
Foice	
Coluna	
Extremidades inferiores	
Extremidades superiores	
Movimentos do corpo	
Movimento das extremidades	
Herniação intestinal	
Plexo coróideo	
Cerebelo	
Dedos da mão	
Mandíbula	
Dedos do pé	

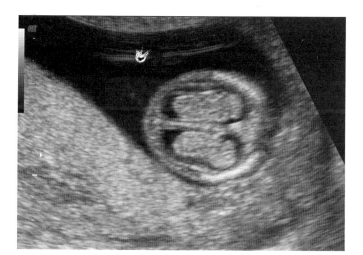

Fig. 2-33. Plexos coroideos y hoz.
Fig. 2-33. Plexos coróides e foice.

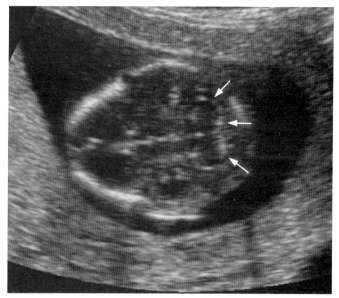

Fig. 2-34. Cerebelo (ver líneas delgadas rodeándolo).
Fig. 2-34. Cerebelo (ver linhas finas ao seu redor).

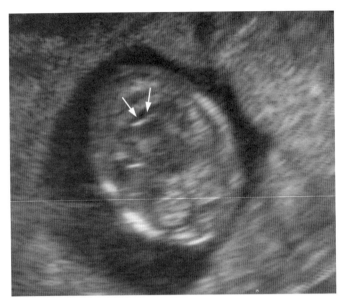

Fig. 2-35. Cisterna magna (flechas delgadas).

Fig. 2-35. Cisterna magna (setas finas).

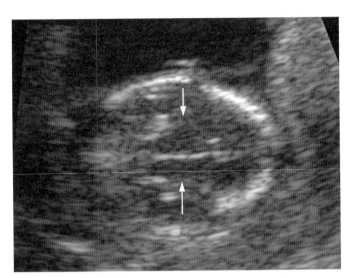

Fig. 2-36. Pedúnculos cerebrales (estructuras señaladas a cada lado de la línea media con flechas delgadas).

Fig. 2-36. Pedúnculos cerebrais (estruturas assinaladas de cada lado da linha média com setas finas).

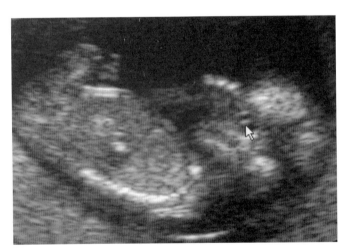

Fig. 2-37. Cristalino (flecha).

Fig. 2-37. Cristalino (seta).

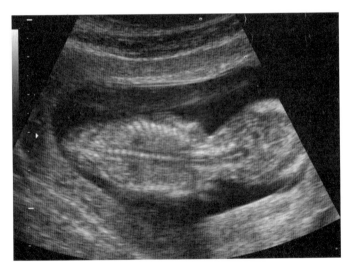

Fig. 2-38. Columna.

Fig. 2-38. Coluna.

- *Tórax:* corazón 4 cavidades y la orientación del mismo en el eje izquierdo. Pulmones (Fig. 2-39).
- *Abdomen:* en los fetos menores de 12 semanas se puede observar la "herniación fisiológica" del intestino (Fig. 2-40). El estómago debe estar por debajo de la silueta cardíaca y a la izquierda. Siempre es visible a las 12 semanas.

  Los riñones son ecorrefringentes en esta EG y la vejiga debe ser siempre visible a las 13 semanas y medir hasta 6 mm[14] (Figs. 2-41 y 2-42).

- *Tórax:* coração, corte de quatro cavidades e sua orientação no eixo esquerdo. Pulmões (Fig. 2-39).
- *Abdômen:* nos fetos com menos de 12 semanas se pode observar a "herniação fisiológica" do intestino (Fig. 2-40). O estômago deve estar por baixo do contorno cardíaco à esquerda. Sempre é visível na 12ª semana.

  Os rins são ecorrefringentes nessa idade gestacional, e a bexiga deve ser sempre visível na 13ª semana e medir até 6 mm[14] (Figs. 2-41 e 2-42).

ECOGRAFÍA NORMAL
ECOGRAFIA NORMAL

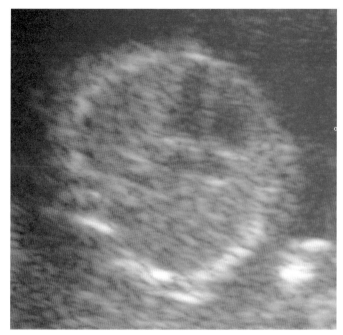

Fig. 2-39. Tórax. Corazón en el eje izquierdo, corte de cuatro cavidades, relación cardio torácica.

Fig. 2-39. Tórax. Coração no eixo esquerdo, corte de quatro cavidades, relação cardiotorácica.

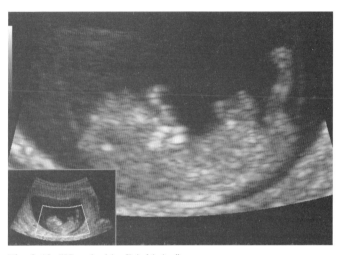

Fig. 2-40. "Herniación fisiológica".

Fig. 2-40. "Herniação fisiológica".

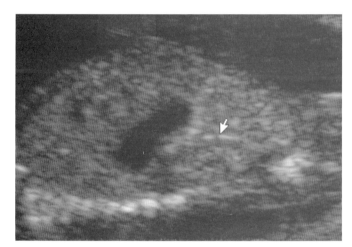

Fig. 2-41. Estómago, imagen ecolúcida. La flecha amarilla señala el riñón izquierdo.

Fig. 2-41. Estômago, imagem ecolúcida. A seta mostra o rim esquerdo.

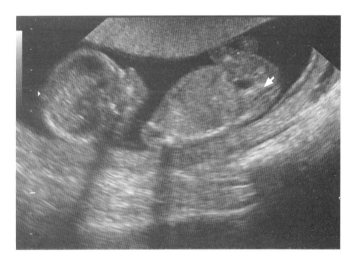

Fig. 2-42. Vejiga (flecha).

Fig. 2-42. Bexiga (seta).

- *Miembros:* observar los movimientos de flexoextensión de los cuatro miembros y la ecoestructura de los huesos largos. Manos y dedos detalles de apertura y cierre. Posición de las mismas. Pies, dedos (Figs. 2-43 a 2-47).

- *Membros:* observar os movimentos de flexão e extensão dos quatro membros e a ecoestrutura dos ossos longos. Mãos e dedos, detalhes de abertura e fechamento, posição. Pés e dedos (Figs. 2-43 a 2-47).

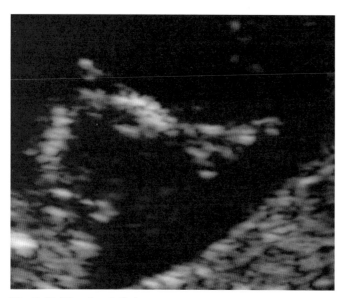

Fig. 2-43. Miembro inferior.
Fig. 2-43. Membro inferior.

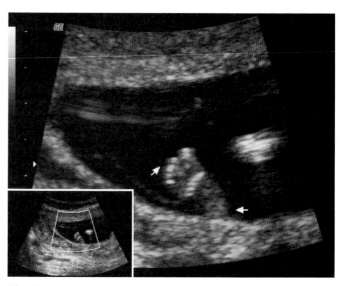

Fig. 2-44. Pie y dedos.
Fig. 2-44. Pé e dedos.

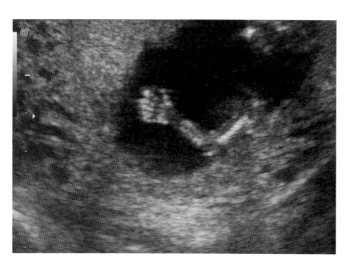

Fig. 2-45. Miembro superior con sus tres huesos largos.
Fig. 2-45. Membro superior com seus três ossos longos.

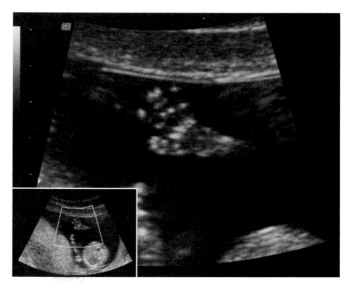

Fig. 2-46. Apertura y cierre de la mano. Detalle de dedos.
Fig. 2-46. Abertura e fechamento da mão. Detalhe dos dedos.

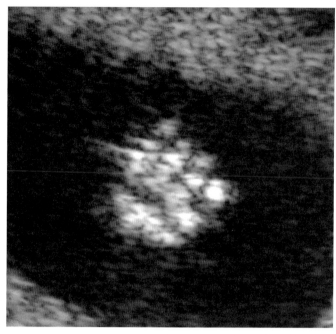

Fig. 2-47. Cierre de la mano (simétrico).

Fig. 2-47. Fechamento da mão (simétrico).

- *Sexo:* se realiza un plano sagital del feto y se observa el ángulo del tubérculo genital con respecto a una línea horizontal que pase por la piel lumbosacra, si es mayor de 30 grados estamos ante un feto masculino y si es menor del mismo el feto es femenino. En un estudio del sexo por ecografía en 613 fetos realizada entre 12-14 semanas, sus resultados fueron: fetos masculinos: 99 a 100%, fetos femeninos: 91,5% de 12 a 12,3 semanas, 99% de 12,4 a 12,6 semanas, 100% de 13 semanas en adelante[31] (Figs. 2-48 y 2-49).

- *Sexo:* realiza-se um plano sagital do feto e se observa o ângulo do tubérculo genital quanto a uma linha horizontal que passa pela pele lombossacra. Se esse ângulo tiver mais de 30 graus, estamos ante um feto masculino; se tiver menos, é feminino. Em um estudo do sexo com ecografia em 613 fetos realizado entre a 12ª e a 14ª semana, obtiveram-se os seguintes resultados: fetos masculinos, 99 a 100%; fetos femininos, 91,5% de 12 a 12,3 semanas, 99% de 12,4 a 12,6 semanas e 100% da 13ª semana em diante[31] (Figs. 2-48 e 2-49).

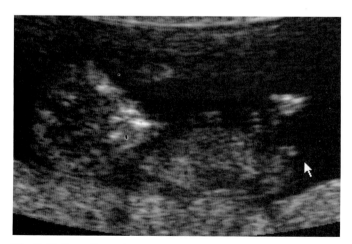

Fig. 2-48. Sexo femenino.

Fig. 2-48. Sexo feminino.

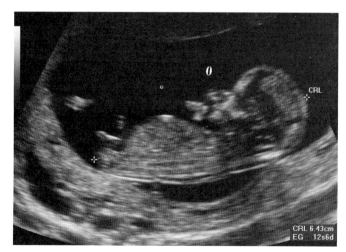

Fig. 2-49. Sexo masculino.

Fig. 2-49. Sexo masculino.

- *Cordón:* en esta EG se pueden detectar las inserciones velamentosas, su incidencia es de 0,9%[32] (Fig. 2-50). Visualizar los tres vasos con doppler color.

- *Cordão:* nessa idade gestacional se podem detectar as inserções velamentosas, sendo sua incidência de 0,9%[32] (Fig. 2-50). Visualizar os três vasos com Doppler colorido.

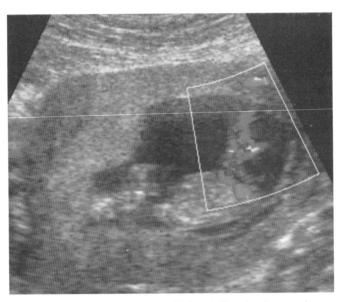

Fig. 2-50. Inserción velamentosa. Lejos del borde placentario. *(Ver en Colores en el CD.)*

Fig. 2-50. Inserção velamentosa. Longe da margem placentária. *(Ver em Cores no CD.)*

BIBLIOGRAFÍA SELECCIONADA/REFERÊNCIAS BIBLIOGRÁFICAS

1. Bajo JM, Martinez L, Gallo M. Sistemática de la exploración ecográfica durante la gestación. En: *Manual de asistencia al embarazo normal.* 2. ed. Madrid: Fabre, 2001. Cap. 16.
2. Nyberg DA, Mark LA, Harvey D et al. K. Value of the yolk sac in evaluating early pregnancies. *J Ultrasound Med* 1988 Mar.;7(3):129-35.
3. Lindsay DJ, Lovett IS, Lyons FA et al. Yolk sac and shape at endovaginal US: predictors of pregnancy outcome in the first trimester. *Radiology* 1992 Apr.;183(1):115-18.
4. Bonilla-Musoles F. *Tratado de endosonografia en obstetricia y ginecologia.* 2. ed. Barcelona. Masson Salvat, 1992.
5. Callen P. *Ultrasonography in obstetrics and ginecology.* 4th ed. New York: WB Saunders Company, 2000. Trad.: Ed. Medica Panamericana.
6. Qasim SM, Sachdev R, Senkowski K et al. The predictive value of first-trimester embryonic heart rates in infertility patients. *Obstet Gynecol* 1997 June;89:934-36.
7. Montenegro N, Ramos C, Matias A et al. Variation of embryonic/fetal heart rate 6 a 13 weeks' gestation. *Ultrasound Obstet Gynecol* 1998;11:274-76.
8. Liao AW, Snijders R, Geerts L et al. Fetal heart rate in chromosomally abnormal fetuses. *Ultrasound Obstet Gynecol* 2000;16(7):610-13.
9. Rumack C, Wilson S, William Charboneau J. *Diagnostic ultrasound.* St. Louis: Mosby-Year Book, 1999.
10. Fortuny Estivill A (Coord.). *Screening de las cromosomopatías fetales.* Documentos de Consenso de la SEGO. Madrid, 2000. p. 139-81.
11. Szabo J, Gellen J. Nuchal fluid accumulation in trisomy-21 detected by vaginosonography in first trimester. *Lancet* 1990;336:1133.
12. Nicolaides KH, Azar G, Byrne D et al. Fetal nuchal translucency: ultrasound screening for chromosomal defects in first trimester of pregnancy. *Br Med J* 1992;304:867-69.
13. Gallo M, Ramos D, Santiago JC. Valoración clínica de los marcadores ecográficos de cromosomopatías en el primer trimestre. Aspectos Metodológicos. *Progr Diag Trat Prent* 2005;17(1):25-30.
14. Nicolaides KH. *The 11-13^{+6} weeks scan. The Fetal Medicine Foundation,* 2004.
15. Farkas LG, Katic MJ, Forrest CR et al. Surface anatomy of the face in Down's syndrome: linear and angular measurements in the craniofacial regions. *J Craniofac Surg* 2001 July;12(4):373-79.
16. Tuxen A, Keeling JW, Reintoft I et al. A histological and radiological investigation of the nasal bone in fetuses with Down syndrome. *Ultrasound Obstet Gynecol* 2003 July;22(1):22-26.
17. Cicero S, Curcio P, Papageorghiou A et al. Absence of nasal bone in fetuses with trisomy 21 at 11-14 weeks of gestation: an observational study. *Lancet* 2001 Nov. 17;358(9294):1665-67.
18. Malone FD, Ball RH, Nyberg DA et al. FASTER Research Consortium. First-trimester nasal bone evaluation for aneuploidy in the general population. *Obstet Gynecol* 2004 Dec.;104(6):1222-28.

19. Cicero S, Remboukos G, Vandecruys H *et al.* Likelihood ratio for trisomy 21 in fetuses with absent nasal bone at the 11-14 weeks scan. *Ultrasound Obstet Gynecol* 2004;24:19-22.

20. Cicero S, Avgidou K, Rembouskos G *et al.* Nasal bone in first-trimester screening for trisomy 21. *Am J Obstet Gynecol* 2006 July;195(1):109-14.

21. Mavrides E, Moscoso G, Carvalho JS *et al.* The anatomy of the umbilical, portal and hepatic venous systems in the human fetus at 14-19 weeks of gestation. *Ultrasound Obstet Gynecol* 2001;18(6):598-604.

22. Matias A, Gomes C, Flack N *et al.* Screening for chromosomal abnormalities at 10-14 weeks: the role of ductus venosus blood flow. *Ultrasound Obstet Gynecol* 1998 Dec.;12(6):380-84.

23. Murta CG, Moron AF, Avila MA *et al.* Application of ductus venosus Doppler velocimetry for the detection of fetal aneuploidy in the first trimester of pregnancy. *Fetal Diagn Ther* 2002 Sept./Oct.;17(5):308-314.

24. Matias A, Montenegro N. Ductus venosus blood flow in chromosomally abnormal fetuses at 11 to 14 weeks of gestation. *Semin Perinatol* 2001 Feb.;25(1):32-37.

25. Souka AP, Pilalis A, Kavalakis I *et al.* Screening for major structural abnormalities at the 11- to 14-week ultrasound scan. *Am J Obstet Gynecol* 2006 Feb.;194(2):393-96.

26. Saltvedt S, Almstrom H, Kublickas M *et al.* Detection of malformations in chromosomally normal fetuses by routine ultrasound at 12 or 18 weeks of gestation-a randomised controlled trial in 39,572 pregnancies. *BJOG* 2006 June;113(6):664-74.

27. Dane B, Dane C, Sivri D *et al.* Ultrasound screening for fetal major abnormalities at 11-14 weeks. *Acta Obstet Gynecol Scand* 2007;86(6):666-70.

28. McAuliffe FM, Fong KW, Toi A *et al.* Ultrasound detection of fetal anomalies in conjunction with first-trimester nuchal translucency screening: a feasibility study. *Am J Obstet Gynecol* 2005 Sept.;193(3 Pt 2):1260-65.

29. Michailidis GD, Papageorgiou P, Economides DL. Assessment of fetal anatomy in the first trimester using two- and three-dimensional ultrasound. *Br J Radiol* 2002 Mar.;75(891):215-19.

30. Timor-Trittsch I, Farine D, Rosen M. A closer look at early embrionyc development with the high-frecuency transvaginal transducer. *Am J Obstet Gynecol* 1988;159:676-81.

31. Efrat Z, Perri T, Ramati E *et al.* Fetal gender assignment by first-trimester ultrasound. *Ultrasound Obstet Gynecol* 2006 June;27(6):619-21.

32. Sepulveda W. Velamentous insertion of the umbilical cord: a first-trimester sonographic screening study. *J Ultrasound Med* 2006 Aug.;25(8):963-68.

CAPÍTULO 3

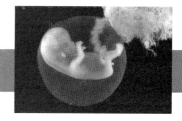

ECOGRAFÍA PATOLÓGICA

ECOGRAFIA PATOLÓGICA

A. M. Espinosa ◆ J. L. Gallo ◆ N. Castro ◆ M. Gallo

En la ecografía del primer trimestre podemos hallar patologías tanto en el aparato genital femenino como en la gestación propiamente dicha por ello que resulta de suma importancia que el análisis sea integral.

PATOLOGÍA DE LA GESTACIÓN PROPIAMENTE DICHA

Ausencia de saco gestacional

Habíamos dicho en el capítulo anterior que el saco gestacional se observa por ecografía transvaginal alrededor de las 4,5 a 5 semanas de gestación, coincidiendo con la titulación de una sub β-HCG de 2000 mUI/ml.

En ausencia de saco gestacional los diagnósticos diferenciales son: ausencia de embarazo, embarazo en EG más temprana, embarazo detenido o embarazo ectópico.

Si además el endometrio se encuentra aumentado de espesor o presenta ecorrefringencias y hay una titulación baja de sub β-HCG, los diagnósticos diferenciales son: embarazo temprano aún no visible, aborto incompleto, reacción decidual de embarazo ectópico.

En el caso de las ecorrefringencias en el endometrio se puede aplicar el Doppler color que muchas veces suele ser positivo en la retención de restos ovulares y ayuda en el diagnóstico diferencial sumado a la titulación seriada de sub β-HCG (Figs. 3-1 y 3-2).

Ausencia de saco vitelino y/o de embrión

Los posibles diagnósticos que tenemos son: embarazo temprano (ver criterios en el capítulo anterior), embarazo detenido o seudosaco en embarazo ectópico.

Na ecografia do primeiro trimestre podem ser encontradas patologias tanto no sistema genital feminino como na gestação propriamente dita, por isso é de suma importância que a análise seja integral.

PATOLOGIA DA GESTAÇÃO PROPRIAMENTE DITA

Ausência de saco gestacional

No capítulo anterior afirmamos que se pode observar o saco gestacional por ecografia transvaginal por volta de 4,5 a 5 semanas de gestação, coincidindo com a titulação de um β-HCG de 2.000 mUI/mL.

Na ausência do saco gestacional, os diagnósticos diferenciais são: ausência de gravidez, idade gestacional precoce, gestação interrompida ou gravidez ectópica.

Se, além disso, o endométrio se encontrar mais espesso, ou apresentar ecorrefringências, e a titulação de β-HCG for baixa, os diagnósticos diferenciais são: gravidez precoce ainda não visível, aborto incompleto, reação decidual de gravidez ectópica.

No caso das ecorrefringências no endométrio, pode-se utilizar o Doppler colorido, que muitas vezes costuma ser positivo na retenção de restos ovulares e ajuda no diagnóstico diferencial juntamente com a titulação seriada de β-HCG (Figs. 3-1 e 3-2).

Ausência de saco vitelino e/ou de embrião

Os possíveis diagnósticos são: gravidez precoce (ver critérios no capítulo anterior), gestação interrompida ou pseudo-saco em gravidez ectópica.

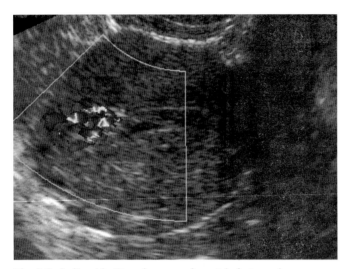

Fig. 3-1. Aplicación Doppler en endometrio heterogéneo. *(Ver en Colores en el CD.)*

Fig. 3-1. Doppler em endométrio heterogêneo. *(Ver em Cores no CD.)*

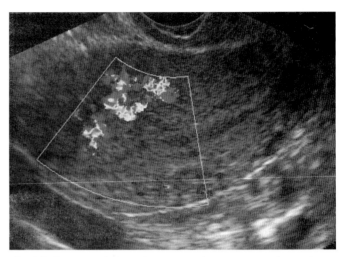

Fig. 3-2. Restos embrionarios que se observan en endometrio engrosado y heterogéneo. *(Ver en Colores en el CD.)*

Fig. 3-2. Restos embrionários que observados em endométrio espessado e heterogêneo. *(Ver em Cores no CD.)*

En un saco gestacional anormal por embarazo además, del tamaño, se observan áreas heterogéneas alrededor del mismo. En ausencia de estos criterios es aconsejable un seguimiento ecográfico seriado durante un lapso prudencial (Figs. 3-3 y 3-4).

Otra posibilidad es que observemos un saco vitelino sin embrión, en este caso los diagnósticos diferenciales son dos: embarazo temprano normal en el que aún no se observa el embrión o un embarazo detenido. La conducta es también el seguimiento ecográfico (Fig. 3-4).

Em um saco gestacional anormal por gravidez, além do tamanho, observam-se áreas heterogêneas ao seu redor. Na ausência desses critérios é aconselhável um seguimento ecográfico seriado durante algum tempo (Figs. 3-3 e 3-4).

Outra possibilidade é que seja observado um saco vitelino sem embrião. Nesse caso os diagnósticos diferenciais são dois: gravidez precoce normal, na qual ainda não se observa o embrião ecograficamente, ou gestação interrompida. O seguimento ecográfico também é uma conduta (Fig. 3-4).

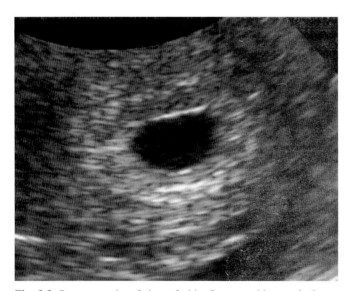

Fig. 3-3. Saco gestacional sin embrión. La gestación era de 6 semanas.

Fig. 3-3. Saco gestacional sem embrião. A gestação era de 6 semanas.

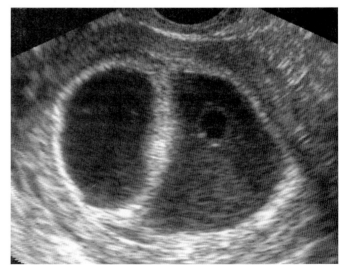

Fig. 3-4. Gestación gemelar detenida. Saco derecho presenta saco vitelino sin embrión.

Fig. 3-4. Gestação gemelar interrompida. Saco direito apresenta saco vitelino sem embrião.

Saco vitelino con distintos aspectos

Numerosas publicaciones sostienen que según el aspecto y tamaño del saco vitelino se puede determinar el desarrollo embrionario. Es interesante conocer los distintos aspectos como el ecogénico, calcificado, doble o alteraciones en su tamaño normal (5 mm en la semana 7 y hasta 12 mm en las semanas 10 y 11).

Si bien hay casos en los que las pérdidas de gestaciones están asociadas con los criterios anteriores (Fig. 3-5), esta asociación no se presenta en todos los casos, por lo que es fundamental no alarmar a la paciente, más aún si el embrión presenta una actividad cardíaca normal y crece normalmente (Fig. 3-6). Es importante realizar un estudio seriado ecográfico para observar el desarrollo fetal.

Ausencia de actividad cardíaca o alteración de la frecuencia

La ausencia de la actividad cardíaca en un embrión presente ecográficamente por vía transabdominal o transvaginal no es un buen signo. Los puntos de corte de la LCC del embrión para confirmar si la gestación es o no viable son: 9 mm por vía transabdominal o 5 mm por vía transvaginal.

Si hay ausencia de actividad cardíaca en embriones mayores del punto de corte se deben observar las características de las estructuras vecinas como el saco vitelino (Fig. 3-5), el amnios (Figs. 3-7 y 3-8), el trofoblasto y utilizar el Doppler o modo M en el embrión o feto para documentarla.

En el capítulo anterior vimos la frecuencia cardíaca normal y sus rangos según la EG. Alteraciones en la frecuencia pueden darnos, muchas veces una perspectiva de la futura viabilidad y de algunas cromosomopatías, por ejemplo. Es esencial el seguimiento seriado en estas gestaciones.

Saco vitelino com diferentes aspectos

Várias publicações sustentam que, segundo o aspecto e o tamanho do saco vitelino, pode-se determinar o desenvolvimento embrionário. É de interesse conhecer os diferentes aspectos, como o ecogênico, o calcificado, o duplo, ou alterações em seu tamanho normal (5 mm na 7ª semana até 12 mm na 10ª e 11ª semanas).

Embora haja casos nos quais as perdas gestacionais estejam associadas aos critérios anteriores (Fig. 3-5), tal associação não se apresenta em todos os casos, motivo pelo qual é fundamental não alarmar a paciente, principalmente se o embrião apresentar atividade cardíaca normal e crescer normalmente (Fig. 3-6). É importante que se realize uma pesquisa ecográfica seriada para observar o desenvolvimento fetal.

Ausência de atividade cardíaca ou alteração da freqüência

Durante a ecografia por via transabdominal ou transvaginal, a ausência de atividade cardíaca em um embrião não é um bom sinal. Para se confirmar se a gestação é ou não viável, os pontos de corte da CCN do embrião são: 9 mm por via transabdominal ou 5 mm por via transvaginal.

Se a atividade cardíaca estiver ausente em embriões mais maduros do ponto de corte, para documentá-la devem-se observar as características das estruturas vizinhas, como o saco vitelino (Fig. 3-5), o âmnio (Figs. 3-7 e 3-8) e o trofoblasto, e utilizar o Doppler ou modo M no embrião ou feto.

No capítulo anterior vimos a freqüência cardíaca normal e suas classes segundo a idade gestacional. Alterações na freqüência podem dar, por exemplo, uma perspectiva acerca da futura viabilidade e de algumas anomalias cromossômicas, o que torna essencial o seguimento seriado dessas gestações.

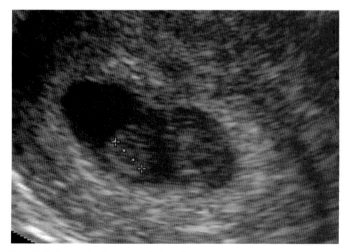

Fig. 3-5. Saco vitelino ecogénico. Feto muerto.

Fig. 3-5. Saco vitelino ecogênico. Feto morto.

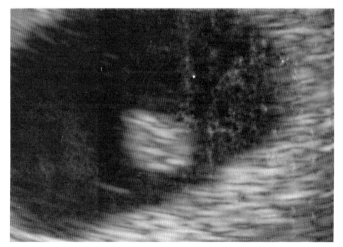

Fig. 3-6. Saco vitelino calcificado o ecogénico. Gestación siguió curso normal.

Fig. 3-6. Saco vitelino calcificado ou ecogênico. Gestação seguiu o curso normal.

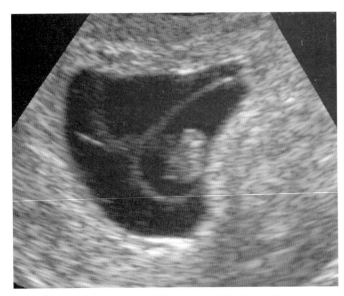

Fig. 3-7. Embrión muerto de 6 semanas. Obsérvese la desestructuración del saco gestacional y del amnios.

Fig. 3-7. Embrião morto de 6 semanas. Observa-se a desestruturação do saco gestacional e do âmnio.

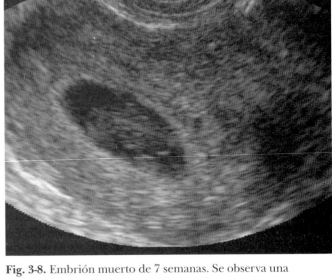

Fig. 3-8. Embrión muerto de 7 semanas. Se observa una atenuación de su estructura y oligoamnios.

Fig. 3-8. Embrião morto de 7 semanas. Observam-se atenuação de sua estrutura e oligoâmnio.

Evaluación del amnios

Muchas veces podemos encontrar un embrión con la actividad cardíaca normal y un amnios pequeño. En esta circunstancia también se debe realizar un rastreo estricto del mismo hasta la confirmación de la viabilidad de la gestación (Fig. 3-9), ya que este evento puede estar asociado a la pérdida de la misma.

En otras circunstancias se logra visualizar amnios brillante e irregular (Fig. 3-10), con similar evolución que cuando se manifiesta pequeño.

Avaliação do âmnio

Muitas vezes se pode encontrar um embrião com a atividade cardíaca normal e um âmnio pequeno. Nessa circunstância também se deve fazer um rastreamento até a confirmação da viabilidade da gestação (Fig. 3-9), já que esse evento pode estar associado a sua perda.

Em outras circunstâncias se consegue visualizar âmnio brilhante e irregular (Fig. 3-10), com evolução similar àquela quando aparece pequeno.

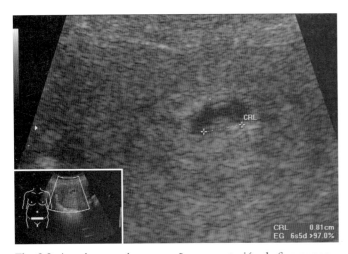

Fig. 3-9. Amnios y corion pequeños en gestación de 6 semanas. La gestación siguió su curso normal.

Fig. 3-9. Âmnio e córion pequenos em gestação de 6 semanas. A gestação seguiu seu curso normal.

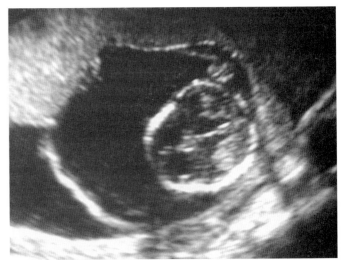

Fig. 3-10. Amnios brillante e irregular. La gestación siguió su evolución normal.

Fig. 3-10. Âmnio brilhante e irregular. A gestação seguiu sua evolução normal.

Atendiendo a todas estas posibles alteraciones, se pueden establecer los siguientes criterios para diagnosticar ecográficamente una **gestación no evolutiva o interrumpida**:

- *Criterios mayores:* LCC ≥ 6 mm sin latido cardíaco, saco gestacional con diámetro medio de 13 mm o más, sin vesícula vitelina o mayor de 18 mm de diámetro medio, sin embrión visible, signos del amnios vacío y ausencia del crecimiento tras 7 a 10 días.
- *Criterios menores* (no son significativos aisladamente para el diagnóstico de gestación interrumpida): Reacción decidual delgada o escasamente ecogénica, ausencia del signo del doble saco decidual y posición baja de la vesícula en el útero.

Presencia de bandas o sinequias

Si bien las sinequias forman parte de la patología uterina, las describimos aquí para diferenciarlas de las bandas amnióticas.

Las sinequias son un proceso cicatrizal intrauterino secundario a legrados, cirugías previas, infecciones, etc., no producen daño fetal y están recubiertas por amnios[1] (Fig. 3-11). A veces se puede observar flujo Doppler color dentro de las mismas (Fig. 3-12).

Las bandas amnióticas pueden provocar daño fetal y, en su presencia, se aconseja un seguimiento seriado hasta confirmar su desaparición (Fig. 3-13).

Mola hidatidiforme y gestación

Típicamente la mola hidatiforme se visualiza como una gran masa de partes blandas, de ecogenicidad moderada que ocupa la cavidad uterina. Hay numerosos espacios pequeños, quísticos, que contienen líquido y que están espaciados por toda la masa (Fig. 3-14). Luego de la evacuación

Atendendo a todas essas possíveis alterações, podem-se estabelecer os seguintes critérios para diagnosticar ecograficamente uma **gestação não-evolutiva ou interrompida**:

- *Critérios maiores:* CCN ≥ 6 mm sem batimento cardíaco, saco gestacional com diâmetro médio de 13 mm ou mais, sem vesícula vitelina, ou com mais de 18 mm de diâmetro médio, sem embrião visível, sinais de âmnio vazio e ausência de crescimento depois de 7 a 10 dias.
- *Critérios menores* (não são significativos isoladamente para o diagnóstico de gestação interrompida): Fraca reação decidual ou escassamente ecogênica, ausência de sinal de duplo saco decidual e baixa posição da vesícula no útero.

Presença de bandas ou sinéquias

Embora as sinéquias façam parte da patologia uterina, serão aqui descritas para que se possa diferenciá-las das bandas amnióticas.

As sinéquias são um processo cicatricial intra-uterino secundário a curetagens, cirurgias prévias, infecções etc., não causam dano fetal e estão recobertas por âmnio[1] (Fig. 3-11). Às vezes observa-se fluxo Doppler colorido dentro delas (Fig. 3-12).

As bandas amnióticas podem levar a dano fetal; portanto, se presentes, aconselha-se um seguimento seriado até a confirmação de seu desaparecimento (Fig. 3-13).

Mola hidatiforme e gestação

Tipicamente, visualiza-se a mola hidatiforme como uma grande massa de partes moles e ecogenicidade moderada que ocupa a cavidade uterina. Existem numerosos pequenos espaços, císticos, que contêm líquido e que estão espalhados por toda a massa (Fig. 3-14). Depois da evacuação

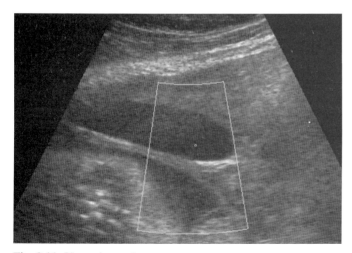

Fig. 3-11. Sinequia uterina.

Fig. 3-11. Sinéquia uterina.

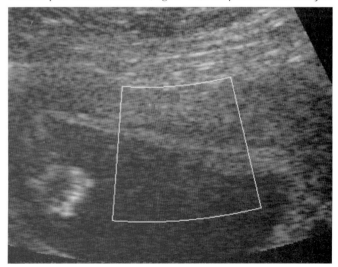

Fig. 3-12. Sinequia uterina con flujo Doppler color.
(Ver en Colores en el CD.)

Fig. 3-12. Sinéquia uterina com fluxo Doppler colorido.
(Ver em Cores no CD.)

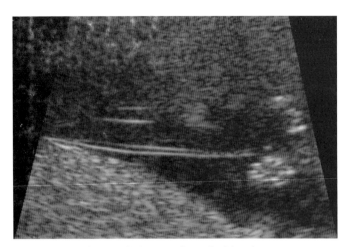

Fig. 3-13. Bandas amnióticas. En la evolución a la semana habían desaparecido.

Fig. 3-13. Bandas amnióticas. Na evolução da semana, haviam desaparecido.

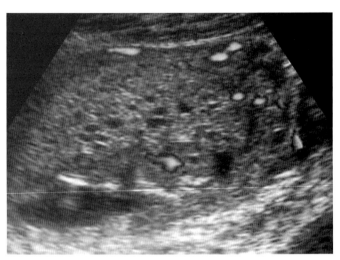

Fig. 3-14. Mola hidatidiforme. (Cortesía Dr. Sosa, Valencia, Venezuela). *(Ver en Colores en el CD.)*

Fig. 3-14. Mola hidatiforme (cortesia do Dr. Sosa, Valencia, Venezuela). *(Ver em Cores no CD.)*

uterina podemos hacer el seguimiento no sólo con la titulación hormonal, sino además con ecografía, a fin de visualizar una posible retención de material (Fig. 3-15). Los ovarios pueden estar aumentados de tamaño y presentar hiperestimulación en los casos más severos. Realmente este aumento del tamaño ovárico corresponde a la presencia de quistes tecaluteínicos, generalmente bilaterales (Fig. 3-16) que pueden ser desde microscópicos hasta llegar a 10 cm de diámetro o más. Las molas se clasifican en completas y parciales o embrionarias, éstas últimas asociadas a las triploidías.

Embarazo ectópico

Cada vez más frecuente en la práctica clínica (1 a 2,5% del total de embarazos) debido al aumento de las técnicas de

uterina pode-se fazer o seguimento não só com a titulação hormonal, mas também com a ecografia, a fim de visualizar uma possível retenção de material (Fig. 3-15). Os ovários podem ter tamanho aumentado e apresentar hiperestimulação nos casos mais graves. Realmente, este aumento ovariano corresponde à presença de cistos tecaluteínicos, geralmente bilaterais (Fig. 3-16), que podem ser microscópicos ou chegar a 10 cm de diâmetro ou mais. As molas se classificam em completas e parciais ou embrionárias, estas últimas associadas às triploidias.

Gravidez ectópica

Cada vez mais freqüente na prática clínica (1 a 2,5% do total de gestações) em razão do aumento das técnicas de

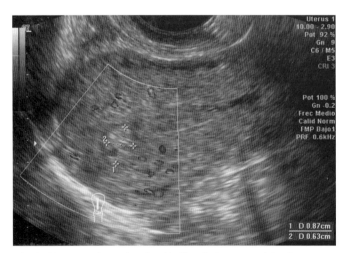

Fig. 3-15. Resto de mola a los 30 días de la evacuación de un embarazo molar. *(Ver en Colores en el CD.)*

Fig. 3-15. Resto de mola aos 30 dias da evacuação de uma gravidez molar. *(Ver em Cores no CD.)*

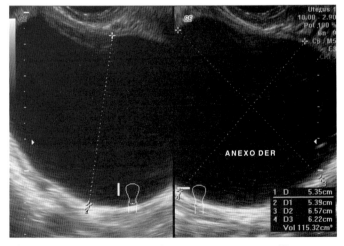

Fig. 3-16. Ovario hallado en el mismo examen ecográfico anterior con claros signos de estimulación.

Fig. 3-16. Ovário encontrado no mesmo exame ecográfico anterior com claros sinais de estimulação.

reproducción asistida y a la eficacia de la exploración ecográfica muy precoz durante el embarazo. La importancia de un diagnóstico ecográfico precoz reside en el hecho de ser el embarazo ectópico la principal causa de muerte materna en EEUU durante el primer trimestre y el responsable del 9% de la mortalidad total en gestantes,[2] sin dejar de mencionar, además, el importante impacto negativo que tiene sobre el futuro reproductivo de la mujer.

Desde un punto de vista ecográfico encontramos: Cuerpo lúteo, endometrio decidualizado característicamente hiperecogénico, huevo intrauterino no visible o pseudosaco sin saco vitelino, masa anexial generalmente tubárica y, a veces, hallazgo de líquido en Douglas, si se ha complicado. Estos hallazgos, junto con la determinación de β-HCG confirman el embarazo, al mismo tiempo que la existencia de niveles mayores de 1000 mU/mL y el huevo no visible nos orientarían a sospechar de un posible embarazo ectópico (Figs. 3-17 y 3-18).

Otra posibilidad a tener en cuenta es la **gestación heterotópica**, que es aquella en la que coexisten una gestación ectópica y otra intrauterina. Su incidencia es de 1/30.000 embarazos.

Alteraciones anatómicas fetales

Habíamos dicho en el capítulo anterior que entre las 11 a 14 semanas, principalmente en fetos mayores de 55 a 60 mm, podemos realizar una anatomía precoz con hallazgos entre un 50 al 70% de anomalías congénitas mayores según distintos estudios.[3-5]

Una de las alteraciones más frecuentemente diagnosticada en este trimestre es la anencefalia que es producto de una acrania en el embarazo temprano y el hallazgo típico es

reprodução assistida e da eficácia da exploração ecográfica muito precoce durante a gravidez. A importância de um diagnóstico ecográfico precoce está em ser a gravidez ectópica a principal causa de morte materna nos EUA durante o primeiro trimestre e responder por 9% da mortalidade total de gestantes,[2] além do importante impacto negativo que tem sobre o futuro reprodutivo da mulher.

Do ponto de vista ecográfico, encontram-se: corpo lúteo, endométrio decidualizado caracteristicamente hiperecogênico, ovo intra-uterino não visível ou pseudo-saco sem saco vitelino, massa anexial geralmente tubária e, às vezes, achado de líquido no saco de Douglas, se houve complicação. Esses achados, juntamente com a determinação de β-HCG, confirmam a gravidez, ao mesmo tempo em que níveis superiores a 1.000 mU/mL e ovo não-visível fariam suspeitar de uma possível gravidez ectópica (Figs. 3-17 e 3-18).

Outra possibilidade a ser considerada é a **gestação heterotópica**, que é aquela na qual coexistem uma gravidez ectópica e outra intra-uterina. Sua incidência é de 1/30.000 gestações.

Alterações anatômicas fetais

No capítulo anterior foi dito que entre a 11ª e a 14ª semana, principalmente em fetos com mais de 55 a 60 mm, pode-se realizar uma anatomia precoce com achados entre 50 e 70% de anomalias congênitas maiores, segundo diferentes estudos.[3-5]

Uma das alterações mais freqüentemente diagnosticadas neste trimestre é a anencefalia, produto de uma acrania na gravidez precoce, e seu achado típico é a ausência

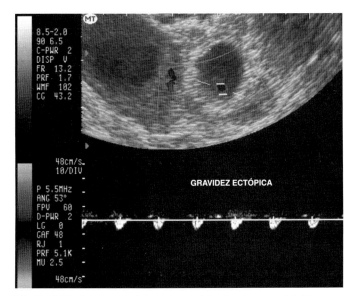

Fig. 3-17. Embarazo ectópico y gestación. Se observa el latido cardiaco en el embrión. (Cortesía Dr. Milanes, Tijuana, México).

Fig. 3-17. Gravidez ectópica e gestação. Observa-se o batimento cardíaco no embrião. (Cortesia do Dr. Milanes, Tijuana, México).

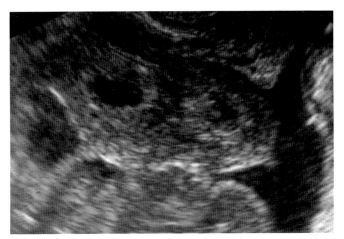

Fig. 3-18. Embarazo ectópico complicado y líquido libre en la zona anexial. Embarazo tubárico.

Fig. 3-18. Gravidez ectópica complicada e líquido livre na zona anexial. Gravidez tubária.

la ausencia de la bóveda con o sin estructuras del SNC y aspecto desordenado en este trimestre[6] (Fig. 3-19). También en el SNC se observan los otros defectos más severos del tubo neural, desde encefaloceles hasta soluciones de continuidad graves en la columna (Figs. 3-20 y 3-21) que no ofrecen mayor dificultad en su diagnóstico.

Otra malformación letal del polo cefálico que se puede ver es la hidranencefalia, en la que, en lugar de los hemisferios, se constata la presencia de líquido (Fig. 3-22).

A nivel cervical y torácico la malformación más frecuente en este trimestre es el higroma quístico que se visualiza como una imagen ecolúcida con finos tabiques en su interior y puede tener diversos tamaños, desde los muy pequeños hasta los gigantes. Su presencia puede asociarse a 51% de cromosomopatías, a 34% de malfor-

da abóbada com ou sem estruturas do SNC e aspecto desorganizado neste trimestre[6] (Fig. 3-19). Também no SNC são observados outros defeitos mais graves do tubo neural, desde encefaloceles até soluções de continuidade graves na coluna (Figs. 3-20 e 3-21) que não oferecem maior dificuldade em seu diagnóstico.

Outra malformação letal do pólo cefálico que pode ser vista é a hidranencefalia, na qual, no lugar dos hemisférios, encontra-se líquido (Fig. 3-22).

Em níveis cervical e torácico, a malformação mais freqüente neste trimestre é o higroma cístico, que se visualiza como uma imagem ecolúcida com finos tabiques em seu interior, podendo apresentar-se em diversos tamanhos, desde muito pequenos até os gigantes. Sua presença pode associar-se a 51% de anomalias cromossômicas, 34% de

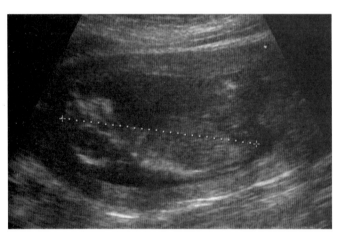

Fig. 3-19. Anencefalia.

Fig. 3-19. Anencefalia.

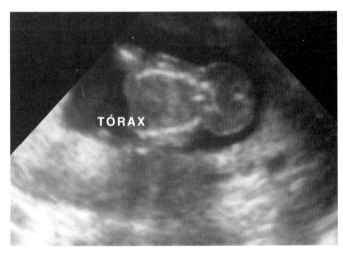

Fig. 3-20. Defecto del tubo neural.

Fig. 3-20. Defeito do tubo neural.

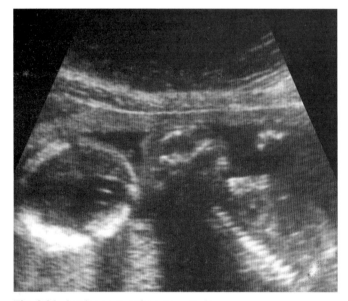

Fig. 3-21. Acráneo en embarazo gemelar.

Fig. 3-21. Acrânio em gravidez gemelar.

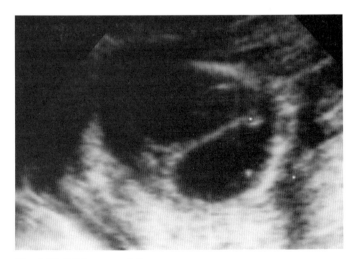

Fig. 3-22. Hidranencefalia.

Fig. 3-22. Hidranencefalia.

maciones fetales y a un 8% de muertes fetales[7] (Figs. 3-23 y 3-24).

La hidropesía fetal es otro hallazgo común que también puede asociarse a la entidad anterior o a otras malformaciones, sobre todo en cromosomopatías y malformaciones graves (Fig. 3-25).

A partir de las 12 semanas la "herniación intestinal" debe desaparecer. También podemos visualizar defectos de la pared abdominal como el onfalocele (Fig. 3-26) o las gastrosquisis, ambos diagnosticados en este trimestre. En el caso del onfalocele, observamos que el defecto está a nivel del interior de la base del cordón y así la masa visceral está recubierta por el peritoneo y el amnios y, entre ellos, la gelatina de Wharton. Su asociación con cromosomopatías es entre un 56 a 73%. Un 75% está asociado con otras anomalías.[8] Por su parte, las gastrosquisis presentan el defecto a la

malformações fetais e 8% de mortes fetais[7] (Figs. 3-23 e 3-24).

A hidropisia fetal é outro achado comum que também pode se associar à entidade anterior ou a outras malformações, sobretudo em anomalias cromossômicas e malformações graves (Fig. 3-25).

A partir da 12ª semana, a "herniação intestinal" deve desaparecer. Também se podem visualizar defeitos da parede abdominal, como a onfalocele (Fig. 3-26) ou a gastrosquise, ambas diagnosticadas neste trimestre. No caso de onfalocele, observamos que o defeito está no interior da base do cordão, estando, assim, a massa visceral recoberta pelo peritônio e pelo âmnio, e, entre eles, a gelatina de Wharton. Sua associação com anomalias cromossômicas está entre 56 a 73%; e 75% estão associados a outras anomalias.[8] Por sua vez, as gastrosquises apresentam o defeito à direita da inser-

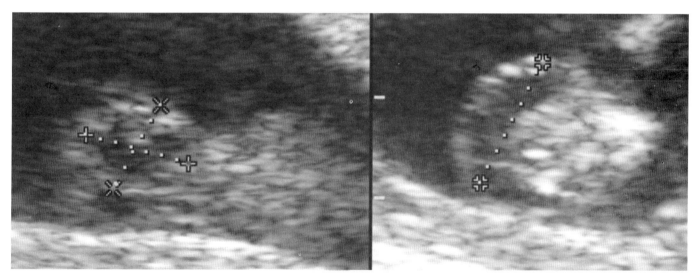

Fig. 3-23. Higroma quístico pequeño.

Fig. 3-23. Higroma cístico pequeno.

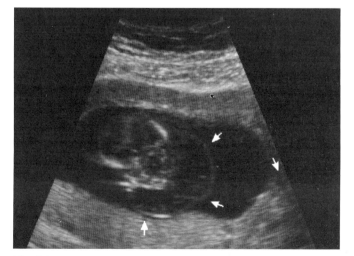

Fig. 3-24. Higroma quístico gigante. Síndrome de Down (ver flechas).

Fig. 3-24. Higroma cístico gigante. Síndrome de Down (ver setas).

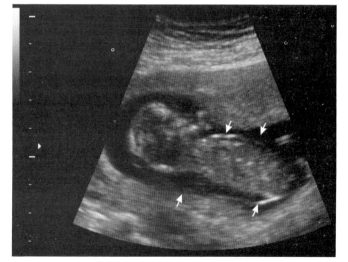

Fig. 3-25. Síndrome de Down con hidropesía fetal e higroma quístico.

Fig. 3-25. Síndrome de Down com hidropisia fetal e higroma cístico.

derecha de la inserción del cordón y no ofrecen dificultades en su diagnóstico. Se visualiza la protrusión de las asas intestinales a través de la pared en forma libre sin cubierta. Esta patología viene incrementándose a nivel mundial en forma alarmante.[9,10] La asociación con cromosomopatías es rara y con otras malformaciones está entre un 7 a 30%.[11]

A nivel de los miembros también podemos ver alteraciones de la posición de los pies o de la constitución del miembro inferior (Fig. 3-27), así como de la posición de las manos, estructura ósea, etc., en los miembros superiores (Figs. 3-28 y 3-29).

ção do cordão e não oferecem dificuldades em seu diagnóstico. Visualiza-se a protrusão das alças intestinais através da parede em forma livre sem cobertura. Esta patologia está crescendo mundialmente e de forma alarmante.[9,10] A associação a anomalias cromossômicas é rara e, junto com outras malformações, está entre 7 e 30%.[11]

Em se tratando dos membros, também podemos ver alterações na posição dos pés ou na constituição do membro inferior (Fig. 3-27), assim como nos membros superiores, na posição das mãos, na estrutura óssea etc. (Figs. 3-28 e 3-29).

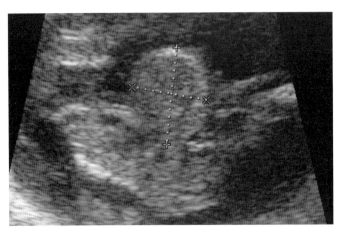

Fig. 3-26. Onfalocele.

Fig. 3-26. Onfalocele.

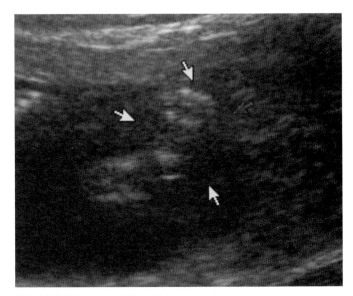

Fig. 3-27. Pie con posición viciosa en pierna que presenta acortamiento de ambos huesos largos.

Fig. 3-27. Pé com posição viciosa em perna que apresenta encurtamento de ambos os ossos longos.

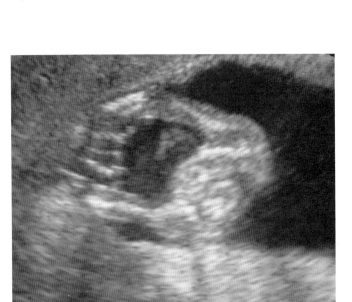

Fig. 3-28. Mano con desviación cubital y acortamiento de los huesos del antebrazo.

Fig. 3-28. Mão com desvio cubital e encurtamento dos ossos do antebraço.

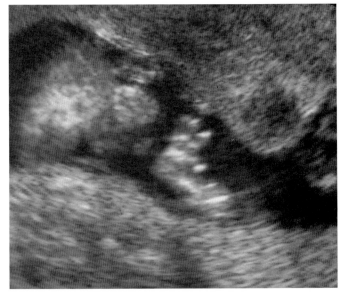

Fig. 3-29. Pulgar "autostop" y desviación cubital de la mano.

Fig. 3-29. Polegar *autostop* e desvio cubital da mão.

En cuanto al sistema esquelético se pueden hallar las displasias esqueléticas más severas (Fig. 3-30).

En patología urinaria se encuentran pielectasias (Fig. 3-31) asociadas o no a malformaciones más severas como la megavejiga. La vejiga se logra visualizar a las 11 semanas en el 80 % de los fetos y a las 13 semanas en el 100%. Su medida no debe ser mayor de 6 mm.[12] Realizar el diagnóstico de agenesia renal unilateral o bilateral puede ser muy difícil durante estas semanas dependiendo del operador y del tipo de aparatos con que éste cuenta. Además, las suprarrenales pueden ocupar el espacio de los riñones y simularlos, así también, imágenes quísticas pueden ser confundidas con vejiga. El oligoamnios severo se instala en la semana 17.[13]

Estos son algunos ejemplos de alteraciones anatómicas diagnosticadas con un examen ecográfico realizado entre las 11 a 14 semanas de gestación. De todas formas, frente al hallazgo de alguna malformación detectada en este trimestre se debe indicar el estudio del cariotipo fetal, ya que las cromosomopatías son las causas más frecuentes. Además, no debemos olvidar que la ecografía entre las semanas 18 y 22 es fundamental para la detección de la mayoría de las malformaciones estructurales.

ESTUDIO DEL ÚTERO Y ANEXOS

Se debe realizar una descripción detallada del útero y de los anexos, así como de sus alteraciones en el caso existan.

La patología ginecológica asociada al embarazo es una entidad diagnosticada cada vez con mayor frecuencia en los controles ecográficos habituales de la gestación. Ello se debe, en gran parte, a las edades maternas cada vez más avanzadas y al auge de las técnicas de reproducción asistida, que permiten conseguir embarazos en circunstancias muy adversas.

Quanto ao sistema esquelético, podem-se encontrar as displasias esqueléticas mais graves (Fig. 3-30).

Em patologia urinária são encontradas pielectasias (Fig. 3-31) associadas ou não a malformações mais graves, como a megabexiga. Consegue-se visualizar a bexiga por volta da 11ª semana em 80% dos fetos e na 13ª semana em 100% deles. Sua medida não deve ultrapassar 6 mm.[12] Diagnosticar agenesia renal uni ou bilateral pode ser muito difícil durante essas semanas, dependendo do profissional e do tipo de aparelhagem de que se dispõe. Ademais, as supra-renais podem ocupar o espaço dos rins e simulá-los, assim como imagens císticas podem ser confundidas com a bexiga. O oligoâmnio grave se instala na 17ª semana.[13]

Estes são alguns exemplos de alterações anatômicas diagnosticadas por exame ecográfico realizado entre a 11ª e a 14ª semana de gestação. De qualquer modo, diante do achado de alguma malformação detectada nesse trimestre, deve-se indicar a pesquisa do cariótipo fetal, já que as anomalias cromossômicas são as causas mais freqüentes. Além disso, não se deve esquecer de que a ecografia entre a 18ª e a 22ª semana é fundamental para a detecção da maioria das malformações estruturais.

ESTUDO DO ÚTERO E ANEXOS

Deve-se fazer uma descrição detalhada do útero e de seus anexos, assim como de suas alterações, caso existam.

A patologia ginecológica associada à gravidez é uma entidade diagnosticada cada vez mais freqüentemente nos controles ecográficos habituais da gestação. Isso se deve, em grande parte, à idade materna cada vez mais avançada e ao auge das técnicas de reprodução assistida, que permitem que se consigam gestações em circunstâncias bastante adversas.

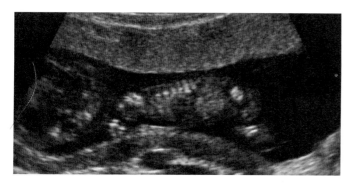

Fig. 3-30. Embarazo de 14 semanas con displasia esquelética.

Fig. 3-30. Gravidez de 14 semanas com displasia esquelética.

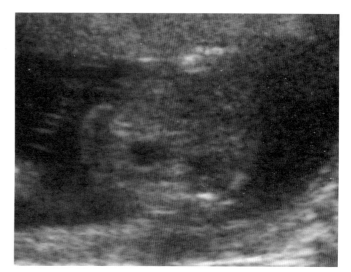

Fig. 3-31. Pielectasia bilateral.

Fig. 3-31. Pielectasia bilateral.

Es fundamentalmente en el primer trimestre de la gestación, en la primera exploración ecográfica, donde se realiza el diagnóstico de la mayoría de estas entidades.

Principalmente, vamos a estudiar los hallazgos ecográficos en las siguientes patologías.[14]

Miomas y gestación

Se estima que la incidencia de miomas en mujeres en edad reproductiva mayores de 30 años, es del 25% en la raza blanca y del 50% en la raza negra.[11] Sin embargo, la frecuencia de asociación de miomas a la gestación varía entre un 0,1% y 12,5%.[15] La ecografía es el método principal y prácticamente único para el diagnóstico y seguimiento de esta patología.

La imagen ecográfica típica sería la de una masa de contorno regular, ecorrefringencia moderada semejante a la del útero y de situación habitualmente intramiometrial (Fig. 3-32). Los criterios ecográficos para establecer el diagnóstico de un mioma uterino durante la gestación son: a) forma esférica; b) distorsión del contorno miometrial; c) estructura acústica distinta de la del miometrio, especialmente es un patrón más hipoecogénico con respecto al mismo;[16] d) patrón puntiforme de ecos internos; e) falta de reforzamiento de los ecos detrás del tumor; f) demostración de vasos sanguíneos alrededor del tumor mediante estudio Doppler con flujo color.

El diagnóstico diferencial ha de hacerse con: quiste de ovario, contracción uterina, útero bicorne, hematoma retroplacentario, engrosamiento miometrial localizado, el cual suele ser posterior y sólo deforma la cavidad uterina, sin modificar el contorno externo del útero. El artefacto que más frecuentemente se presenta es la contracción miometrial, la cual desaparece o cambia de aspecto al repetir el estudio entre los 20 a 30 minutos (Fig. 3-33).

É fundamentalmente no primeiro trimestre da gestação, na primeira exploração ecográfica, que se faz o diagnóstico da maioria dessas entidades.

Estudaremos, principalmente, os achados ecográficos nas seguintes patologias.[14]

Miomas e gestação

Estima-se que a incidência de miomas em mulheres em idade reprodutiva, com mais de 30 anos, seja de 25% na raça branca e de 50% na raça negra.[11] Entretanto, a freqüência de associação de miomas à gestação varia entre 0,1 e 12,5%.[15] A ecografia é o principal método e praticamente o único para o diagnóstico e o seguimento desta patologia.

A imagem ecográfica típica seria a de uma massa de contorno regular, ecorrefringência moderada, semelhante a do útero e de situação habitualmente intramiometrial (Fig. 3-32). Os critérios ecográficos para que se estabeleça o diagnóstico de um mioma uterino durante a gestação são: a) forma esférica; b) distorção do contorno miometrial; c) estrutura acústica diferente da do miométrio, especialmente um padrão mais hipoecogênico;[16] d) padrão puntiforme de ecos internos; e) falta de reforço dos ecos atrás do tumor; f) demonstração de vasos sanguíneos ao redor do tumor mediante Doppler colorido.

O diagnóstico diferencial deve ser feito com: cisto de ovário, contração uterina, útero bicorne, hematoma retroplacentário, engrossamento miometrial localizado, o qual costuma ser posterior e deforma apenas a cavidade uterina, sem modificar o contorno externo do útero. O artefato que mais freqüentemente se apresenta é a contração miometrial, a qual desaparece ou muda de aspecto ao repetir-se o exame em 20 a 30 minutos (Fig. 3-33).

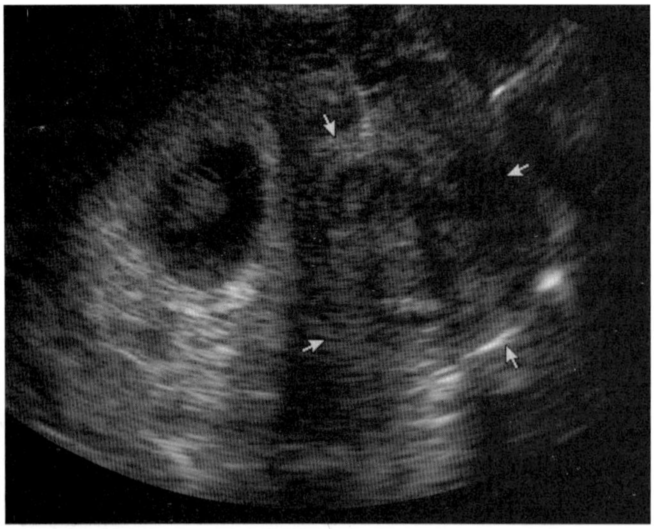

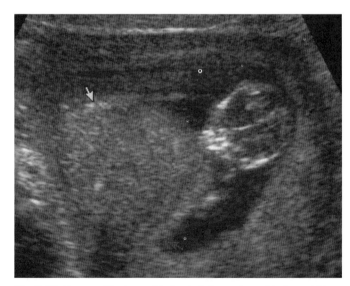

Fig. 3-32. Mioma (flechas blancas) y embarazo.

Fig. 3-32. Mioma (setas brancas) e gravidez.

Fig. 3-33. Contracción (entre flechas), deforma la cavidad amniótica.

Fig. 3-33. Contração (entre setas), deformando a cavidade amniótica.

Es importante hacer un seguimiento ecográfico de los miomas durante la gestación, no sólo para observar si existe variación en su tamaño (aproximadamente en el 32% de ellos)[17] sino también por si aparecen fenómenos degenerativos de los mismos,[18] como la degeneración edematosa, caracterizada por una imagen homogénea de aspecto hipoecogénico, que es la más frecuente durante el embarazo.

Malformaciones uterinas y gestación

Se presentan en una de cada 594 mujeres fértiles y en una de cada 29 mujeres con infertilidad.[19] El embarazo facilita la detección de la mayoría de las malformaciones, siempre que la ecografía se realice en el primer trimestre del embarazo, en el posparto o en el posparto inmediato. Así, es posible detectar los úteros dobles (observándose el huevo en una cavidad y la reacción decidual evidente en la otra) (Figs. 3-34 y 3-35), los úteros septos (en los que la ecografía localiza electivamente el lado gravídico y la relación placentaria en relación al septo), etc.

De todas las pacientes con anomalías uterinas el 5 a 10% van a tener abortos recurrentes y más del 25% van a cursar con pérdidas gestacionales tardías y/o partos prematuros. Sólo el 62% de los embarazos evolucionan más allá de las 24 semanas de amenorrea.[20]

DIU y gestación

La ecografía desempeña un papel fundamental para diversos aspectos como: Eliminar la posibilidad de un embarazo ectópico,[21] realizar el diagnóstico de embarazo intrauterino, encontrar el fallo de la anticoncepción (dispositivo en el fondo o en el cuello), precisar la posición del D.I.U. en relación al huevo, guiar la extracción del dispositivo, si es el caso, etc.

É importante que se faça um seguimento ecográfico dos miomas durante a gestação não só para observar se existe variação em seu tamanho (aproximadamente 32% deles),[17] mas também para o caso de aparecerem fenômenos degenerativos,[18] como a degeneração edematosa, caracterizada por uma imagem homogênea de aspecto hipoecogênico, que é a mais freqüente durante a gravidez.

Malformações uterinas e gestação

Manifestam-se em 1 a cada 594 mulheres férteis e em 1 a cada 29 inférteis.[19] Quando a ecografia é feita no primeiro trimestre, no pós-parto ou no pós-parto imediato, a gravidez facilita a detecção da maioria das malformações. Assim, é possível detectar os úteros duplos (observando-se o ovo numa cavidade e a reação decidual evidente na outra) (Figs. 3-34 e 3-35), os úteros septos (naqueles que a ecografia localiza eletivamente o lado gravídico e a relação placentária no que tange ao septo) etc.

De todas as pacientes com anomalias uterinas, 5 a 10% terão abortos recorrentes, e mais de 25% cursarão com perdas gestacionais tardias e/ou partos prematuros. Somente 62% das gestações evoluem além da 24ª semana de amenorréia.[20]

DIU e gestação

A ecografia desempenha papel fundamental em diversos aspectos, como eliminar a possibilidade de uma gravidez ectópica,[21] fazer o diagnóstico de gestação intra-uterina, encontrar a falha da anticoncepção (dispositivo no fundo ou no pescoço), precisar a posição do DIU em relação ao ovo, guiar a extração do dispositivo, se for o caso etc.

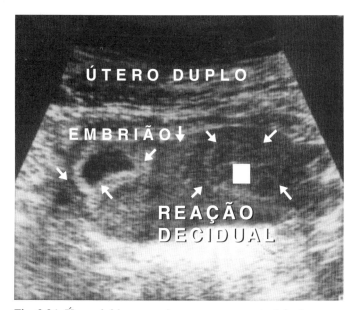

Fig. 3-34. Útero doble con embarazo en una parte del mismo.

Fig. 3-34. Útero duplo com gravidez em uma parte dele.

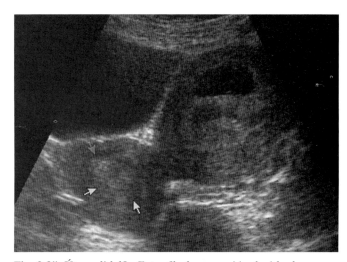

Fig. 3-35. Útero didelfo. Entre flechas reacción decidual en cuerpo derecho.

Fig. 3-35. Útero didelfo. Entre as setas, reação decidual em corpo direito.

Insuficiencia ístmico-cervical y gestación

Se define como la incapacidad del cerviz uterino para mantener el embarazo hasta el término, debido a un defecto estructural o funcional. Es una medida obligatoria explorar el cerviz uterino siempre, a de descartar una insuficiencia ístmico-cervical. Las causas incluyen traumatismo obstétrico previo, dilatación o curetajes previos o conización y variantes anatómicas que conducen a una estructura defectuosa del anillo cervical. El porcentaje de incompetencias es de 22,4% en úteros normales, ascendiendo a 45,4% en los úteros infantiles y a 41,6% en úteros atávicos.[22] Si bien es una patología que se pone de manifiesto en el segundo trimestre, puede establecerse el diagnóstico temprano y así realizar el cerclaje cervical como terapéutica del mismo.

Para su diagnóstico se ha empleado clásicamente la ecografía abdominal y, actualmente, se ha introducido la endosonografía vaginal que supera ampliamente las demás posibilidades diagnósticas. Su medición puede alterarse con determinados factores como la repleción vesical, sin embargo este factor no parece influir en la endosonografía vaginal, lo que constituye otra ventaja, ya que esta técnica se practica con vejiga vacía. Consecuentemente son muchos los autores que consideran, la endosonografia vaginal, la más idónea para el diagnóstico del cuadro. Fundamentalmente valoramos:

A) Longitud cervical: por vía transvaginal, de 32 a 48 mm son las medidas promedio normales (Fig. 3-36). Si no se cuenta con ecografía transvaginal, por vía transabdominal las medidas promedio son de 30-50 mm (Fig. 3-37).
B) Diámetro OCI con ecografía transabdominal es de 8 mm, como máximo, y con ecografía transvaginal de 5 mm.

Insuficiência istmocervical e gestação

É definida como a incapacidade que possui a cérvice uterina em manter a gravidez até o termo em virtude de um defeito estrutural ou funcional. É indispensável que se explore a cérvice uterina, a fim de se descartar uma insuficiência istmocervical. As causas incluem traumatismo obstétrico, dilatação ou curetagens prévios ou conização e variantes anatômicas, que induzem a uma estrutura defeituosa do anel cervical. A porcentagem de incompetências é de 22,4% em úteros normais, aumentando para 45,4% nos infantis e 41,6% nos atávicos.[22] Apesar de ser uma patologia cujo aparecimento se dê no segundo trimestre, o diagnóstico pode ser estabelecido precocemente, utilizando-se a cerclagem cervical como tratamento.

Para seu diagnóstico vem-se empregando a ecografia abdominal, mas recentemente se introduziu a endossonografia vaginal, que supera amplamente as demais possibilidades diagnósticas. Sua medição pode ser alterada por determinados fatores, como a repleção vesical; entretanto, esse fator não parece influir na endossonografia vaginal, o que constitui outra vantagem, visto que esta técnica é praticada com a bexiga vazia. Conseqüentemente, são muitos os autores que consideram a endossonografia vaginal o método mais eficaz para o diagnóstico do quadro. Fundamentalmente avaliamos:

A) Comprimento cervical: por via transvaginal, as medidas médias normais são de 32 a 48 mm (Fig. 3-36). Se não se dispõe de ecografia transvaginal, por via transabdominal as medidas são de 30 a 50 mm (Fig. 3-37).
B) O diâmetro do OCI com ecografia transabdominal é de 8 mm no máximo, e com ecografia transvaginal, 5 mm.

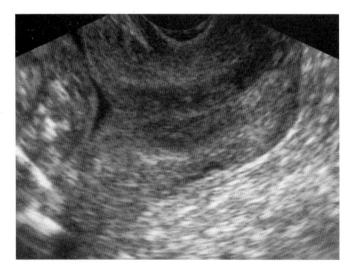

Fig. 3-36. Aspecto del cerviz normal por ecografía transvaginal en el primer trimestre.

Fig. 3-36. Aspecto da cérvice normal por ecografia transvaginal no primeiro trimestre.

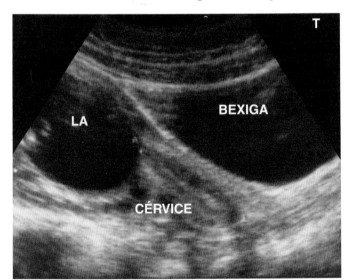

Fig. 3-37. Cx. normal en el embarazo por vía transabdominal. Longitud de 45 mm.

Fig. 3-37. Cérvice normal em gravidez por via transabdominal. Comprimento de 45 mm.

C) Morfología del canal cervical, valorando el diámetro transverso cervical en el punto medio entre ambos orificios y la apertura del canal cervical que se mantiene constante desde las 10 semanas (5 mm; DE 1 mm).[23]

D) Morfología y grosor del segmento uterino inferior.

Como **imágenes de normalidad** se consideran (Fig. 3-36):

1. Cx. Formado.
2. OCI. Cerrado.
3. Canal de bordes paralelos.
4. Canal en forma de cono, con angulación dirigida al OCI.
5. Ausencia de herniación.

Respecto al cuadro clínico, parece posible garantizar que ciertas imágenes pueden considerarse muy específicas de **incompetencia cervical**:

1. Imagen de herniación de membranas (Fig. 3-38).
2. Imagen de saculación del segmento uterino inferior.
3. Acortamiento del cerviz (Fig. 3-39).

Con estos parámetros, en combinación con la clínica y exploración, y su control entre las semanas 12 y 24, podría evitarse un gran número de pérdidas gestacionales.

Tumores ováricos y gestación

La frecuencia de la asociación de las tumoraciones ováricas con el embarazo oscila entre el 0,5 y el 5 %. Es importante realizar su diagnóstico durante el primer trimestre, cuando la gestante debe someterse a la primera exploración ecográfica. Caso de que no se diagnostiquen en estas fases precoces, su diagnóstico posterior será más difícil y pueden pasar desapercibidos hasta que presenten síntomas o ser diagnosticados en el curso de una cesárea

C) Morfologia do canal cervical, avaliando-se o diâmetro transversal cervical no ponto médio entre ambos os orifícios e a abertura do canal cervical, que se mantém constante a partir da 10ª semana (5 mm; DE 1 mm).[23]

D) Morfologia e grossura do segmento uterino inferior.

Consideram-se **imagens de normalidade** (Fig. 3-36):

1. Formato do colo.
2. OCI fechado.
3. Canal de margens paralelas.
4. Canal em forma de cone, com angulação dirigida ao orifício interno.
5. Ausência de herniação.

No que tange ao quadro clínico, parece possível afirmar que certas imagens podem ser consideradas muito específicas de **incompetência cervical**:

1. Imagem de herniação de membranas (Fig. 3-38).
2. Imagem de saculação do segmento uterino inferior.
3. Encurtamento da cérvice (Fig. 3-39).

Com esses parâmetros, juntamente com a clínica e a pesquisa, além de seu controle entre as semanas 12 e 24, seria possível evitar um grande número de perdas gestacionais.

Tumores ovarianos e gestação

A freqüência da associação das tumorações ovarianas com a gravidez oscila entre 0,5 e 5%. É importante fazer seu diagnóstico durante o primeiro trimestre, quando a gestante deve ser submetida à primeira exploração ecográfica. Caso não sejam diagnosticadas em fases precoces, seu diagnóstico posterior será mais difícil, podendo essas tumorações passarem despercebidas até que se apresentem sintomas, ou serem diagnosticadas durante uma cesárea

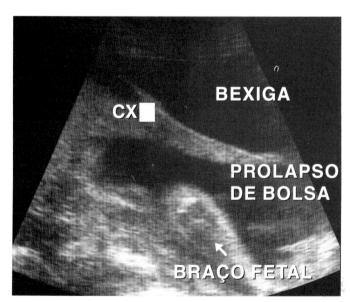

Fig. 3-38. Cx. incompetente y prolapso de bolsa amniótica.

Fig. 3-38. Cérvice incompetente e prolapso de bolsa amniótica.

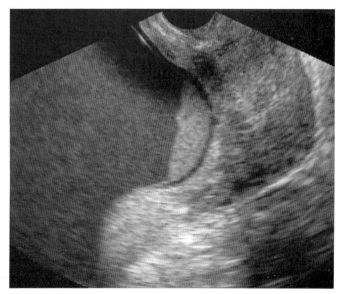

Fig. 3-39. Cx. acortado con embudización.

Fig. 3-39. Cérvice encurtada com tamponamento.

o durante una complicación como la rotura o torsión. La torsión asociada al embarazo o al puerperio tiene una frecuencia mayor que en la mujer no embarazada.[24]

Podemos diagnosticar **tumores orgánicos durante la gestación**, patología benigna como los teratomas, cistoadenomas serosos, cistoadenomas mucinosos y endometriomas o patología maligna como algunos cánceres de ovario.

La imagen ecográfica es muy diferente en función de las características de las tumoraciones ováricas que se expresan en la Tabla 3-1.

Lo más frecuente es que se trate de un quiste funcional ovárico, como el **cuerpo lúteo de gran tamaño (> 4 cm)** que se observa como una formación econegativa, de bordes precisos y contornos regulares (Fig. 3-40). En los casos de gran tamaño se aconseja un control ecográfico para medir nuevamente el volumen al principio del segundo trimestre, cuando normalmente habrá desaparecido. También puede ser un **quiste lúteo hemorrágico** (Fig. 3-41), formación semejante a la anterior, aunque en su interior aparecen ecos lineales que corresponden a la fibrina.

El **Doppler color ginecológico** se aplica en el estudio de las masas ováricas y es utilizado para el diagnóstico diferencial entre quistes y carcinoma ovárico:

- De utilidad en sospecha de una torsión por la ausencia de flujo.
- El estudio del índice de resistencia (IR) revela valores superiores a 0,50 para las lesiones benignas e inferiores a 0,40 con una neovascularización evocadora de neoplasia (Fig. 3-42).
- El índice de pulsatilidad (IP) menor a 1 también es asociado con la patología maligna.[25]
- La existencia de espectros anormales en la periferia y dentro del tumor y el aumento de la sístole nos hablan de un tumor maligno.

ou uma complicação, como ruptura ou torção. A torção associada à gravidez ou ao puerpério apresenta freqüência mais elevada do que entre mulheres não-grávidas.[24]

Podem-se diagnosticar **tumores durante a gestação**, os quais podem representar patologia benigna, como teratomas, cistoadenomas serosos ou mucinosos e endometriomas, ou maligna, como alguns cânceres de ovário.

A imagem ecográfica é muito diferente em função das características das tumorações ovarianas, as quais se encontram na Tabela 3-1.

O mais freqüente é que se trate de um cisto funcional ovariano, como o **corpo lúteo grande (> 4 cm)**, que se observa como uma formação econegativa, de margens precisas e contornos regulares (Fig. 3-40). Nos casos de grande tamanho, aconselha-se um controle ecográfico para medir novamente o volume no começo do segundo trimestre, quando normalmente terá desaparecido. Também pode ser um **cisto lúteo hemorrágico** (Fig. 3-41), cuja formação se assemelha à anterior, embora em seu interior apareçam ecos lineares que correspondem à fibrina.

O **Doppler colorido ginecológico** é aplicado no estudo das massas ovarianas, sendo utilizado para o diagnóstico diferencial entre cisto e carcinoma ovariano:

- Utilizado na suspeita de torção por ausência de fluxo.
- O estudo do índice de resistência (IR) revela valores superiores a 0,50 para as lesões benignas e inferiores a 0,40 com uma neovascularização evocativa de neoplasia (Fig. 3-42).
- Índice de pulsatilidade (IP) menor que 1 também é associado à patologia maligna.[25]
- A existência de espectros anormais na periferia e dentro do tumor e o aumento da sístole são indícios de um tumor maligno.

Tabla 3-1. Características ecográficas de las tumoraciones ováricas	
Benignas	**Malignas**
Unilocular, multilocular	Multilocular
Unilateral	Bilateral
Aspecto homogéneo del contenido	Heterogéneo
Paredes finas	Paredes gruesas
Contornos regulares	Contornos irregulares
Tabiques finos	Tabiques gruesos
Ausencia de vegetaciones	Vegetaciones intra o extraquísticas
Ausencia de masas sólidas	Masas sólidas
Ausencia de septos irregulares	Septos irregulares

Tabela 3-1. Características ecográficas das tumorações ovarianas	
Benignas	**Malignas**
Unilocular, multilocular	Multilocular
Unilateral	Bilateral
Aspecto homogêneo do conteúdo	Heterogêneo
Paredes finas	Paredes grossas
Contornos regulares	Contornos irregulares
Septos finos	Septos grossos
Ausência de vegetações	Vegetações intra ou extracísticas
Ausência de massas sólidas	Massas sólidas
Ausência de septos irregulares	Septos irregulares

Otra patología son los **quistes secundarios a una hiperestimulación del ovario**, los que se observan con frecuencia en pacientes que han conseguido el embarazo por una técnica de reproducción asistida.

En este caso, el aspecto ecográfico de los ovarios es distintivo: aparece agrandamiento del ovario debido, principalmente, a la presencia de numerosos quistes grandes de paredes delgadas que suelen adoptar una localización periférica y pueden reemplazar la mayor parte del ovario (Fig. 3-43). En casos severos se puede observar líquido libre en el abdomen y pelvis que procede de los ovarios.

Cistos secundários a uma hiperestimulação do ovário representam outra patologia freqüentemente observada em pacientes que engravidaram por meio de reprodução assistida.

Neste caso, o aspecto ecográfico dos ovários é distintivo: há aumento do ovário, principalmente, pela presença de numerosos cistos grandes de paredes finas que costumam ter localização periférica e podem substituir a maior parte do ovário (Fig. 3-43). Em casos graves pode-se observar líquido livre no abdômen e na pélvis procedente dos ovários.

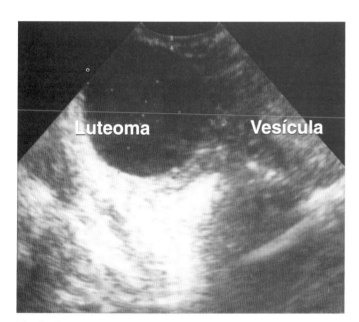

Fig. 3-40. Luteoma y embarazo.

Fig. 3-40. Luteoma e gravidez.

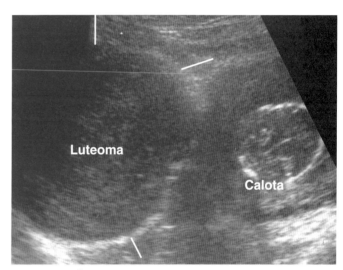

Fig. 3-41. Luteoma hemorrágico de gran tamaño en semana 13.

Fig. 3-41. Luteoma hemorrágico de grande tamanho na 13ª semana.

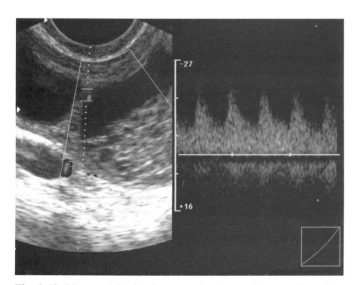

Fig. 3-42. Masa ovárica benigna en el primer trimestre. Doppler. *(Ver en Colores en el CD.)*

Fig. 3-42. Massa ovariana benigna no primeiro trimestre. Doppler. *(Ver em Cores no CD.)*

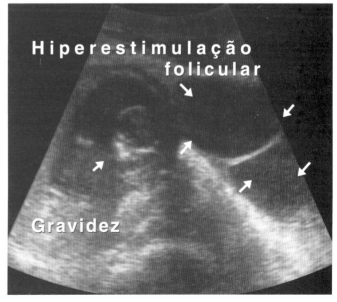

Fig. 3-43. Hiperestimulación ovárica y embarazo.

Fig. 3-43. Hiperestimulação ovariana e gravidez.

BIBLIOGRAFÍA SELECCIONADA / REFERÊNCIAS BIBLIOGRÁFICAS

1. Randel SB, Findelbus MS. Amniotic sheets. *Radiology* 1988 Mar.;166(3):633-36.
2. NCHS. Advanced report of final mortality statistics, 1992. Hyattsville, Maryland: US Department of Hervicealth Service, CDC, 1994. (Monthly vital statistics report; vol 43, no. 6, suppl.)
3. Souka AP, Pilalis A, Kavalakis I *et al.* Screening for al abnormalit 4-week ultrasound scan. *Am J Obstet Gynecol* 2006 Feb.;194(2):393-96.
4. Saltvedt S, Almström H, Kublickas M *et al.* Detection of malformations ineasound at 12 or 18 weeks of gestatio trial in 39,572 pregnancies. *BJOG* 2006 June;113(6):664-74.
5. Dane B, Dane C, Siuri D *et al.* Ultrasound screening for fetal major abnormalities at 11-14 weeks. *Acta Obstet Gynecol Scand.* 2007;86(6):666-70.
6. Sonek J. First trimester ultrasonography in screening and detection of fetal anomalies. *Am J Med Genet Part C Semin Med Genet* 2007;145C:45-61.
7. Malone FD, Ball RH, Nyberg DA *et al.* First-trimester septated cystic hygroma: prevalence, natural history, and pediatric outcome faster trial research consortium. *Obstet Gynecol* 2005 Aug.;106(2):288-94.
8. Bair JH, Russ PD, Pretorius DH *et al.* Fetal omphalocele and gastroschisis: a review of 24 cases. *AJR Am J Roentgenol* 1986 Nov.;147(5):1047-51.
9. Saada J, Oury JF, Vuillard E *et al.* Gastroschisis. *Clin Obstet Gynecol* 2005;48(4):964-72.
10. Eggink BH, Richardson CJ, Malloy MH *et al.* Outcome of gastroschisis: a 20-year case review of infants with gastroschisis born in Galveston, Texas. *J Pediatr Surg* 2006;41(6):1103-8.
11. Callen P. Ultrasonography. In: *Obstetrics and gynecology.* 4th ed. Philadelphia: WB Saunders Company: Trad. Buenos Aires: Ed. Médica Panamericana, 2000.
12. Nicolaides KH, Falcón O. *The 11–13⁺⁶ weeks scan.* London: *The Fetal Medicine Foundation.* 2004.
13. Bronshtein M, Amit A, Achiron R *et al.* The early prenatal sonographic diagnosis of renal agenesis: techniques and possible pitfalls. *Prenat Diagn* 1994 Apr.;14(4):291-97.
14. Gallo M, Eguiluz I, Barber M *et al.* Patología ginecológica asociada a la gestación. *Prog Diag* Prenat 1999;11:509-23.
15. Cooper NP, Okolo S. Fibroids in pregnancy-common but poorly understood. *Obstet Gynecol Surv* 2005 Feb.;60(2):132-38.
16. Lev-Toaff AS, Coleman BG *et al.* Leiomyomas in pregnancy: sonographic study. *Radiology* 1987 Aug.;164(2):375-80.
17. Rosati P, Exacoustos C, Mancuso S. Longitudinal evaluation of uterine myoma growth during pregnancy: a sonographic study. *J Ultrasound Med* 1992 Oct.;11(10):511-15.
18. Gojnic M, Pervulov M *et al.* Doppler ultrasound as an additional parameter for the evaluation of myomas and the indication of myomectomy during pregnancy. *Fetal Diagn Ther* 2004 Sept./Oct.;19(5):462-64.
19. Nahum GG. Uterine anomalies. How common are they, and what is their distribution among subtypes? *J Reprod Med* 1998 Oct.;43(10):877-78.
20. Rudígoz *et al.* Le pronostic obstétrical des malformations utérines. *J Gynécol Obstét Biol Reprod* 1989;18:185-91.
21. Lemus J. Ectopic pregnancy: an update. *Curr Opin Obstet Gynecol* 2000;12;105.
22. Lewis-Bliehhall *et al.* Medical vs. Surgical treatment of ectopic pregnancy. The University of New Mexico's six years experience. *J Reprod Med* 2001;46:98.
23. Bonilla-Musoloes F. Tratado de endosonografía. In: *Obstetricia y gynecología.* 2th ed. Barcelona: Ediciones Científicas y Técnicas SA 1992;211-30.
24. Rumack C, Wilson S, William Charboneau J. *Diagnostic Ultrasound.* St. Louis: Mosby-Year Book, 1999.
25. Thompson JD, Rock JA. *Te linde ginecología quirúrgica.* 7th ed. Buenos Aires, Madrid: Médica Panamericana, 1993.
26. Copel JA, Reed KL. *Doppler ultrasound in obstetrics and gynecology.* New York: Raven Press, 1995.

CAPÍTULO 4

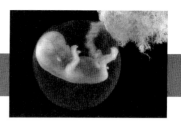

DESARROLLO Y EVALUACIÓN DE UN SISTEMA LOGÍSTICO PARA LA IMPLANTACIÓN CLÍNICA DEL CRIBADO COMBINADO (ECOGRÁFICO Y BIOQUÍMICO) DE CROMOSOMOPATÍAS EN EL PRIMER TRIMESTRE DE LA GESTACIÓN. PROYECTO FETALTEST

DESENVOLVIMENTO E AVALIAÇÃO DE UM SISTEMA LOGÍSTICO PARA A IMPLANTAÇÃO CLÍNICA DE SCREENING COMBINADO (ECOGRÁFICO E BIOQUÍMICO) DE ANOMALIAS CROMOSSÔMICAS NO PRIMEIRO TRIMESTRE DE GESTAÇÃO. PROGRAMA FETALTEST

J. C. Santiago ◆ D. Ramos ◆ M. Gallo

INTRODUCCIÓN

En los últimos años se han desarrollado técnicas de cribado de diversas cromosomopatías mediante marcadores ecográficos y bioquímicos que, integrados con la edad materna mediante algoritmos de cálculo muy sofisticados, obtienen altas tasas de detección con pequeñas tasas de falsos positivos y permiten seleccionar a las gestantes de alto riesgo para técnicas invasivas de diagnóstico prenatal.[1] Estudios recientes de base poblacional[2-4] han aportado la evidencia científica sobre la eficacia de estas técnicas, permitiendo pasar de la fase de investigación a la práctica clínica.

Sin embargo, la implantación clínica de las técnicas de cribado de cromosomopatías se ven limitadas por el requerimiento de una infraestructura compleja, tanto en el aspecto de personal (con necesidad de entrenamiento en las técnicas de medición de marcadores ecográficos), como de material (ecógrafos de alta resolución, analizadores de marcadores bioquímicos específicos, sistemas computarizados de cálculo del riesgo) y de control (dispositivos de control de calidad, dispositivos de control de los resultados del cribado).

El proyecto FetalTest, auspiciado por la Sociedad Española de Ginecología y Obstetricia (SEGO) y por la Sociedad IberoAmericana de Diagnóstico y Tratamiento Prenatal (SIADTP), tiene el objetivo de desarrollar una infraestructura logística que permita solventar las dificultades prácticas de implantación de las técnicas de cribado en el primer trimestre.

HIPÓTESIS DEL TRABAJO

El proyecto Fetaltest se estructura en base a las siguientes hipótesis de trabajo:

- El cribado combinado (bioquímico y ecográfico) del primer trimestre permite seleccionar a las gestantes de alto riesgo para técnicas invasivas de diagnóstico prenatal con mayores tasas de detección y menores tasas de falsos positivos que los sistemas basados exclusivamente en la edad materna.
- La implantación clínica del cribado combinado del primer trimestre exige la disponibilidad de sistemas de control de calidad de los resultados.
- El desarrollo de una logística que permita la implantación clínica del cribado del primer trimestre puede mejorar la efectividad de los programas actuales de diagnóstico prenatal de cromosomopatías.

OBJETIVOS

Objetivo general

- Desarrollar un sistema logístico que permita la introducción del cribado combinado (bioquímico y ecográfico) de cromosomopatías en el primer trimestre de la gestación en la práctica clínica.
- Evaluar el rendimiento de dicho sistema logístico.

INTRODUÇÃO

Nos últimos anos, técnicas de *screening* de diversas anomalias cromossômicas foram desenvolvidas por meio de marcadores ecográficos e bioquímicos que, junto com a idade materna e mediante algoritmos de cálculo sofisticados, obtêm altas taxas de detecção com baixo índice de falso-positivos e permitem selecionar as gestantes de alto risco para técnicas invasivas de diagnóstico pré-natal.[1] Estudos recentes de base populacional[2-4] contribuíram com evidências científicas sobre a eficácia dessas técnicas, permitindo passar da fase de investigação para a prática clínica.

Entretanto a implantação clínica das técnicas de *screening* de anomalias cromossômicas está limitada pela necessidade de uma infra-estrutura complexa, tanto no que diz respeito a pessoal (com necessidade de treinamento nas técnicas de medição de marcadores ecográficos), como a material (ecógrafos de alta resolução, analisadores de marcadores bioquímicos específicos, sistemas computadorizados de cálculo de risco) e controle (dispositivos de controle de qualidade e dos resultados do *screening*).

O programa FetalTest, promovido pela Sociedad Española de Ginecología y Obstetricia (SEGO) e pela Sociedad IberoAmericana de Diagnóstico y Tratamento Pré-natal (SIADTP), tem como objetivo desenvolver uma infra-estrutura logística que permita solucionar as dificuldades práticas de implantação das técnicas de *screening* no primeiro trimestre.

HIPÓTESE DE TRABALHO

O programa FetalTest é estruturado com base nas seguintes hipóteses de trabalho:

- O *screening* combinado (bioquímico e ecográfico) do primeiro trimestre permite selecionar as gestantes de alto risco para técnicas invasivas de diagnóstico pré-natal com taxas de detecção e índices de falso-positivos menores que os sistemas baseados exclusivamente na idade materna.
- A implantação clínica do *screening* combinado do primeiro trimestre exige a disponibilidade de sistemas de controle de qualidade dos resultados.
- O desenvolvimento de uma logística que permita a implantação clínica do *screening* do primeiro trimestre pode melhorar a efetividade dos programas atuais de diagnóstico pré-natal de anomalias cromossômicas.

OBJETIVOS

Objetivos gerais

- Desenvolver um sistema logístico que permita a introdução do *screening* combinado (bioquímico e ecográfico) de anomalias cromossômicas no primeiro trimestre da gestação na prática clínica.
- Avaliar o rendimento do sistema logístico.

Objetivos específicos

- Organizar una estructura docente que permita la formación continua de ecografistas y la uniformidad de criterios en la medición de marcadores ecográficos de cromosomopatías en el primer trimestre.
- Evaluar el uso de un sistema de control de calidad de las mediciones ecográficas.
- Desarrollar un sistema de cálculo computarizado que pueda estar disponible y ser usado en toda la región.
- Implementar una base de datos que permita la adquisición de parámetros poblacionales propios, para la adecuación de los cálculos a las características ambientales, étnicas y culturales de nuestro entorno.
- Desarrollar un sistema de control de la calidad del cribado.

MATERIAL Y MÉTODO

El proyecto Fetaltest es un estudio multicéntrico de gestantes atendidas para el control de su embarazo en el ámbito ibero-americano, y que deseen ser sometidas al cribado combinado de cromosomopatias del primer trimestre.

El método de cribado combinado se basará en el cálculo del riesgo en función de cuatro parámetros:

- Edad materna en la fecha del cribado.
- Medición de la translucencia nucal.
- Determinación serológica de PAPP-A.
- Determinación serológica de la subunidad β libre de la HCG.

El proyecto permite usar el modelo de cribado combinado (parámetros ecográficos y bioquímicos) o el modelo basado en la medición de la Translucencia Nucal aisladamente.

El uso de parámetros bioquímicos exige el cumplimiento de las siguientes condiciones:

- Deben usarse equipos y reactivos especialmente diseñados y que realicen las determinaciones de cada marcador en el rango de concentración apropiado para el cribado del SD.
- Cada laboratorio debe adoptar controles internos de la precisión de las determinaciones (precisión intra e inter ensayo). Además, es muy recomendable suscribir un control externo con agencias internacionales como la United Kingdom National External Quality Assessment Schemes (UK NEQAS) for Maternal Serum Screening.

La medición de la TN será realizada según el último estándar de la Fetal Medicine Foundation[5] y con ecógrafos de alta resolución, que tengan adecuada capacidad de magnificación de las imágenes y sean capaces de medir en décimas de milímetro.

Objetivos específicos

- Organizar uma estrutura docente que permita a formação contínua de ecografistas e a uniformidade de critérios na medição de marcadores ecográficos de anomalias cromossômicas no primeiro trimestre.
- Avaliar o uso de um sistema de controle de qualidade das medições ecográficas.
- Desenvolver um sistema de cálculo computadorizado que seja disponível e possa ser usado em toda a região.
- Implementar uma base de dados que permita a aquisição de parâmetros populacionais próprios para a adequação dos cálculos às características ambientais, étnicas e culturais de nosso meio.
- Desenvolver um sistema de controle de qualidade do *screening*.

MATERIAL E MÉTODO

O programa FetalTest é um estudo multicêntrico de gestantes atendidas para o controle de sua gravidez em âmbito ibero-americano e que desejem ser submetidas ao *screening* combinado de anomalias cromossômicas do primeiro trimestre.

O método de *screening* combinado terá como base o cálculo do risco em função de quatro parâmetros:

- Idade materna na data do *screening*.
- Medição da translucência nucal.
- Determinação sorológica de PAPP-A.
- Determinação sorológica da subunidade β livre de HCG.

O programa permite utilizar o modelo de *screening* combinado (parâmetros ecográficos e bioquímicos) ou o modelo baseado na medição da translucência nucal isoladamente.

O uso de parâmetros bioquímicos exige que se cumpram as seguintes condições:

- Devem-se usar aparelhos e reagentes especialmente desenhados e que realizem as determinações de cada marcador na categoria de concentração apropriada ao *screening* da SD.
- Cada laboratório deve adotar controles internos de precisão das determinações (precisão intra e interensaio). Entretanto é recomendável estar de acordo com agências internacionais como a United Kingdom National External Quality Assessment Schemes (UK NEQAS) for Maternal Serum Screening.

A medição da TN será realizada segundo o último padrão da Fetal Medicine Foundation[5] e com ecógrafos de alta resolução, que possuam adequada capacidade de magnificação das imagens e sejam capazes de medir em décimos de milímetro.

En todos los casos, deberán recogerse, además de los valores de los marcadores, otros datos que son usados en el cálculo del riesgo, tales como:

- Longitud céfalo caudal.
- Peso materno.
- Ascendencia étnica.
- Gemelaridad.
- Antecedente de hijo previo con cromosomopatías.

Así mismo, deberán considerarse datos relativos a los resultados de las técnicas invasivas, caso estas se realicen, y del seguimiento de las gestaciones no sometidas a técnicas invasivas.

El cálculo del riesgo se realiza mediante un algoritmo basado en el modelo univariable o multivariable Gaussiano de los Múltiplos de la Mediana (MoM), mediante un programa informático desarrollado específicamente para este estudio, el que está disponible 'on line' en Internet, en la página www.fetaltest.com, lo que permite su difusión universal en el ámbito del estudio. Este sistema incorpora una base de datos para almacenar, de forma anónima, los resultados de los marcadores y del seguimiento de la gestación.

Podrán participar en el estudio todos los ginecólogos que lo soliciten, sean del ámbito el ejercicio público o privado. Previamente a la incorporación al estudio, los médicos participantes deberán recibir un curso teórico-práctico de formación, entrenamiento y uniformización en la medición de la TN. Los profesionales también serán capacitados en nociones necesarias sobre las técnicas del cribado y el uso de la herramienta informática mencionada.

Con el propósito de facilitar la incorporación de participantes, se realizarán cursos de formación en diversas localidades dentro el ámbito territorial del estudio. Se pretende, así mismo, que estos cursos tengan una periodicidad bimensual.

El curso comenzó a impartirse en enero de 2005 y el programa del curso comprende los siguientes contenidos:

1. Introducción al cribado de aneuploidías en el primer trimestre.
2. Marcadores bioquímicos.
3. Marcadores ecográficos.
4. Medición de la translucencia nucal.
5. Control de calidad del cribado de aneuploidías.
6. Aprendiendo a usar FetalTest.

Una vez que hayan concluido el curso teórico-práctico y enviado 5 fotos de TN, DV, HN, FL, HL, para evaluación por la sociedad cientifica correspondiente, los asistentes reciben una autorización provisional (nombre de usuario y contraseña) que les permitirá usar gratuitamente el programa informático de cálculo disponible en Internet (www.fetaltest.com).

El control de calidad

El control de calidad se efectuará de modo centralizado y periódicamente, cada vez que el usuario haya introducido los datos de 200 nuevas gestantes, mediante auditoría de la base de datos generada y según los parámetros siguientes:

Em todos os casos, dever-se-ão reunir, além dos valores dos marcadores, outros dados utilizados no cálculo do risco, como:

- Comprimento cefalocaudal (CCN).
- Peso materno.
- Ascendência étnica.
- Gemelaridade.
- Antecedente de filho com anomalias cromossômicas.

Assim mesmo, dever-se-ão considerar dados relativos aos resultados das técnicas invasivas, caso estas se realizem, e do seguimento das gestações não submetidas a técnicas invasivas.

O cálculo do risco é feito mediante um algoritmo com base no modelo Gaussiano univariável ou multivariável dos Múltiplos da Mediana (MoM), a partir de um programa de informática desenvolvido especificamente para esse estudo e que está disponível no site www.fetaltest.com, o que permite sua divulgação mundial no âmbito do estudo. Esse sistema incorpora uma base de dados para armazenar, de forma anônima, os resultados dos marcadores e do seguimento da gestação.

Poderão participar do estudo todos os ginecologistas que o solicitem, sejam de área pública ou privada. Antes de se incorporarem ao estudo, os médicos participantes deverão participar de um curso teórico-prático de formação, treinamento e uniformização da medição da TN. Os profissionais também serão capacitados com noções necessárias sobre as técnicas do *screening* e o uso da ferramenta informática mencionada.

Com o propósito de facilitar a incorporação de participantes, realizar-se-ão cursos de formação em diversas localidades no âmbito territorial do estudo. Pretende-se que esses cursos sejam bimestrais.

O curso teve início em janeiro de 2005, e seu programa compreende os seguintes conteúdos:

1. Introdução ao *screening* de aneuploidias no primeiro trimestre.
2. Marcadores bioquímicos.
3. Marcadores ecográficos.
4. Medição da translucência nucal.
5. Controle de qualidade do *screening* de aneuploidias.
6. Aprendendo a usar o FetalTest.

Uma vez concluído o curso teórico-prático, e enviadas 5 fotos de TN, DV, ON, FL, HL para avaliação pela sociedade científica correspondente, os participantes recebem uma autorização provisória (nome do usuário e senha) que lhes permitirá usar gratuitamente o programa de cálculo disponível na Internet (www.fetaltest.com).

Controle de qualidade

O controle de qualidade será feito de maneira centralizada e periodicamente, cada vez que o usuário introduzir os dados de 200 novas gestantes, mediante auditoria da base de dados gerada e conforme os seguintes parâmetros:

1. El rendimiento global del cribado, en función de los parámetros estadísticos de la tasa de falsos positivos y la tasa de detección que se obtengan como resultado del cribado, y su relación con la distribución de edad materna de la población cribada por cada ecografista.
2. La comprobación de la bondad de las medianas de los marcadores bioquímicos y ecográficos usadas por cada usuario, la que se realiza calculando la media de los MoMs de una población amplia de gestantes. En teoría, la media de los MoMs debe ser 1. Se consideran adecuadas las medianas si la media de los MoMs no se desvía más de un 10% de la unidad.
3. Análisis de la distribución de las medianas de los MoMs de los marcadores bioquímicos y ecográficos a lo largo del tiempo.[6]
4. La validación empírica de los resultados.[7]

Si la auditoría resulta insatisfactoria, se procederá a una investigación pormenorizada para identificar las causas y posibles soluciones a implementar en cada caso particular. Los resultados serán comunicados al usuario auditado. Si se comprueba o sospecha que la técnica de medición de la TN no es la adecuada, será solicitada la remisión de 10 imágenes para comprobar la correcta realización de las mediciones.

Para facilitar la autoevaluación periódica, cada usuario tiene acceso continuo y permanente al sistema de evaluación de los resultados globales de sus propios datos, mediante una herramienta informática disponible en FetalTest.

NUEVAS PRESTACIONES DE FETALTEST

Dado que el cribado combinado del primer trimestre fue considerado como el más eficiente, Fetaltest se diseñó, en principio, para extender el uso de esta modalidad de cribado en nuestro medio. No obstante, en los últimos años, se han producido numerosas publicaciones que sugieren que otros tipos de cribado (fundamentalmente los basados en el uso integrado de marcadores del primer y segundo trimestres) pueden alcanzar e incluso mejorar la eficiencia del cribado combinado del primer trimestre.[8] Esta situación ha hecho con que Fetaltest evolucione, acompañado el conocimiento científico actualmente disponible, e implemente, en la nueva versión Fetaltest v. 2.1, todas las estrategias de cribado actualmente emergentes.

Así, la versión actual permite incorporar nuevas variables al cribado combinado del primer trimestre; realizar el cribado integrado del primer y segundo trimestres (sólo serológico o con Translucencia Nucal),[8] cualquier modalidad de cribado secuencial[9-13] e, incluso, el uso del cribado con la repetición de marcadores en el primer y segundo trimestres.[14]

1. O rendimento global do *screening*, em função dos parâmetros estatísticos das taxas de falso-positivos e de detecção que se obtenham como resultado, e sua relação com a distribuição de idade materna da população rastreada por cada ecografista.
2. A comprovação da qualidade das medianas dos marcadores bioquímicos e ecográficos utilizados por cada usuário, a qual se realiza calculando a média dos MoMs de uma grande população de gestantes. Teoricamente, a média dos MoMs deve ser 1. São adequadas as medianas cuja média dos MoMs não se desvie mais de 10% da unidade.
3. Análise da distribuição das medianas dos MoMs dos marcadores bioquímicos e ecográficos ao longo do tempo.[6]
4. A comprovação empírica dos resultados.[7]

Se a auditoria for insatisfatória, proceder-se-á a uma pesquisa pormenorizada para identificar as causas e possíveis soluções a serem implementadas em cada caso em particular. Os resultados serão comunicados ao usuário que houver passado pela auditoria. Se houver comprovação ou suspeita de que a técnica de medição da TN não foi a adequada, será solicitado o envio de 10 imagens para se comprovar a correta realização das medições.

Para facilitar a auto-avaliação periódica, cada usuário terá acesso contínuo e permanente ao sistema de avaliação dos resultados globais de seus próprios dados, mediante uma ferramenta disponível no site do FetalTest.

NOVAS CONTRIBUIÇÕES DO FETALTEST

Visto que o *screening* combinado do primeiro trimestre foi considerado o mais eficiente, o FetalTest foi desenhado, a princípio, para estender o uso desta modalidade de *screening* em nosso meio. Não obstante, nos últimos anos, produziram-se várias publicações que sugerem que outros tipos de *screening* (fundamentalmente os baseados no uso integrado de marcadores de primeiro e segundo trimestres) são capazes, inclusive, de melhorar a eficiência do *screening* combinado do primeiro trimestre.[8] Essa situação fez com que o FetalTest evoluísse, acompanhando o conhecimento científico atualmente disponível, e implementasse, na nova versão FetalTest v. 2.1, todas as estratégias de *screening* atualmente emergentes.

Assim, a versão atual permite: incorporar novas variáveis ao *screening* combinado do primeiro trimestre; realizar o *screening* integrado de primeiro e segundo trimestres (somente sorológico ou com translucência nucal);[8] qualquer modalidade de *screening* seqüencial[9-13] e, inclusive, aquele com a repetição de marcadores no primeiro e segundo trimestres.[14]

DOCUMENTO DE CONSENTIMIENTO INFORMADO PARA CRIBADO DE CROMOSOMOPATIAS EN EL PRIMER TRIMESTRE

DOÑA.. (NOMBRE Y DOS APELLIDOS DE LA PACIENTE) DE......... AÑOS DE EDAD. CON DOMICILIO EN.. y DNI......................

DON...(NOMBRE Y DOS APELLIDOS) DE............... AÑOS DE EDAD, CON DOMICILIO EN .... y DNI nº...................... EN CALIDAD DE .... (REPRESENTANTE LEGAL, FAMILIAR O ALLEGADO) DE...(NOMBRE Y DOS APELLIDOS DE LA PACIENTE).

DECLARO:
QUE EL DOCTOR/A...(NOMBRE Y DOS APELLIDOS DEL FACULTATIVO QUE PROPORCIONA LA INFORMACION) me ha informado de la posibilidad de efectuar una <u>PRUEBA DE CRIBADO DE CROMOSOMOPATÍAS EN EL PRIMER TRIMESTRE</u> de mi gestación.
Se me ha explicado, he comprendido y he aceptado que:

1. Existen algunas alteraciones congénitas debidas a defectos cromosómicos, en las que falta o sobra de forma parcial o total alguno de los cromosomas de sus células. Que una de las más frecuentes es el síndrome de Down, en el que existe un cromosoma en exceso (el número 21, por lo que se denomina también trisomía 21), que causa retraso mental y malformaciones en grado variable. Que el síndrome de Down se presenta con mayor frecuencia en mujeres mayores de 35 años, pero que, sin embargo, dos de cada tres nacidos con síndrome de Down lo nacen de madres menores de 35 años por la mayor frecuencia de embarazos en estas edades.

2. La prueba de cribado se realiza a partir del segundo y tercer mes del embarazo (10-14 semanas), y es una prueba no diagnóstica, cuyo resultado nos orientará a pensar si existe o no una cromosomopatía, es decir, una alteración en los cromosomas de mi hijo que pueda tener graves consecuencias en su desarrollo físico y/o mental. El objetivo final es conocer la integridad cromosómica de mi hijo y, de no ser así, permitirme acogerme a la Ley de la Interrupción Voluntaria del Embarazo.

3. Estas pruebas no suponen riesgos significativos y consisten en una extracción de sangre materna y una ecografía. Los resultados de este análisis de sangre y/o de esta ecografía no son definitivos, sino puramente orientativos. Se ofrecen en forma de cifras, que representan un índice de riesgo, un número, que puede ser mayor o menor al riesgo que, de forma natural se tiene por la edad materna, de tener un niño con una anomalía cromosómica. Se considera que es positiva la prueba cuando el riesgo estimado en dicho análisis sea igual o superior a una cifra predeterminada (generalmente 1 en 250).

4. Debe entenderse que el 5% de las pruebas con resultado "positivo" se dan en fetos cromosómicamente normales. Por ello este resultado no significa necesariamente que el feto esté afectado sino simplemente la probabilidad de que sea así. También la prueba puede resultar falsamente negativa en 1 de cada 4 casos de síndrome de Down.

5. En caso de que la prueba sea "positiva" se me ofrecerá la posibilidad de confirmar el diagnóstico mediante una segunda prueba; ésta sí invasiva y con cierto riesgo para el embarazo. Estas pruebas son la amniocentesis y la biopsia corial. Estas pruebas se realizan de forma voluntaria y siempre podré rehusarlas. La decisión de realizar o no esta confirmación diagnóstica seguirá siendo mía. Hay aproximadamente un 1% de posibilidades de que el embarazo se interrumpa como consecuencia de la prueba definitiva (biopsia corial o amniocentesis) y de otros riesgos asociados como son la inmunización Rh en caso de madres Rh negativas, la rotura o la infección de la bolsa amniótica, etc.

Así pues se me ha informado sobre las limitaciones inherentes a la prueba de cribado de cromosomopatías en el primer trimestre. He comprendido las explicaciones que se me han facilitado en un lenguaje claro y sencillo, y el facultativo me ha permitido realizar todas las observaciones y me ha aclarado las dudas que le he planteado.
También comprendo que, en cualquier momento y sin necesidad de dar ninguna explicación, puedo revocar el consentimiento que ahora presto.
Por ello, manifiesto que estoy satisfecha con la información recibida y que comprendo el alcance de la prueba de cribado de cromosomopatías en el primer trimestre.
Y en tales condiciones,

CONSIENTO
En que se me realice la prueba de cribado de cromosomopatías en el primer trimestre.
En.. (LUGAR Y FECHA)
Fdo. EL MEDICO,   Fdo. LA PACIENTE.

REVOCACION
DOÑA..(NOMBRE Y DOS APELLIDOS DE LA PACIENTE) DE......... AÑOS DE EDAD. CON DOMICILIO EN.. y DNI nº.............................

DON..(NOMBRE Y DOS APELLIDOS) DE............. AÑOS DE EDAD CON DOMICILIO EN................................. y DNI nº............... EN CALIDAD DE................................. (REPRESENTANTE LEGAL, FAMILIAR O ALLEGADO) DE...(NOMBRE Y DOS APELLIDOS DE LA PACIENTE).
Revoco el consentimiento prestado en fecha..
y no deseo proseguir la prueba de cribado de cromosomopatías en el primer trimestre , que doy con esta fecha finalizadas.
En.. (LUGAR Y FECHA)

Fdo. EL MEDICO,   Fdo. LA PACIENTE.

DESENVOLVIMENTO E AVALIAÇÃO DE UM SISTEMA LOGÍSTICO PARA A IMPLANTAÇÃO CLÍNICA DE SCREENING COMBINADO...

DOCUMENTO DE CONSENTIMENTO INFORMADO PARA *SCREENING* DE ANOMALIAS CROMOSSÔMICAS NO PRIMEIRO TRIMESTRE

SENHORA.. (NOME E DOIS SOBRENOMES DA PACIENTE), DE......... ANOS DE IDADE, COM DOMICÍLIO EM.. E RG nº.......................

SENHOR..(NOME E DOIS SOBRENOMES), DE............... ANOS DE IDADE, COM DOMICÍLIO EM.................................... E RG nº............., NA QUALIDADE DE............................. (REPRESENTANTE LEGAL, FAMILIAR OU AMIGO PRÓXIMO) DE .... (NOME E DOIS SOBRENOMES DA PACIENTE),

DECLARO:
QUE O(A) DOUTOR(A)..(NOME E DOIS SOBRENOMES DO MÉDICO QUE DÁ A INFORMAÇÃO) me informou da possibilidade de efetuar uma PROVA DE *SCREENING* DE ANOMALIAS CROMOSSÔMICAS NO PRIMEIRO TRIMESTRE de minha gestação.
Explicou-me, e eu compreendi e aceitei que:

1. Existem algumas alterações congênitas devidas a defeitos cromossômicos, nas quais falta ou sobra, de forma parcial ou total, algum cromossomo de suas células. Que uma das mais freqüentes é a síndrome de Down, em que há um cromossomo em excesso (o de número 21, pelo que se denomina também trissomia 21), que causa atraso mental e malformações em grau variável. Que a síndrome de Down se apresenta com maior freqüência em mulheres com mais de 35 anos, mas que, entretanto, 2 a cada 3 nascidos com síndrome de Down nascem de mães com menos de 35 anos, pela maior freqüência de gestações nestas idades.

2. A prova de *screening* é realizada a partir do segundo e terceiro meses da gravidez (entre 10 e 14 semanas), sendo uma prova não-diagnóstica, cujo resultado nos orientará a pensar se existe ou não uma anomalia cromossômica, ou seja, uma alteração nos cromossomos de meu filho que possa ter graves conseqüências em seu desenvolvimento físico e/ou mental. O objetivo final é conhecer a integridade cromossômica de meu filho e, se for o caso, permitir que me ampare a Lei de Interrupção Voluntária da Gravidez.

3. Estas provas não supõem riscos significativos e consistem na extração de sangue materno e numa ecografia. Os resultados deste exame de sangue e/ou desta ecografia não são definitivos, servindo puramente como orientação e sendo oferecidos em forma de cifras que representam um índice de risco, um número, que pode ser maior ou menor que o risco que, de forma natural, obtém-se pela idade materna de ter um filho com anomalia cromossômica.
Considera-se a prova positiva quando o risco estimado no exame é igual ou superior a uma cifra predeterminada (geralmente 1 em 250).

4. Deve-se entender que 5% das provas com resultado "positivo" pertencem a fetos cromossomicamente normais. Por isso, este resultado não significa necessariamente que o feto esteja afetado, e sim que simplesmente há uma probabilidade. Também a prova pode ter resultado falsamente negativo em 1 a cada 4 casos de síndrome de Down.

5. No caso de a prova ser "positiva", oferecer-me-ão a possibilidade de confirmar o diagnóstico mediante uma segunda prova; esta sim, invasiva e com algum risco para a gravidez. Estas provas são a amniocentese e a biopsia corial, que se realizam de forma voluntária e que sempre poderei reutilizá-las. A decisão de realizar ou não esta confirmação diagnóstica continuará sendo minha. Há aproximadamente 1% de possibilidade de que a gravidez seja interrompida como conseqüência da prova definitiva (biopsia corial ou amniocentese) e de outros riscos associados, como imunização Rh no caso de mães Rh negativas, ruptura ou infecção da bolsa amniótica etc.

Assim, encontro-me informada sobre as limitações inerentes à prova de *screening* de anomalias cromossômicas no primeiro trimestre. Compreendi as explicações, as quais me foram facilitadas por uma linguagem clara e simples, e o médico assistente me permitiu fazer todas as observações e me esclareceu as dúvidas que lhe apresentei.
Também compreendo que, em qualquer momento e sem necessidade de dar alguma explicação, posso revogar o consentimento a que agora me presto.
Por isso, afirmo que estou satisfeita com a informação recebida e que compreendo o alcance da prova de *screening* de anomalias cromossômicas no primeiro trimestre.
E em tais condições,

CONSINTO
Que me seja realizada a prova de *screening* de anomalias cromossômicas no primeiro trimestre.
Em.. (LOCAL E DATA)
Ass. O MÉDICO,   Ass. A PACIENTE

REVOGAÇÃO

SENHORA...(NOME E DOIS SOBRENOMES DA PACIENTE), DE......... ANOS DE IDADE, COM DOMICÍLIO EM.. E RG nº..............................
SENHOR..(NOME E DOIS SOBRENOMES) DE .... ANOS DE IDADE. COM DOMICÍLIO EM .... E RG nº....................... NA QUALIDADE DE .... (REPRESENTANTE LEGAL, FAMILIAR OU AMIGO PRÓXIMO) DE .... (NOME E DOIS SOBRENOMES DA PACIENTE).
Revogo o consentimento prestado na data..
e não desejo prosseguir com as provas de *screening* de anomalias cromossômicas no primeiro trimestre, que dou nesta data por finalizadas.
Em.. (LOCAL E DATA)

Ass. O MÉDICO   Ass. A PACIENTE.

BIBLIOGRAFÍA SELECCIONADA / REFERÊNCIAS BIBLIOGRÁFICAS

1. Pandya PP, Santiago C, Snijders RJ, Nicolaides KH. First trimester fetal nuchal translucency. *Curr Opin Obstet Gynecol* 1995 Apr.;7(2):95-102.

2. Wald NJ, Rodeck C, Hackshaw AK, Walters J, Chitty L, Mackinson AM. SURUSS Research Group. First and second trimester antenatal screening for Down's syndrome: the results of the Serum, Urine and Ultrasound Screening Study (SURUSS). *Health Technol Assess* 2003;7(11):1-77.

3. Wapner R, Thom E, Simpson JL, Pergament E *et al.* First Trimester Maternal Serum Biochemistry and Fetal Nuchal Translucency Screening (BUN) Study Group. First-trimester screening for trisomies 21 and 18. *N Engl J Med* 2003 Oct. 9;349(15):1405-1413.

4. Malone FD, Wald NJ, Canick JA, Ball RH, Nyberg DA *et al.* First and second-trimester evaluation of risk (faster) trial: principal results of the nichd multicenter down syndrome screening study. *Am J Obstet Gynecol* 2003;189:S56.

5. Nicolaides KH. *The 11-13⁺⁶ weeks scan.* London: The Fetal Medicine Foundation, 2004.

6. Wøjdemann KR, Christiansen M, Sundberg K, Larsen SO, Shalmi A, Tabor A. Quality assessment in prospective nuchal translucency screening for Down syndrome. *Ultrasound Obstet Gynecol* 2001;18(6):641-644.

7. Wald NJ, Hackshaw AK, Huttly W, Kennard A. Empirical validation of risk screening for down's syndrome. *J Med Screen* 1996;3:185-187.

8. Wald NJ, Rodeck C, Hackshaw AK, Walters J, Chitty L, Mackinson AM. SURUSS Research Group. First and second trimester antenatal screening for Down's syndrome: the results of the Serum, Urine and Ultrasound Screening Study (SURUSS). *Health Technol Assess* 2003;7(11):1-77.

9. Wright D, Bradbury I, Benn P, Cuckle H, Ritchie K. Contingent screening for down syndrome is an efficient alternative to non-disclosure sequential screening. *Prenat Diagn* 2004 Oct.;24(10):762-6.

10. Benn P, Wright D, Cuckle H. Practical strategies in contingent sequential screening for down syndrome. *Prenat Diagn* 2005 Aug.;25(8):645-52.

11. Wright D, Bradbury I, Benn P, Cuckle H, Ritchie K. Which contingent sequential screening protocol? a response. *Prenat Diagn* 2005 Dec. 15;25(12):1169-1170.

12. Wald NJ, Rudnicka AR, Bestwick JP. Sequential and contingent prenatal screening for down syndrome. *Prenat Diagn* 2006 Sept.;26(9):769-77.

13. Wright D, Bradbury I, Cuckle H, Gardosi J, Tonks A, Standing S, Benn P. Three-stage contingent screening for down syndrome. *Prenat Diagn* 2006 June;26(6):528-34.

14. Palomaki GE, Wright DE, Summers AM, Neveux LM *et al.* Repeated measurement of pregnancy-associated plasma protein-A (PAPP-A) In: Down syndrome screening: a validation study. *Prenat Diagn* 2006 Aug.;26(8):730-9.

CAPÍTULO 5

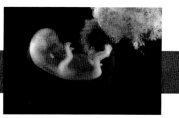

CONTROL DE CALIDAD EN LOS PROGRAMAS DE CRIBADO DE CROMOSOMOPATÍAS DEL PRIMER TRIMESTRE

CONTROLE DE QUALIDADE NOS PROGRAMAS DE SCREENING DE ANOMALIAS CROMOSSÔMICAS DO PRIMEIRO TRIMESTRE

D. Ramos ◆ J. C. Santiago ◆ M. Gallo

INTRODUCCIÓN

Las pruebas de cribado han sido definidas[1] como los tests que se ofrecen sistemáticamente a personas que no presentan síntomas de una determinada enfermedad, a fin de identificar a aquellos individuos que tengan un riesgo suficientemente alto de padecer dicha enfermedad, el mismo que justifique posteriores intervenciones diagnósticas o preventivas. Con estos tests muchos individuos se beneficiarán, mientras otros sufrirán efectos adversos, pero, en términos poblacionales, se produce una ganancia neta en salud.[2] Para que los beneficios de los test de cribado superen los costes sociales (por ejemplo, los daños causados por la angustia de un resultado falsamente positivo) y financieros que conlleva, es esencial que el cribado sea de calidad.[3]

El desarrollo de los test de cribado se produce en unidades de investigación, donde su aplicación alcanza niveles de excelencia por ser conducidos bajo responsabilidad de expertos de primera línea.[2] Sin embargo, la extensión del cribado a la práctica clínica general suele producir un empobrecimiento de los resultados, que obliga a adoptar medidas de control que permitan mantener una aceptable relación entre beneficios y daños originados por el test. Por ello, ningún test de cribado debería ofrecerse mientras no se cuente con criterios de cali-

INTRODUÇÃO

As provas de *screening* foram definidas[1] como testes que se oferecem sistematicamente a pessoas que não apresentam sintomas de uma determinada doença, a fim de identificar aqueles indivíduos que possuam risco suficientemente alto de sofrê-la, o qual justifique posteriores intervenções diagnósticas ou preventivas. Muitos indivíduos se beneficiarão com esses testes, enquanto outros sofrerão efeitos adversos. Entretanto, em termos populacionais, os benefícios para a saúde são importantes.[2] Para que a utilidade dos testes de *screening* supere os custos sociais (p. ex., os danos causados pela angústia de um resultado falsamente positivo) e financeiros implicados, é essencial que o *screening* seja de qualidade.[3]

Os testes de *screening* se desenvolvem em unidades de pesquisa, em que sua aplicação alcança níveis de excelência por serem conduzidos sob a responsabilidade de especialistas de primeira linha.[2] Entretanto, a extensão do *screening* à prática clínica geral costuma empobrecer os resultados, o que obriga à adoção de medidas de controle que permitam manter uma relação aceitável entre benefícios e danos originados pelo teste. Por isso, nenhum teste de *screening* deveria ser feito enquanto não se tivesse critérios de qualidade explícitos, com um sistema de

dad explícitos, un sistema de información que recoja los datos y que permita medir la consecución de estándares y un sistema para la toma de decisiones de gestión, caso no se cumplan los estándares requeridos.[3]

Conscientes de la importancia de los controles de calidad en el ámbito específico del cribado de cromosomopatías en el primer trimestre, algunas sociedades científicas, como el American College of Obstetricians and Gynecologists,[4] están comenzando a pronunciarse en este sentido. Así mismo, algunas instituciones gubernamentales están llevando a cabo otras iniciativas, por ejemplo, el National NHS Down's Syndrome Screening del Reino Unido ha establecido un sistema de control sobre Internet para auditar el desarrollo del programa de cribado de síndrome de Down en Inglaterra.[5]

El abordaje del control de calidad del cribado prenatal de cromosomopatías se ha realizado desde tres enfoques complementarios: el control de calidad de las mediciones de los marcadores, el control de la exactitud del riesgo predicho y el control epidemiológico de la calidad global del cribado.

Control de calidad de las mediciones de los marcadores

Una larga experiencia en el cribado de cromosomopatías mediante marcadores bioquímicos ha llevado a un virtual acuerdo general sobre la forma en que debe realizarse el control de calidad de los marcadores bioquímicos. Sin embargo, la controversia existe cuando se trata del control de calidad de los marcadores ecográficos.

Control de calidad de las mediciones de los marcadores bioquímicos

Las recomendaciones más generalizadas para garantizar la exactitud de las determinaciones son las siguientes:

- Las muestras deben ser analizadas dentro de las 72 horas siguientes a su extracción, pues la β-HCG es termolábil, lo que hace imprecisa la medición de su fracción libre si transcurre más tiempo.[6,7]
- El laboratorio debe adoptar controles internos de la precisión de las determinaciones (precisión intra e inter ensayo) y es muy recomendable suscribir un control externo con agencias internacionales como la United Kingdom National External Quality Assessment Schemes (UK NEQAS) for Maternal Serum Screening.
- Deben usarse equipos para el cribado del SD, reactivos especialmente diseñados para el cribado del SD, que realicen las determinaciones de cada marcador en el rango de concentración apropiado para el cribado del SD.
- Debe controlarse la distribución de los valores de los marcadores para comprobar la bondad de las medianas usadas. En teoría, la media de los Múltiplos de la

informação que reunisse os dados e permitisse medir a obtenção de padrões e outro para a tomada de decisões de gestão, caso não se cumpram os padrões requeridos.[3]

Conscientes da importância dos controles de qualidade no âmbito específico do *screening* de anomalias cromossômicas no primeiro trimestre, algumas sociedades científicas, como o American College of Obstetricians and Gynecologists,[4] estão começando a se pronunciar nesse sentido. Ademais, algumas instituições governamentais estão concluindo outras iniciativas, como, por exemplo, o National NHS Down's Syndrome Screening, do Reino Unido, que estabeleceu um sistema de controle sobre a Internet para auditar o desenvolvimento do programa de *screening* da síndrome de Down na Inglaterra.[5]

A abordagem do controle de qualidade do *screening* pré-natal de anomalias cromossômicas foi feita a partir de três enfoques complementares: o controle de qualidade das medições dos marcadores, o da exatidão do risco previsto e o controle epidemiológico da qualidade global do *screening*.

Controle de qualidade das medições dos marcadores

Uma longa experiência em *screening* de anomalias cromossômicas mediante marcadores bioquímicos levou a um virtual acordo geral sobre a forma como se deve realizar o controle de qualidade dos marcadores bioquímicos. No entanto, a controvérsia existe quando se trata do controle de qualidade dos marcadores ecográficos.

Controle de qualidade das medições dos marcadores bioquímicos

As recomendações mais generalizadas para garantir a exatidão das determinações são as seguintes:

- As amostras devem ser analisadas dentro das 72 horas seguintes à sua extração, pois a β-HCG é termolábil, o que torna imprecisa a medição de sua fração livre se mais tempo for transcorrido.[6,7]
- O laboratório deve adotar controles internos de precisão das determinações (precisão intra e interensaio), mas é bastante recomendável estar de acordo com agências internacionais, como a United Kingdom National External Quality Assessment Schemes (UK NEQAS) for Maternal Serum Screening, quanto a um controle externo.
- Devem-se usar equipamentos e reagentes especialmente criados e que realizem as determinações de cada marcador na categoria de concentração apropriada para o *screening* da SD.
- Deve-se controlar a distribuição dos valores dos marcadores para comprovar a utilidade das medianas usadas. Teoricamente, a média dos Múltiplos da Mediana (MoMs)

Spanish (left column)

Mediana (MoMs) debe ser 1. Se consideran adecuadas las medianas si la media de los MoMs no se desvía más de un 10% de la unidad.

- Cada laboratorio debe calcular y actualizar periódicamente las medianas propias del centro para cada marcador, para cada semana de gestación, en intervalos semanales habituales para cada tipo de cribado, para cada técnica y para la población que habitualmente atiende.

Control de calidad de la medición de la translucencia nucal

Para que las medidas de la TN puedan ser usadas en un programa de cribado, es necesario que sean precisas y reproducibles. La técnica estándar de medición de la TN ha sido descrita por el grupo de la Fetal Medicine Foundation (FMF) de Londres.[8-12] La importancia de seguir escrupulosamente la técnica estándar se debe a que algunos de los aspectos de dicha técnica han demostrado tener especial importancia en la precisión o reproducibilidad de la medición:

1. *La magnificación de las imágenes:* los criterios sobre la cuantía o necesidad de magnificación de las imágenes para la correcta medición de la TN han ido evolucionando en las sucesivas descripciones de la técnica realizadas por la FMF a lo largo del tiempo (Tabla 5-1).

   Varios estudios han demostrado que el grado de magnificación de las imágenes influye significativamente en las medidas realizadas; de modo que a mayor magnificación corresponde menor medición

Tabla 5-1. Evolución, a lo largo del tiempo de los criterios de magnificación de las imágenes propuestos por la Fetal Medicine Foundation	
Referencia (año)	**Descripción**
Snijders, Nicolaides (1996)[8]	No se hace mención específica sobre la necesidad de magnificación. En la imagen demostrativa presentada en la publicación el feto completo ocupa alrededor del 60% de la imagen
Nicolaides, Sebire, Snijders (1999)[9]	El feto debe ocupar al menos tres cuartas partes de la imagen. La magnificación debe favorecer para que cada incremento en la distancia entre los calipers sea de sólo 0,1 mm. La imagen demostrativa en la publicación presenta a todo el feto dentro de la imagen, ocupando el 75% de la misma
Nicolaides, Heath, Cicero (2002)[10]	La magnificación debe favorecer para que cada incremento en la distancia entre los calipers sea de sólo 0,1 mm. La imagen demostrativa en la publicación presenta a todo el feto dentro de la imagen, ocupando el 100% de la misma
Nicolaides (2004)[11,12]	Sólo la cabeza y la parte superior del tórax fetal deben estar incluidos en la imagen (así lo presenta la imagen demostrativa de la publicación). La magnificación debe ser tan grande como sea posible y siempre debe favorecer para que cada pequeño movimiento de los calipers produzca sólo un cambio de 0.1 mm en la medida. En la imagen magnificada es necesario bajar la ganancia

Português (right column)

deve ser 1. Consideram-se adequadas as medianas se a média dos MoMs não se desviar mais que 10% da unidade.

- Cada laboratório deve calcular e atualizar periodicamente as medianas próprias do centro para cada marcador, para cada semana de gestação, em intervalos semanais habituais para cada tipo de *screening*, para cada técnica e para a população que habitualmente atende.

Controle de qualidade da medição da translucência nucal

Para que as medidas da TN possam ser usadas em um programa de *screening*, é necessário que sejam precisas e reprodutíveis. A técnica padrão de medição da TN foi descrita pelo grupo da Fetal Medicine Foundation (FMF), de Londres.[8-12] A importância de se seguir escrupulosamente a técnica padrão se deve ao fato de que alguns de seus aspectos demonstraram ter especial relevância na precisão ou reprodutibilidade da medição.

1. *A magnificação das imagens:* os critérios sobre a quantidade ou necessidade de magnificação das imagens para a correta medição da TN evoluíram nas sucessivas descrições da técnica realizadas pela FMF ao longo do tempo (Tabela 5-1).

   Vários estudos demonstraram que o grau de magnificação das imagens influi significativamente nas medidas realizadas, de modo que à maior magnificação corresponde menor medição da TN.[13-15] Assim,

Tabela 5-1. Evolução, ao longo do tempo, dos critérios de magnificação das imagens propostos pela Fetal Medicine Foundation	
Referência (ano)	**Descrição**
Snijders, Nicolaides (1996)[8]	Não é feita menção específica sobre a necessidade de magnificação. Na imagem demostrativa apresentada na publicação, o feto completo ocupa cerca de 60% da imagem
Nicolaides, Sebire, Snijders (1999)[9]	O feto deve ocupar ao menos três quartos da imagem. A magnificação deve favorecer que cada incremento na distância entre os *calipers* seja de apenas 0,1 mm. A imagem demostrativa na publicação apresenta todo o feto dentro da imagem, ocupando 75% dela
Nicolaides, Heath, Cicero (2002)[10]	A magnificação deve favorecer que cada incremento na distância entre os *calipers* seja de apenas 0,1 mm. A imagem demostrativa na publicação apresenta todo o feto dentro da imagem, ocupando 100% dela
Nicolaides (2004)[11,12]	Apenas a cabeça e a parte superior do tórax fetal devem estar incluídas na imagem (assim está na imagem demostrativa da publicação). A magnificação deve ser tão grande quanto possível, e sempre favorecendo que cada pequeno movimento dos *calipers* produza somente uma alteração de 0,1 mm na medida. Na imagem magnificada é necessário diminuir o ganho?

de la TN.[13-15] Así siendo, se ha comprobado[14] que los cambios en la magnificación de las imágenes entre un 60% a un 200% resultan en una variación media de la medida de la TN de un 29%, independientemente de la edad gestacional. Estas diferencias pueden tener un impacto importante en los cálculos de riesgo y pueden explicar el hallazgo en algunos centros de medianas de referencia inferiores a las originalmente publicadas por la FMF, dados los sucesivos cambios de criterios sobre la magnificación de las imágenes.

2. *La colocación de los calipers:* para la correcta medición de la TN, los calipers deben situarse sobre el límite interno del plano cutáneo y sobre el límite externo del plano subcutáneo.[8-12] La necesidad de situar correctamente los calipers viene refrendada por un estudio multicéntrico[16] realizado en USA para evaluar el cribado del primer trimestre que encontró diferencias de las medianas que variaron de 1 a 4 mm entre los distintos centros, hecho que obligó a desechar la evaluación de las medidas de la TN. Una parte importante de aquellas variaciones pudo ser resultado de la incorrecta colocación de los calipers.[17] Un estudio que se ha ocupado del aspecto de la medición de la TN[18] ha comprobado que la colocación de los calipers de forma diferente puede tener un efecto considerable sobre el cálculo del riesgo.

3. *La posición del feto:* la posición de la cabeza fetal debe ser neutra respecto de la columna vertebral.[11,12] Se ha demostrado[19] que la hiperextensión o la flexión de la cabeza producen, respectivamente, una sobre e infra-valoración importante de la TN, que tiene repercusión sobre el resultado del cribado y la reproducibilidad de la medida.

Otros factores, como confundir el amnios con la piel de la nuca fetal[20] o la disposición del cordón alrededor del cuello fetal,[21] pueden conducir a errores en la medición. En cuanto al momento óptimo de efectuar la medida, algunos estudios[22] sugieren que el éxito en la consecución de una imagen adecuada disminuye cuando el CRL es mayor de 70 mm. También la marca y modelo de los ecógrafos han demostrado tener influencia en la posibilidad de adquirir una imagen adecuada;[23] en todo caso, los ecógrafos deben ser de buena calidad, con opción video-loop y con capacidad para medir en décimas de milímetro.[10]

El modelo de control de calidad de la TN propuesto por la FMF

La FMF[8,11,12] ha desarrollado un modelo de entrenamiento y control periódico de calidad en la medición de la TN que contempla:

- Realización de un curso teórico-práctico.
- Remisión de un dossier con 10 imágenes, en las que se valoran: tamaño de la imagen, posición de la cabeza,

comprovou-se[14] que as alterações na magnificação das imagens entre 60 e 200% resultam numa variação média da medida da TN de 29%, independentemente da idade gestacional. Essas diferenças podem ter um impacto importante nos cálculos de risco e explicar o achado, em alguns serviços, de medianas de referência inferiores às originalmente publicadas pela FMF, dadas as sucessivas mudanças de critérios sobre a magnificação das imagens.

2. *Colocação dos calipers:* para a correta medição da TN, os calipers devem situar-se sobre o limite interno do plano cutâneo e sobre o limite externo do plano subcutâneo.[8-12] A necessidade de situar corretamente os calipers é referendada por um estudo multicêntrico[16] realizado nos EUA para avaliar o screening do primeiro trimestre, que encontrou diferenças das medianas que variaram de 1 a 4 mm entre os diferentes serviços, o que obrigou a descartar a avaliação das medidas da TN. Uma parte importante daquelas variações pode ter resultado da incorreta colocação dos calipers.[17] Um estudo que se ocupou do aspecto da medição da TN[18] comprovou que a colocação dos calipers de forma diferente pode produzir um efeito considerável sobre o cálculo do risco.

3. *A posição do feto:* a posição da cabeça fetal deve ser neutra em relação à coluna vertebral.[11,12] Foi demonstrado[19] que a hiperextensão ou a flexão da cabeça produzem, respectivamente, uma sobre e infravalorização importantes da TN, o que tem repercussão sobre o resultado do screening e a reprodutibilidade da medida.

Outros fatores, como confundir o âmnio com a pele da nuca fetal[20] ou a disposição do cordão em volta do pescoço fetal,[21] podem levar a erros na medição. Quanto ao melhor momento para efetuar a medida, alguns estudos[22] sugerem que o sucesso na obtenção de uma imagem adequada diminui quando CCN for superior a 70 mm. Também a marca e o modelo dos ecógrafos demonstraram ter influência sobre a possibilidade de se adquirir uma imagem adequada.[23] Em todo caso, os ecógrafos devem ser de boa qualidade, com opção *videoloop* e capacidade para medir em décimos de milímetro.[10]

Modelo de controle de qualidade da TN proposto pela FMF

A FMF[8,11,12] desenvolveu um modelo de treinamento e controle periódico de qualidade na medição da TN que contempla:

- Realização de um curso teórico-prático.
- Envio de um dossiê com 10 imagens, nas quais se avaliam: tamanho da imagem, posição da cabeça, secção

sección medio-sagital, correcta colocación de los calipers y área de medida (la más ancha de la translucencia). Todos estos criterios se valoran globalmente en las imágenes y deben ser reunidos en, por lo menos, 8 de 10 imágenes remitidas por cada ecografista antes de que la auditoría sea aprobada. Cuando los criterios fallan en 3 a 5 imágenes, se solicita que el ecografista remita otras 5 imágenes demostrando la mejora definitiva. Si más de 5 imágenes no reúnen los criterios, se requiere al ecografista el envío de 10 nuevas imágenes.

- Certificación, emitida una vez superado el punto anterior y válida por un periodo de 12 meses. Sólo esta certificación da derecho al uso del software especialmente diseñado por la FMF.

- Re-acreditación periódica (la primera a los tres meses y anualmente después) que requiere que el ecografista remita 5 nuevas imágenes para el control de calidad, de las cuales deben ser satisfactorias 4, como mínimo. Además, se evalúa la distribución de las medidas de TN realizadas por cada ecografista respecto de las medianas (se requiere un mínimo de 50 medidas y se considera satisfactorio cuando, por lo menos, 40-60% de ellas se sitúan por encima de la mediana de referencia de la FMF).

- Los ecografistas con imágenes insatisfactorias o con distribuciones de medidas no adecuadas necesitarán realizar exploraciones ecográficas supervisados por un ecografista experto, hasta que consigan 5 imágenes satisfactorias o una distribución adecuada de las mediciones.

Un estudio, que evaluó este modelo de entrenamiento y control de calidad en una pequeña muestra de 6 ecografistas estadounidenses,[24] concluyó que la evaluación cualitativa global de las imágenes se corresponde bien con el control cuantitativo de las medianas, por lo que la última puede ser aplicada para el control periódico. También concluyó que el contacto personal con el ecografista auditado promueve mejores resultados que el mero hecho de remitirle un informe escrito.

No obstante, el control de calidad propuesto por la FMF tiene un punto débil en lo referente al control cuantitativo, ya que el sistema se basa en la comparación de las medidas de cada usuario con las medianas de referencia de la FMF, que deben ser de uso universal para todos los centros y ecografistas participantes en su sistema de control. Contrarios a ello recientes estudios y observaciones sugieren la necesidad de usar medianas propias para cada centro,[25,26] o incluso medianas específicas para cada ecografista.[23]

Además, recientemente, el sistema de certificación y reacreditación de la FMF ha recibido importantes críticas,[23] aduciéndose que la certificación sólo debe ser considerada cuando otros métodos para asegurar la calidad hayan fallado y que su introducción debe ser conducida

médio-sagital, correta colocação dos *calipers* e área de medida (a mais larga da translucência). Todos esses critérios são avaliados globalmente nas imagens e devem ser reunidos em, pelo menos, 8 de 10 imagens enviadas por cada ecografista antes que a auditoria seja aprovada. Quando os critérios falham em 3 a 5 imagens, solicita-se ao ecografista que envie outras 5 imagens, demonstrando a melhora definitiva. Se mais de 5 imagens não reúnem os critérios, pede-se ao ecografista o envio de 10 novas imagens.

- Certificação emitida uma vez que seja superado o ponto anterior, sendo válida por um período de 12 meses. Somente esta certificação dá direito ao uso do *software* especialmente criado pela FMF.

- Reacreditação periódica (a primeira aos 3 meses e, depois, anualmente), que requer que o ecografista envie 5 novas imagens para o controle de qualidade, das quais no mínimo 4 devem ser satisfatórias. Ademais, avalia-se a distribuição das medidas de TN realizadas por cada ecografista em relação às medianas (é necessário um mínimo de 50 medidas, e se considera satisfatório quando pelo menos 40 a 60% se situam acima da mediana de referência da FMF).

- Os ecografistas que apresentarem imagens insatisfatórias ou com distribuições de medidas não-adequadas necessitarão realizar pesquisas ecográficas supervisionadas por um especialista, até que consigam 5 imagens satisfatórias ou uma distribuição adequada das medições.

Um estudo que avaliou este modelo de treinamento e de controle de qualidade em uma pequena amostra de 6 ecografistas norte-americanos[24] concluiu que há boa correspondência entre a avaliação qualitativa global das imagens e o controle quantitativo das medianas, pelo que esta última pode ser aplicada para o controle periódico. Também concluiu que o contato pessoal com o ecografista avaliado promove melhores resultados que o mero envio de um relatório escrito.

Contudo, o controle de qualidade proposto pela FMF tem um ponto fraco quanto ao controle quantitativo, já que o sistema se baseia na comparação das medidas de cada usuário com as medianas de referência da FMF, que devem ser de uso universal para todos os serviços e ecografistas participantes de seu sistema de controle. Contrários a isso, recentes estudos e observações sugerem a necessidade de usar medianas próprias para cada serviço,[25,26] ou, inclusive, medianas específicas para cada ecografista.[23]

Além disso, recentemente o sistema de certificação e reacreditação da FMF recebeu importantes críticas,[23] aduzindo-se que a certificação deve ser considerada somente quando outros métodos para assegurar a qualidade tenham falhado, e que sua introdução deve ser conduzida

Modelos alternativos para el control de calidad de las mediciones de la TN

por organizaciones profesionales independientes, y no por instituciones privadas con otros intereses. Estas críticas han producido una importante controversia que se ha visto reflejada en un duelo de cartas al editor en una prestigiosa publicación especializada.[27-31]

Por los motivos arriba mencionados, se han propuesto sistemas alternativos de control de calidad de las mediciones de la TN.

Modelos alternativos para el control de calidad de las mediciones de la TN

A) **Sistemas de puntuación para la evaluación de las imágenes:** diferentes investigadores[32,33] han creado sistemas de puntuación de algunos aspectos de las imágenes con el objetivo de reducir la subjetividad de los revisores en la auditoría de las imágenes de otros ecografistas. El sistema de puntuación mejor conocido es el de Herman et al.[32,34,35] Este sistema propone evaluar objetivamente las copias impresas de las imágenes de la medición de la TN, puntuando algunos aspectos relacionados con la calidad de la medición de acuerdo a determinados criterios y puntuaciones (Tabla 5-2), de tal forma que la puntuación final, resultado de la suma de todos los criterios, permita discriminar los siguientes grupos de calidad: excelente (puntuación 8 a 9); Razonable (puntuación entre 4 a 7); intermedia (puntuación 2 a 3); inaceptable (puntuación de 0 ó 1).

Según sus propios creadores, este sistema de puntuación puede contribuir al proceso de entrenamiento[34] de los ecografistas, pues hace posible la evaluación objetiva de las imágenes, señala los errores específicos, sirve como una eficiente herramienta de intervención y puede ser usada para acreditar la competencia. También han estudiado su uso como sistema de control de calidad[35] y concluyeron que el

por organizações profissionais independentes, e não por instituições privadas com outros interesses. Essas críticas criaram importante controvérsia, a qual ocasionou um duelo de cartas ao editor em uma prestigiosa publicação especializada.[27-31]

Pelos motivos anteriormente mencionados, foram propostos sistemas alternativos de controle de qualidade das medições da TN.

Modelos alternativos para o controle de qualidade das medições da TN

A) **Sistemas de pontuação para a avaliação das imagens:** diferentes pesquisadores[32,33] criaram sistemas de pontuação de alguns aspectos das imagens com o objetivo de reduzir a subjetividade dos revisores na auditoria das imagens de outros ecografistas. O sistema de pontuação mais conhecido é o de Herman et al.[32,34,35] Esse sistema propõe avaliar objetivamente as cópias impressas das imagens da medição da TN, pontuando alguns aspectos relacionados com a qualidade da medição, de acordo com determinados critérios e pontuações (Tabela 5-2), de tal forma que a pontuação final, resultado da soma de todos os critérios, permita discriminar os seguintes grupos de qualidade: excelente – pontuação 8 a 9; razoável – pontuação 4 a 7; intermediário – pontuação 2 a 3; inaceitável: pontuação de 0 ou 1.

Segundo seus próprios criadores, esse sistema de pontuação pode contribuir para o processo de treinamento[34] dos ecografistas, pois torna possível a avaliação objetiva das imagens, assinala os erros específicos, serve como eficiente ferramenta de intervenção e pode ser usado para creditar a competência. Também estudaram seu uso como sistema de controle de qualidade[35] e concluíram que o sistema é eficiente para

Tabla 5-2. Sistema de puntuación para la valoración de las imágenes de TN propuestos por Herman et al.[32]

Criterio/ puntuación	0	1	2
Sección	Oblicua		Medio-sagital
Localización de los calipers	Mal colocados		Bien colocados
Línea de la piel	Sólo nuca		Nuca y espalda
Tamaño de la imagen	No satisfactorio	Satisfactorio	
Amnios	No visualizado	Visualizado	
Posición de la cabeza	Flexión o hiperextensión	Neutra	

Tabela 5-2. Sistema de pontuação para a avaliação das imagens de TN proposto por Herman et al.[32]

Critério/ pontuação	0	1	2
Seção	Oblíqua		Médio-sagital
Localização dos calipers	Mal colocados		Bem colocados
Linha da pele	Somente nuca		Nuca e costas
Tamanho da imagem	Não-satisfatório	Satisfatório	
Âmnio	Não-visualizado	Visualizado	
Posição da cabeça	Flexão ou hiperextensão	Neutra	

sistema es eficiente para supervisar y mejorar la calidad de las imágenes de medida de la TN.

Sin embargo, otros autores[36] que han creado otros sistemas de puntuación similares han desaconsejado su uso tras su evaluación prospectiva, por su escasa reproducibilidad entre distintos observadores.

B) **Evaluación continua de la distribución de los Múltiplos de la mediana de TN:** el más importante estudio prospectivo con respecto al control de calidad de las mediciones de la TN, realizado con 9236 medidas,[36] ha propuesto como método de control de calidad de las mediciones el cálculo y representación gráfica de la evolución de las medianas de los MoM de las mediciones de TN. Así, agrupando las mediciones en grupos de 50 se puede estudiar la evolución de este parámetro a lo largo del tiempo. La evolución en el tiempo de este parámetro se mostró un buen método para evaluar la calidad de un centro y también para identificar ecografistas individuales que se desviaban del rendimiento medio de todos los demás. Además, la intervención sobre los ecografistas con malos resultados se mostró efectiva para corregir la desviación. Una ventaja adicional de este sistema es que, al poder realizar el cálculo de los MoMs en función de las medianas de referencia de cada centro o de cada ecografista, no exige el uso de medianas de referencia uniformes para todos los auditados.

Control de la exactitud del riesgo predicho

Se ha ideado[37] un método para *validar empíricamente* el riesgo de SD estimado por programas de cribado que usen diferentes algoritmos y/o diferente combinación de marcadores bioquímicos. La validación empírica consiste en agrupar por categorías a las gestantes cribadas de acuerdo al valor del riesgo predicho por el sistema de cálculo, de modo que la media del riesgo predicho en cada uno de los grupos se compare con la prevalencia observada, basada en el número de embarazos afectados y no afectados en cada categoría. La diferencia entre estas dos magnitudes representa la calidad de la estimación de los riesgos individuales que están siendo usados (Fig. 5-1). Este sistema ha sido empleado satisfactoriamente para validar programas de cribado en el segundo[38-41] y en el primer trimestres.[42]

Control epidemiológico de la calidad del cribado

El objetivo del control de calidad global del cribado es vigilar las tasas de detección y de falsos positivos conseguidas, que no deben alejarse de las estándares. Para poder efectuar dicho control es necesario el mantenimiento de una base de datos central que permita generar una serie de informes estandarizados sobre el desarrollo del programa, tanto a nivel general como para cada ecografista participante.

supervisionar e melhorar a qualidade das imagens de medida da TN.

Entretanto, outros autores[36] que produziram outros sistemas de pontuação similares desaconselharam seu uso depois de sua avaliação prospectiva, por sua escassa reprodutibilidade entre diferentes observadores.

B) **Avaliação contínua da distribuição dos múltiplos da mediana de TN:** o mais importante estudo prospectivo quanto ao controle de qualidade das medições da TN, realizado com 9.236 medidas,[36] propôs como método de controle de qualidade das medições o cálculo e a representação gráfica da evolução das medianas dos MoMs das medições de TN. Assim, reunindo as medições em grupos de 50, pôde-se estudar a evolução desse parâmetro ao longo do tempo. A evolução no tempo desse parâmetro se mostrou um bom método para avaliar a qualidade de um serviço e também para identificar ecografistas que se desviavam do rendimento médio de todos os demais. Ademais, a intervenção sobre os ecografistas com maus resultados mostrou-se efetiva para corrigir o desvio. Uma vantagem adicional desse sistema é que, ao poder realizar o cálculo dos MoMs a partir das medianas de referência de cada serviço ou de cada ecografista, não exige o uso de medianas de referência uniformes para todos os avaliados.

Controle da exatidão do risco previsto

Idealizou-se[37] um método para *validar empiricamente* o risco de SD estimado por programas de *screening* que usem diferentes algoritmos e/ou diferente combinação de marcadores bioquímicos. A validação empírica consiste em agrupar por categorias as gestantes rastreadas de acordo com o valor do risco previsto pelo sistema de cálculo, de modo que a média do risco previsto em cada um dos grupos se compare com a prevalência observada, com base no número de gestações afetadas e não-afetadas em cada categoria. A diferença entre essas duas dimensões representa a qualidade da estimativa dos riscos individuais que estão sendo usados (Fig. 5-1). Esse sistema foi empregado satisfatoriamente para validar programas de *screening* no segundo[38-41] e no primeiro trimestre.[42]

Controle epidemiológico da qualidade do *screening*

O objetivo do controle de qualidade global do *screening* é verificar as taxas de detecção e de falso-positivos conseguidas, que não devem se distanciar dos padrões. Para poder efetuar o dito controle, é necessária a manutenção de uma base de dados central que permita gerar uma série de relatórios padronizados sobre o desenvolvimento do programa, tanto em nível geral como para cada ecografista participante.

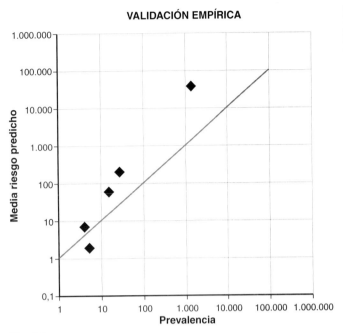 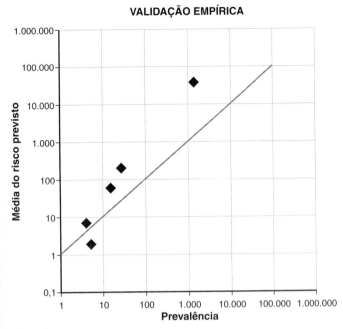

Fig. 5-1.   Fig. 5-1.

Sin embargo, hay que tener en cuenta que las tasas de detección y de falsos positivos son muy dependientes de la distribución de edad materna de la población que está siendo cribada, por lo que también es necesario llevar un control de este parámetro.[43]

También son factores importantes el seguimiento de las gestantes, sin el cual es imposible llevar a cabo la valoración, y el grado de cumplimentación de algunas co-variables, fundamentalmente del peso materno que ha mostrado tener un importante papel en la exactitud del cálculo en el cribado en el primer trimestre.[44]

No entanto, deve-se levar em conta que as taxas de detecção e de falso-positivos são bastante dependentes da distribuição da idade materna da população que está sendo rastreada, sendo também necessário um controle desse parâmetro.[43]

Também são fatores importantes o seguimento das gestantes, sem o qual é impossível finalizar a avaliação, e o grau de cumprimento de algumas co-variáveis, fundamentalmente do peso materno, que mostrou ter importante papel na exatidão do cálculo no *screening* no primeiro trimestre.[44]

BIBLIOGRAFÍA SELECCIONADA / REFERÊNCIAS BIBLIOGRÁFICAS

1. Health Departments of the United Kingdom. *First Report of the UK National Screening Committee*, 1998.
2. Health Departments of the United Kingdom. *Second Report of the UK National Screening Committee*, 2000.
3. Muir Gray JA. Testing a test. *Bandolier* 1994 Apr.:3-1.
4. ACOG issues positions on first-trimester screening methods. *ACOG Office of Communications* 2004 June;30(292):484-3321.
5. National NHS Down's Syndrome Screening Audit and Monitoring System. Disponível em: http://www.nhsia.nhs.uk/nhais/pages/projects/downs/?om=m3.
6. Sancken U, Bahner D. The effect of thermal instability of intact human chorionic gonadotropin (ihCG) on the application of its free beta-subunit (free beta hCG) as a serum marker in Down syndrome screening. *Prenat Diagn* 1995 Aug.;15(8):731-38.
7. Beaman JM, Akhtar N, Goldie DJ. Down's syndrome screening using free beta hCG: instability can significantly increase the Down's risk estimate. *Ann Clin Biochem* 1996 Nov.;33(Pt 6):525-29.
8. Snijders RJM, Nicolaides KH. First trimester fetal nuchal translucency. In: *Ultrasound markers for fetal chromosomal defects*. London: The Parthenon Publishing Group, 1996.
9. Nicolaides KH, Sebire NJ, Snijders RJM. Measurement of nuchal translucency. In: Nicolaides KH, Sebire NJ, Snijders RJM. *Diploma in Fetal Medicine & ISUOG Educational Series 11-14 scan*. Website: www.centrus.com.br. 2001.
10. Nicolaides KH, Heath V, Cicero S. Increased fetal nuchal translucency at 11-14 weeks. *Prenat Diagn* 2002;22(4):308-15.
11. Nicolaides KH. Nuchal translucency and other first-trimester sonographic markers of chromosomal abnormalities. *Am J Obstet Gynecol* 2004 July;191(1):45-67.
12. Nicolaides KH. *The 11-13⁺⁶ weeks scan*. London: The Fetal Medicine Foundation, 2004.
13. Herman A, Maymon R, Dreazen E et al. Image magnification does not contribute to the repeatability of caliper placement in measuring nuchal translucency thickness. *Ultrasound Obstet Gynecol* 1998 Apr.;11(4):266-70.

14. Edwards A, Mulvey S, Wallace EM. The effect of image size on nuchal translucency measurement. *Prenat Diagn* 2003;23(4):284-86.

15. Hsu JJ, Chiang CH, Hsieh CC *et al.* The influence of image magnification in first-trimester screening for Down syndrome by fetal nuchal translucency in Asians. *Prenat Diagn* 2004 Dec. 15;24(12):1007-12.

16. Haddow MD, Glenn E, Palomaki BS *et al.* Screening of maternal serum for fetal down's syndrome in the first trimester. *N Engl J Med* 1998;338:955-62.

17. Pandya PP, Altman DG, Brizot ML *et al.* Repeatability of measurement of fetal nuchal translucency thickness. *Ultrasound Obstet Gynecol* 1995 May;5(5):334-37.

18. Herman A, Dreazen E, Samandarov A *et al.* On-to-on versus on-to-out nuchal translucency measurements. *Ultrasound Obstet Gynecol* 2000 Feb.;15(2):126-30.

19. Whitlow BJ, Chatzipapas IK, Economides DL. The effect of fetal neck position on nuchal translucency measurement. *Br J Obstet Gynaecol* 1998 Aug.;105(8):872-76.

20. Nicolaides KH, Azar G, Byrne D *et al.* Fetal nuchal translucency: ultrasound screening for chromosomal defects in first trimester of pregnancy. *BMJ* 1992 Apr. 4;304(6831):867-69.

21. Schaefer M, Laurichesse-Delmas H, Ville Y. The effect of nuchal cord on nuchal translucency measurement at 10-14 weeks. *Ultrasound Obstet Gynecol* 1998 Apr.;11(4):271-73.

22. Zohav E, Dunsky A, Segal O *et al.* The effects of maternal and fetal parameters on the quality of nuchal translucency measurement. *Ultrasound Obstet Gynecol* 2001 Dec.;18(6):638-40.

23. Wald NJ, Rodeck C, Hackshaw AK *et al.* AM. SURUSS Research Group. First and second trimester antenatal screening for down's syndrome: the results of the Serum, Urine and Ultrasound Screening Study (SURUSS). *Health Technol Assess* 2003;7(11):1-77.

24. Snijders RJ, Thom EA, Zachary JM *et al.* First-trimester trisomy screening: nuchal translucency measurement training and quality assurance to correct and unify technique. *Ultrasound Obstet Gynecol* 2002 Apr.;19(4):353-59.

25. Malone FD, Wald NJ, Canick JA *et al.* Use of overall population, center-specific, and sonographer-specific nuchal translucency medians in Down syndrome screening: which is best? (Results from the FASTER Trial). *Am J Obstet Gynecol* 2003;189:S232.

26. Logghe H, Cuckle H, Sehmi I. Centre-specific ultrasound nuchal translucency medians needed for Down syndrome screening. *Prenat Diagn* 2003 May;23(5):389-92.

27. Wald N. Certification of competence in performing specific procedures or tests in screening practice. *Prenat Diagn* 2003;23(10):861.

28. Nicolaides K. In response to certificate of competence in performing specific procedures or tests in screening practice. *Prenat Diagn* 2004;24(4):316-17.

29. Wald N. In response a Nicolaides. *Prenat Diagn* 2004;24(4):317-18.

30. Nicolaides K. In response a Wald. *Prenat Diagn* 2004;24(4):318-19.

31. Wald N. In response a Nicolaides. *Prenat Diagn* 2004;24(4):319-20.

32. Herman A, Maymon R, Dreazen E *et al.* Z. Nuchal translucency audit: a novel image-scoring method. *Ultrasound Obstet Gynecol* 1998 Dec.;12(6):398-403.

33. Brogan K, Crossley JA, Stenhouse EJ *et al.* Quality control in the measurement of nuchal translucency in the first trimester of pregnancy. Abstracts of 13th World Congress on Ultrasound in Obstetrics and Gynecology. *Ultras Obstet Gynecol* 2003;22(Suppl 1):1-69.

34. Herman A, Maymon R, Dreazen E *et al.* Utilization of the nuchal translucency image-scoring method during training of new examiners. *Fetal Diagn Ther* 1999 July/Aug.;14(4):234-39.

35. Herman A, Dreazen E, Maymon R *et al.* Implementation of nuchal translucency image-scoring method during ongoing audit. *Ultrasound Obstet Gynecol* 1999 Dec.;14(6):388-92.

36. Wojdemann KR, Christiansen M *et al.* Quality assessment in prospective nuchal translucency screening for Down syndrome. *Ultrasound Obstet Gynecol* 2001;18(6):641-44.

37. Wald NJ, Hackshaw AK, Huttly W *et al.* Empirical validation of risk screening for down's syndrome. *J Med Screen* 1996;3:185-87.

38. Canick JA, Rish S. The accuracy of assigned risks in maternal serum screening. *Prenat Diagn* 1998 Apr.;18(4):413-15.

39. Wald NJ, Huttly WJ. Validation of risk estimation using the quadruple test in prenatal screening for Down syndrome. *Prenat Diagn* 1999 Nov.;19(11):1083-84.

40. Onda T, Tanaka T, Takeda O *et al.* Agreement between predicted risk and prevalence of down syndrome in second-trimester triple-marker screening in Japan. *Prenat Diagn* 1998 Sept.;18(9):956-58.

41. Spencer K. Accuracy of down's syndrome risks produced in a prenatal screening program. *Ann Clin Biochem* 1999 Jan.;36(Pt 1):101-3.

42. Spencer K. Accuracy of down syndrome risks produced in a first-trimester screening programme incorporating fetal nuchal translucency thickness and maternal serum biochemistry. *Prenat Diagn* 2002 Mar.;22(3):244-46.

43. Cuckle H, Aitken D, Goodburn S *et al.* UK National down's syndrome screening programme, laboratory advisory group. Age-standardisation when target setting and auditing performance of down syndrome screening programmes. *Prenat Diagn* 2004 Nov.;24(11):851-56.

44. Spencer K, Bindra R, Nicolaides KH. Maternal weight correction of maternal serum PAPP-A and free beta-hCG mom when screening for trisomy 21 in the first trimester of pregnancy. *Prenat Diagn* 2003 Oct.;23(10):851-55.

CAPÍTULO 6

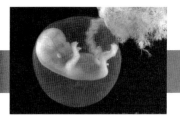

CÁLCULO DEL RIESGO DE CROMOSOMOPATÍAS EN EL CRIBADO COMBINADO DEL PRIMER TRIMESTRE

CÁLCULO DO RISCO DE ANOMALIAS CROMOSSÔMICAS NO SCREENING COMBINADO DO PRIMEIRO TRIMESTRE

D. Ramos ◆ J. C. Santiago

INTRODUCCIÓN

Seguidamente a la asociación del incremento de la translucencia nucal (TN) con el síndrome de Down (SD),[1] se usó un punto de corte de TN fijo para evaluar la utilidad de este parámetro ecográfico como método de cribado de cromosomopatías en el primer trimestre.[2,3] Después de observarse que la TN se incrementa con la edad gestacional, se consideró más apropiado usar una curva de valores de referencia respecto de la longitud céfalo-caudal (LCC)[4] y, como punto de corte, usar un determinado percentil de dicha curva. Posteriormente, la descripción de marcadores bioquímicos (fundamentalmente concentraciones de la subunidad libre β-HCG y de la PAPP-A en la sangre materna) y la necesidad de tomar en cuenta el conocimiento del riesgo debido a la edad materna llevaron a la adopción de un modelo matemático que permite unir el riesgo asociado a la TN con el riesgo dependiente de la edad materna y de los marcadores bioquímicos, dando lugar a lo que se conoce como cribado combinado del primer trimestre.[5]

Existen dos modelos matemáticos para estimar un resultado de riesgo final mediante la combinación de riesgo por edad materna y marcadores bioquímicos y ecográficos, estos son: el método de la razón de probabi-

INTRODUÇÃO

Depois da associação entre o incremento da translucência nucal (TN) e a síndrome de Down (SD),[1] utilizou-se apenas um ponto de corte de TN fixo para avaliar a utilidade desse parâmetro ecográfico como método de rastreamento de anomalias cromossômicas no primeiro trimestre.[2,3] Entretanto, após observar-se que a TN aumenta com a idade gestacional, concluiu-se ser mais apropriado usar uma curva de valores de referência em relação ao comprimento cefalocaudal (CCN)[4] e utilizar como ponto de corte um determinado percentil dessa curva. Posteriormente, a descrição de marcadores bioquímicos (fundamentalmente concentrações em sangue materno de β-HCG e PAPP-A) e a necessidade de aproveitar o conhecimento do risco dependente da idade materna levaram à adoção de um modelo matemático que permite unir o risco associado à TN com aquele dependente da idade materna e dos marcadores bioquímicos, dando lugar àquilo que se conhece como rastreamento combinado do primeiro trimestre.[5]

Existem dois modelos matemáticos para estimar um resultado de risco final mediante a combinação de risco por idade materna e marcadores bioquímicos e ecográficos: o da razão de chance (*likelihood ratio*, em inglês

lidad (*likelihood ratio*, en inglés) (LR)[6] y el método de la función lineal discriminante.[7] Actualmente, el más extendido y aceptado de ellos es el método del likelihood ratio, basado en el Teorema de Bayes y ampliamente usado hace años para el cribado del segundo trimestre.

El teorema de Bayes permite calcular la probabilidad individual del paciente de tener una patología dada después de someterse a un test de cribado si se conoce la prevalencia de la enfermedad en la población a la que pertenece.

PREVALENCIA DE LA ENFERMEDAD – RIESGO *A PRIORI*

La prevalencia de SD en el nacimiento está estimada en 1 de cada 920 recién nacidos vivos,[8] y se incrementa con el aumento de la edad materna.[9] En general, el incremento de este riesgo es gradual y lineal hasta alrededor de los 30 años, pero a partir de esta edad su aumento es exponencial.[10]

Varios estudios epidemiológicos basados en el análisis de datos obtenidos de certificados de nacimiento, datos de laboratorios genéticos y de otras fuentes, se han ocupado de la relación entre edad materna y prevalencia al nacimiento de SD y han propuesto distintas tablas y curvas de regresión que relacionan estos dos parámetros,[11-16] las mismas que constituyen verdaderas tablas de riesgo en función de la edad materna.

La semejanza de todas estas estimaciones da base a la idea de que la prevalencia del SD al nacimiento está bastante bien establecida, existiendo únicamente diferencias apreciables en edades maternas superiores a los 45 años, etapa en la que, según señalan estudios recientes, la prevalencia podría declinar en lugar de su incremento exponencial clásicamente admitido.[14,15] Por otro lado, el riesgo en función de la edad materna parece ser similar en todos los grupos étnicos y raciales; las pequeñas diferencias observadas en algunos estudios epidemiológicos con poblaciones de diverso origen étnico, han sido atribuidas a la diferente composición de edad materna de cada población.[16,17] Así pues, para efecto del cribado de cromosomopatías, se pueden usar cualquiera de estos algoritmos para calcular, a partir de la edad de la gestante en la fecha probable del parto, el riesgo que corresponde a cada mujer en función de su edad.

No obstante, estos algoritmos ofrecen como resultado el riesgo que tendría la mujer en la fecha probable del parto, en tanto que el cribado se realiza en las fases tempranas de la gestación, en las que la prevalencia del SD podría ser distinta, ya que un número importante de gestaciones de fetos afectados de trisomía 21 terminan abortándose espontáneamente a lo largo del embarazo.[18]

Todavía no se ha estandarizado un método para calcular la prevalencia del SD en las distintas etapas del embarazo,[19] por lo que se están usando diferentes aproximaciones para valorar la tasa de pérdidas fetales debido al SD a lo largo de la gestación. Así, una primera aproximación[20,21] se basa en la observación de la historia natural de los fetos

[LR])[6] e o da função discriminante linear.[7] Deles, o mais conhecido e aceito atualmente é o método da LR, que tem por base o teorema de Bayes e que foi amplamente usado durante muito tempo para o rastreamento do segundo trimestre.

O teorema de Bayes permite calcular a probabilidade individual que possui um paciente de ter determinada patologia depois de submeter-se a um teste de *screening*, conhecendo-se a prevalência da doença na população a que pertence.

PREVALÊNCIA DA DOENÇA – RISCO *A PRIORI*

A prevalência de SD ao nascer foi estimada em 1 a cada 920 recém-nascidos vivos,[8] elevando-se conforme aumenta também a idade materna.[9] Em geral, o risco se eleva gradualmente, de forma linear, até cerca dos 30 anos e de maneira exponencial a partir daí.[10]

Vários estudos epidemiológicos baseados em análise de dados obtidos de certidões de nascimento, de laboratórios genéticos e de outras fontes trataram da relação entre idade materna e prevalência de SD ao nascimento e propuseram diferentes tabelas e curvas de regressão que relacionam esses dois parâmetros,[11-16] as quais bem representam a associação entre risco e idade materna.

A semelhança entre todas essas estimativas corrobora a idéia de que a prevalência da SD ao nascimento está bastante bem estabelecida, havendo diferenças significativas unicamente acima dos 45 anos, quando, segundo apontam estudos recentes, a prevalência poderia declinar, ao invés de haver a elevação exponencial classicamente admitida.[14,15] Além disso, o risco proveniente da idade materna parece ser similar em todos os grupos étnicos e raciais, já que as pequenas diferenças observadas em alguns estudos epidemiológicos de diversas origens étnicas foram atribuídas à diferente composição de idade materna de cada população.[16,17] Assim, para o rastreamento de anomalias cromossômicas, pode-se utilizar qualquer desses algoritmos para calcular, a partir da idade da gestante na data provável do parto, o risco correspondente a cada mulher segundo sua idade.

Não obstante, esses algoritmos oferecem como resultado o risco que teria a mulher na data provável do parto, enquanto que o *screening* é realizado em fases precoces da gestação, naquelas em que a prevalência de SD poderia ser diferente, já que um significativo número de gestações de fetos com trissomia 21 acaba por abortar-se espontaneamente ao longo da gravidez.[18]

Ainda não se padronizou um método para calcular a prevalência de SD nas várias etapas da gravidez,[19] razão pela qual estão sendo usadas diferentes aproximações para avaliar a taxa de perdas fetais devidas à SD ao longo da gestação. Assim, uma primeira aproximação[20,21] se baseia na observação da história natural dos fetos afetados

CÁLCULO DEL RIESGO DE CROMOSOMOPATÍAS EN EL CRIBADO COMBINADO DEL PRIMER TRIMESTRE

CÁLCULO DO RISCO DE ANOMALIAS CROMOSSÓMICAS NO SCREENING COMBINADO DO PRIMEIRO TRIMESTRE

afectados por SD que son diagnosticados prenatalmente y no son abortados electivamente. Se estima[21] una tasa de pérdidas fetales de aproximadamente 50% para los fetos diagnosticados entre las 15 y 17 semanas completas; 43% para los diagnosticados a las 18 semanas; 31% cuando están con 19 semanas, 25% a las 20 semanas; manteniéndose en un nivel aproximado de 20% a 25% para los fetos diagnosticados entre las 21 y 28 semanas completas.

Una segunda aproximación[22] usa un análisis de la supervivencia sobre todos los casos diagnosticados en fase prenatal, terminen en aborto inducido o no. En base a esta aproximación se ha calculado que: a) entre el momento de la biopsia corial y su término, el 43% (95% CI: 31-54%) de embarazos finaliza en aborto o muerte fetal intraútero; b) entre el momento de la amniocentesis y su término, el 23% (95 % CI: 19 –28%) muere y c) el 12% (95% CI: 2-23 %) de recién nacidos nace muerto o muere en el periodo neonatal.

Una tercera aproximación[18,23] se basa en la comparación del número de embarazos diagnosticados de SD con el número de recién nacidos afectados, y se estima[23] que la prevalencia de SD entre las 12 y 16 semanas de gestación es más alta que la prevalencia a las 40 semanas, alcanzando una tasa de 30% y 21% respectivamente, y propone una curva de regresión para calcular la prevalencia en función de la edad gestacional.

$$10 \exp (0{,}2718 \times \log (\text{edad gest.})^2 - 1{,}023 \times \log (\text{edad gest.}) + 0{,}9425)$$

Además, hay otros factores que pueden influir en la prevalencia a priori de la enfermedad, como es el antecedente previo de un hijo afectado de trisomía,[24] en cuyo caso se ha calculado que, para la Trisomía 21, el riesgo de recurrencia se incrementa en un 0,75% respecto del riesgo esperado en función de la edad materna.[25] Aunque a efectos del cribado se viene considerando que el riesgo de recurrencia es específico para cada trisomía,[25] datos recientes sugieren que existe un incremento del riesgo para una determinada trisomía en caso de haber antecedente de otra trisomía distinta en la misma mujer, lo que implicaría la existencia de un riesgo de recurrencia heterotrisómico que se debería a que algunas mujeres tienen un riesgo de no disyunción mayor que otras de la misma edad.[24]

Así pues, para una gestante determinada el riesgo a priori de que su feto esté afectado de SD en el momento en que se realiza el cribado se puede calcular mediante el siguiente algoritmo:

Riesgo a priori = Riesgo según edad en la fecha de parto × Corrección para el momento del cribado × Corrección para antecedente de trisomía 21

por SD que são diagnosticados no pré-natal e não são abortados eletivamente. Estima-se[21] um índice de perdas fetais de aproximadamente 50% para os fetos diagnosticados entre a 15ª e a 17ª semana completa; 43% para os diagnosticados na 18ª semana; 31% quando estão com 19 semanas; 25% na 20ª semana; mantendo-se em um nível aproximado de 20 a 25% para os fetos diagnosticados entre a 21ª e a 28ª semana completa.

Uma segunda aproximação[22] usa uma análise da sobrevivência sobre todos os casos diagnosticados em fase pré-natal, terminem eles em aborto induzido ou não. Com base nessa aproximação calculou-se que: a) entre o momento da biopsia corial e seu término, 43% (95% CI: 31-54%) das gestações terminam em aborto ou morte fetal intra-útero; b) entre o momento da amniocentese e seu término, 23% (95% CI: 19-28%) morrem; c) 12% (95% CI: 2-23%) dos recém-nascidos nascem mortos ou morrem no período neonatal.

Uma terceira aproximação[18,23] se embasa na comparação entre o número de gestações diagnosticadas com SD e a quantidade de recém-nascidos afetados, e estima-se[23] que a prevalência de SD entre a 12ª e a 16ª semana de gravidez é mais alta que a prevalência na 40ª semana, alcançando uma taxa de 30 e 21%, respectivamente, e propondo uma curva de regressão para calcular a prevalência em função da idade gestacional.

$$10 \exp (0{,}2718 \times \log (\text{idade gest.})^2 - 1{,}023 \times \log (\text{idade gest.}) + 0{,}9425)$$

Além disso, há outros fatores que influem na prevalência *a priori* da doença, como o antecedente prévio de um filho com trissomia,[24] em cujo caso calculou-se que, para a trissomia 21, o risco de recorrência aumenta em 0,75% em relação ao risco esperado em função da idade materna.[25] Embora, para efeito de *screening*, venha se considerando que o risco de recorrência é específico para cada trissomia,[25] dados recentes sugerem que existe um aumento do risco para determinada trissomia no caso de haver antecedente de trissomia diferente na mesma mulher, o que implicaria a existência de um risco de recorrência heterotrissômico, que se deveria ao fato de que algumas mulheres possuem um risco maior de não-disjunção que outras da mesma idade.[24]

Assim, para determinada gestante, o risco *a priori* de que seu feto esteja afetado pela SD no momento em que se realiza o *screening* pode ser calculado mediante o seguinte algoritmo:

Risco a priori = Risco segundo a idade na data do parto × correção para o momento do *screening* × correção para antecedente de trissomia 21

TRANSFORMACIÓN EN ODDS

Para simplificar los cálculos con el teorema de Bayes, el riesgo a priori obtenido debe transformarse en "Odds". El término Odds es un concepto anglosajón que procede del lenguaje de las carreras de caballos y las apuestas, se refiere al termino "contra", por ejemplo, apuesta de "1 contra 4". Si se define un riesgo o probabilidad como P, matemáticamente el Odds se define como:

$$Odds = P/(1-P)$$

O lo que es lo mismo, si la probabilidad viene definida como 1/n, su Odds sería:

$$Odds = 1/(n-1)$$

E inversamente, el riesgo o probabilidad P se definen como:

$$Probabilidad = Odds/(1+ Odds)$$

Y si el Odds viene definido como 1/n, la probabilidad sería:

$$Probabilidad = 1/(n +1)$$

Un ejemplo ilustrativo puede ayudar a comprender el concepto: la probabilidad de que salga una determinada cara al tirar un dado es de 1 de cada 6 ($P = 1/6$), en tanto que el Odds es de "1 contra 5" ($Odds = 1/5$).

Por tanto, para efectos del cálculo en el cribado del SD, puede establecerse que:

$$Odds\ a\ priori = Riesgo\ a\ priori/$$
$$(1 - Riesgo\ a\ priori)$$

Cuando la probabilidad es muy pequeña (como en el caso del SD), la diferencia entre el Odds y Probabilidad es insignificante (por ejemplo, para una Probabilidad de 1/1000, su Odds sería 1/999), por lo que en algunos sistemas de cálculo se obvia la transformación del riesgo o probabilidad en Odds. En realidad, la transformación en Odds, en el caso de los cálculos del riesgo del cribado del SD, sólo aporta pureza teórica al cálculo.

Manipulaciones previas en las mediciones de los marcadores

Las mediciones de los marcadores deben ser sometidas a varias transformaciones antes de poder ser usados para el cálculo del riesgo.

Estandarización de los valores de los parámetros

Para la estandarización de las mediciones de los marcadores usados en el cribado del SD se usa como unidad de medida el Múltiplo de la Mediana (MoM) que se obtiene dividiendo el valor del marcador por la mediana propia del centro para ese marcador y para la edad gestacional de la gestante.

TRANSFORMAÇÃO EM *ODDS*

Para simplificar os cálculos com o teorema de Bayes, o risco *a priori* obtido deve se transformar em *odds*. O termo *odds* é um conceito anglo-saxão que procede da linguagem das corridas de cavalos e das apostas, referindo-se à palavra "contra", por exemplo, a aposta de "1 contra 4". Se se define um risco ou probabilidade como P, matematicamente a *odds* se definirá como:

$$Odds = P/(1-P)$$

Ou, o que é a mesma coisa, se a probabilidade vem definida como 1/n, sua *odds* seria:

$$Odds = 1/(n-1)$$

E, inversamente, o risco ou a probabilidade P se definem como:

$$Probabilidade = Odds/(1 + Odds)$$

E se a *odds* vem definida como 1/n, a probabilidade será:

$$Probabilidade = 1/(n +1)$$

Um exemplo ilustrativo pode ajudar a compreender o conceito: a probabilidade de que saia um determinado lado ao jogar-se um dado é de 1 em cada 6 ($P = 1/6$), portanto a *odds* é de "1 contra 5" ($Odds = 1/5$).

Portanto, para efeitos de cálculo no *screening* de SD, pode-se estabelecer que:

$$Odds\ a\ priori = Risco\ a\ priori/$$
$$(1 - Risco\ a\ priori)$$

Quando a probabilidade é muito pequena (como no caso da SD), a diferença entre a *odds* e a probabilidade é insignificante (p. ex., para uma probabilidade de 1/1.000, sua *odds* seria 1/999), pelo que em alguns sistemas de cálculo se desvia a transformação do risco ou probabilidade em *odds*. Na realidade, a transformação em *odds*, no caso dos cálculos do risco do *screening* da SD, apenas adiciona pureza teórica ao cálculo.

Manipulações prévias nas medições dos marcadores

As medições dos marcadores devem ser submetidas a várias transformações antes de estes poderem ser usados para cálculo do risco.

Padronização dos valores dos parâmetros

Para a padronização das medições dos marcadores usados no *screening* da SD, utiliza-se como unidade de medida o múltiplo da mediana (MoM), o qual se obtém dividindo-se o valor do marcador pela mediana própria do serviço para esse marcador e para a idade gestacional da gestante.

CÁLCULO DEL RIESGO DE CROMOSOMOPATÍAS EN EL CRIBADO COMBINADO DEL PRIMER TRIMESTRE

MoM = Medida del marcador/
Mediana esperada del marcador

Esta operación permite la comparación de los valores entre distintos centros que usen técnicas de medición diferentes. La edad gestacional, necesaria para la conversión en MoM, se obtiene por la fecha de la última regla o, mejor aún, a partir de datos ecobiométricos fetales, como la longitud céfalo caudal (LCC) en el primer trimestre. Uno de los algoritmos más usados para calcular la edad gestacional a partir de la LCC en los programas de cribado de cromosomopatías es el publicado por Smith *et al.*[26]

Factores de corrección

Se han descrito algunos factores que afectan la precisión de los marcadores bioquímicos y, a partir de ellos, se han propuesto ajustes que los toman en cuenta:

Peso materno. Existe una correlación inversa entre el peso materno y la concentración sanguínea de los marcadores bioquímicos que se ha atribuido, por lo menos en parte, al mayor volumen de dilución de los marcadores. Así, el peso ha demostrado tener influencia en la determinación de PAPP-A y β-hcg.[27] El método estándar para realizar la corrección para el peso materno consiste en dividir el valor de MoM observado por el valor esperado en función del peso, mediante una curva de regresión.[28]

$$\text{MoM corregido} = (1/k) \times \text{MoM}$$
$$\text{Donde: } k = 0{,}67272 + (19{,}654/\text{peso})$$

Hábito de fumar. El hábito de fumar en la gestante tiene un efecto general sobre el cribado y parece disminuir la concentración de PAPP-A.[29] El impacto sobre el cribado del primer trimestre no parece ser dosis dependiente, y su corrección puede disminuir la tasa de falsos positivos en aproximadamente 1%,[30] por lo que se ha propuesto la siguiente corrección en fumadoras:[31]

$$\text{MoM corregido} = (1/0{,}85) \times \text{MoM}$$

Paridad. La paridad no afecta significativamente a los marcadores del primer trimestre,[32] por lo que no es necesario hacer ninguna corrección en función de la misma.

Sexo fetal. Aunque se ha demostrado una diferencia significativa en la concentración de marcadores bioquímicos en suero materno en función del sexo fetal, tanto en el primero[33] como en el segundo trimestre,[34] la corrección de este factor no se realiza en el cribado del primer trimestre dado que, entre las 10 y 14 semanas de gestación, el diagnóstico del sexo fetal es posible sólo en el 70 a 90%.[33]

CÁLCULO DO RISCO DE ANOMALIAS CROMOSSÔMICAS NO SCREENING COMBINADO DO PRIMEIRO TRIMESTRE

MoM = Medida do marcador/
mediana esperada do marcador

Esta operação permite a comparação de valores entre diferentes serviços que usem técnicas de medição distintas. A idade gestacional, necessária para a conversão em MoM, é obtida pela data da última menstruação ou, melhor ainda, a partir de dados ecobiométricos fetais, como o CCN no primeiro trimestre. Um dos algoritmos mais usados para calcular a idade gestacional a partir do CCN nos programas de *screening* de anomalias cromossômicas é o publicado por Smith *et al.*[26]

Fatores de correção

Foram descritos alguns fatores que afetam a precisão dos marcadores bioquímicos e, a partir deles, propuseram-se ajustes que levam em consideração:

Peso materno. Existe uma relação inversa entre o peso materno e a concentração sanguínea dos marcadores bioquímicos, que se atribuiu, pelo menos em parte, ao maior volume de diluição dos marcadores. Assim, o peso demonstrou ter influência na determinação de PAPP-A e β-HCG.[27] O método padrão para realizar a correção para o peso materno consiste em dividir o valor de MoM observado pelo valor esperado em função do peso, mediante uma curva de regressão.[28]

$$\text{MoM corrigido} = (1/k) \times \text{MoM}$$
$$k = 0{,}67272 + (19{,}654/\text{peso})$$

Hábito de fumar. O hábito de fumar na gestante produz um efeito geral sobre o *screening* e parece diminuir a concentração de PAPP-A.[29] O impacto sobre o *screening* do primeiro trimestre não parece ser dose-dependente, e sua correção pode diminuir a taxa de falso-positivos em aproximadamente 1%,[30] razão pela qual foi proposta a seguinte correção em fumantes:[31]

$$\text{MoM corrigido} = (1/0{,}85) \times \text{MoM}$$

Paridade. A paridade não afeta significativamente os marcadores do primeiro trimestre,[32] pelo que não se faz necessária nenhuma correção.

Sexo fetal. Embora se tenha demonstrado significativa diferença na concentração de marcadores bioquímicos em soro materno de acordo com o sexo fetal, tanto no primeiro[33] como no segundo trimestre,[34] a correção desse fator não é feita no *screening* do primeiro trimestre, posto que, entre a 10ª e a 14ª semana de gestação, o diagnóstico do sexo fetal é possível apenas em 70 a 90% dos casos.[33]

Ascendencia étnica. Las medianas de los marcadores bioquímicos para el segundo trimestre son significativamente diferentes en algunas razas o grupos étnicos. El impacto del origen étnico en los marcadores del primer trimestre parece mayor que el observado en el segundo. La corrección de los parámetros bioquímicos puede realizarse aplicando un factor de multiplicación étnico:[35]

$$\text{MoM corregido} = (1/k) \times \text{MoM}$$

Donde el valor de K es:

Parámetro	K (sin corrección para peso)
β-HCG africanas	1,19
β-HCG asiáticas	1,04
PAPP-A africanas	1,19
PAPP-A asiáticas	1,35

Gestaciones múltiples. Se ha observado que los niveles de los marcadores bioquímicos del primer trimestre[36-38] se encuentran elevados en las gestaciones múltiples, por lo que es necesario realizar correcciones sobre los parámetros medidos. No obstante, parece que las correcciones no sólo consiguen disminuir la tasa de falsos positivos, sino también la tasa de detección.[39]

$$\text{MoM corregido} = (1/k) \times \text{MoM}$$

Parámetro	K
β-HCG	2,165
PAPP-A	1,86

Gestaciones conseguidas por medio de reproducción asistida. En los casos en que se usen óvulos de un donante u óvulos congelados es necesario realizar modificaciones del riesgo en función de la edad materna en la fecha del parto,[40] pues debe calcularse a partir de la edad que tenía la mujer donante en el momento de la extracción del óvulo, a lo que se suman los 266 días entre la fecundación y el parto.

Antecedente de hijo con aneuploidía. Se ha comunicado recientemente[41] que los valores de β-HCG y PAPP-A están un 10 y un 15% más elevados, respectivamente, en las gestantes con antecedente de un hijo con aneuploidía, por lo que se ha propuesto que, en estos casos, además de corregir el riesgo a priori, se debe efectuar una corrección del valor de estos marcadores.

Normalización de los MoMs

Es necesario que la distribución del marcador, tanto en la población general de sujetos normales como en la de sujetos afectados, sea de tipo Gausiana. Los MoMs no se distribuyen de forma Gausiana, pero sí lo hace aproximadamente su transformación logarítmica en base 10, por lo que se debe proceder a efectuar dicha transformación. Además,

Ascendência étnica. As medianas dos marcadores bioquímicos para o segundo trimestre são significativamente diferentes em algumas raças ou grupos étnicos. O impacto da origem étnica nos marcadores do primeiro trimestre parece maior que o observado no segundo. Pode-se fazer a correção dos parâmetros bioquímicos aplicando-se um fator étnico de multiplicação:[35]

$$\text{MoM corrigido} = (1/k) \times \text{MoM}$$

Onde o valor de k é:

Parâmetro	k (sem correção para peso)
β-HCG africanas	1,19
β-HCG asiáticas	1,04
PAPP-A africanas	1,19
PAPP-A asiáticas	1,35

Gestações múltiplas. Observou-se que os níveis dos marcadores bioquímicos do primeiro trimestre[36-38] se encontram elevados nas gestações múltiplas, por isso é preciso que se realizem correções sobre os parâmetros medidos. Contudo, parece que as correções não só conseguem diminuir a taxa de falso-positivos, como também a de detecção:[39]

$$\text{MoM corrigido} = (1/k) \times \text{MoM}$$

Parâmetro	k
β-HCG	2,165
PAPP-A	1,86

Gestações por reprodução assistida. Nos casos em que se utilizem óvulos de uma doadora ou óvulos congelados, é necessário proceder a modificações do risco conforme a idade materna na data do parto,[40] pois deve-se calcular a partir da idade que tinha a mulher doadora no momento da extração do óvulo, ao que se somam os 266 dias entre a fecundação e o parto.

Antecedente de filho com aneuploidia. Foi comunicado recentemente[41] que os valores de β-HCG e PAPP-A estão 10 a 15% mais elevados, respectivamente, nas gestantes com antecedente de um filho com aneuploidia. Por causa disso foi sugerido que, nesses casos, além de corrigir-se o risco *a priori*, deve-se efetuar uma correção do valor desses marcadores.

Normalização dos MoMs

É preciso que a distribuição do marcador, tanto na população geral de indivíduos normais como na de afetados, seja de tipo gausiana. Os MoMs não se distribuem de forma gausiana, mas, sim, fazem aproximadamente sua transformação logarítmica em base 10, motivo pelo qual se deve proceder à mencionada transformação. Ademais, os valo-

los valores extremos de los marcadores no suelen ajustarse a la distribución Gausiana, por lo que es necesario truncarlos si exceden de los correspondientes límites.

Información contenida en los marcadores

La información contenida en los marcadores se obtiene mediante el cálculo de la razón de probabilidad (LR), que resulta de la probabilidad de que el feto esté afectado de SD dividida con la probabilidad de que no esté afectado, en función del valor de los marcadores usados.

$$LR = \text{Probabilidad de estar afectado} / \text{Probabilidad de no estar afectado}$$

Según el Teorema de Bayes, el Odds final de que una gestación esté afectada por SD vendrá determinado por el Odds a priori multiplicada por el LR del marcador usado.

$$\text{Odds final} = \text{Odds a priori} \times LR$$

Si se usan varios marcadores que no estén correlacionados entre sí, el Odds final podría definirse como:

$$\text{Odds final} = \text{Odds a priori} \times LR1 \times LR2 \times LR3.....$$

CÁLCULO DE LA RAZÓN DE PROBABILIDAD O *LIKELIHOOD RATIO*

Cuando los valores de un marcador son dicotómicos, como ocurre con el hueso nasal (que puede estar presente o ausente),[42] el LR se obtiene de forma empírica mediante estudios observacionales. Por otro lado, cuando los valores de un marcador adquieren valores continuos, como es el caso de los marcadores bioquímicos y la TN, y se distribuyen de forma Gausiana en la población general de sujetos normales y en la de sujetos afectados, pueden emplearse métodos matemáticos para calcular la razón de probabilidad. La forma adecuada de realizar los cálculos matemáticos ha sido publicada previamente.[43] Cuando el test de cribado usa sólo un marcador se aplica el modelo de cálculo univariable, en tanto que si usa más de un marcador y existe alguna correlación entre ellos, se usa el modelo de cálculo multivariable.

Para poder emplear estas fórmulas es necesario conocer determinados parámetros poblacionales, tanto de la distribución en la población normal como en la de afectados. Estos parámetros poblacionales incluyen la media, la desviación estándar y, si se usa más de un parámetro, el coeficiente de correlación entre los distintos parámetros. En la literatura se han publicado varias agrupaciones de parámetros poblacionales para la población normal y para la afectada por SD, para los diversos marcadores, obtenidas de series amplias.[44] Actualmente, la publicación más detallada es la del estudio multicéntrico SURUSS.[45] Los parámetros poblacionales deben ser transformados logarítmicamente para su uso en los algoritmos de cálculo. Es importante tener en cuenta que tanto las medias como las desviaciones estándar de los distin-

Informação contida nos marcadores

A informação contida nos marcadores é obtida mediante o cálculo da razão de chance (LR), que resulta da probabilidade de o feto portar SD dividida pela probabilidade de que não esteja afetado, em função do valor dos marcadores usados.

$$LR = \text{Probabilidade de estar afetado} / \text{Probabilidade de não estar afetado}$$

Segundo o teorema de Bayes, a *odds* final de que uma gestação esteja afetada por SD virá determinada pela *odds a priori* multiplicada pela LR do marcador usado.

$$\textit{Odds final} = \textit{Odds a priori} \times LR$$

Se vários marcadores que não estejam correlacionados entre si fossem utilizados, a *odds* final poderia se definir como:

$$\textit{Odds final} = \textit{Odds a priori} \times LR1 \times LR2 \times LR3$$

CÁLCULO DA RAZÃO DE CHANCE OU *LIKELIHOOD RATIO*

Quando os valores de um marcador são dicotômicos, como ocorre com o osso nasal (que pode estar presente ou ausente),[42] obtém-se a LR de forma empírica mediante estudos observacionais. Por outro lado, quando os valores de um marcador são contínuos, como no caso dos marcadores bioquímicos e da TN, e se distribuem de forma gausiana na população geral de indivíduos normais e na de afetados, podem-se empregar métodos matemáticos para calcular a razão de chance. A forma adequada de realizar os cálculos matemáticos foi previamente publicada.[43] Quando o teste de *screening* usa apenas um marcador, aplica-se o modelo de cálculo univariável; entretanto, se usar mais de um marcador e existe alguma relação entre eles, usa-se o modelo de cálculo multivariável.

Para que se possam empregar essas fórmulas é necessário que se conheçam determinados parâmetros populacionais, tanto da distribuição na população normal como na de afetados. Esses parâmetros populacionais incluem a média, o desvio-padrão e, se for usado mais de um parâmetro, o coeficiente de correlação entre os distintos parâmetros. Na literatura foram publicados vários grupos de parâmetros populacionais para a população normal e para a afetada por SD, para os diversos marcadores, obtidos de amplas séries.[44] Atualmente, a publicação mais detalhada é a do estudo multicêntrico SURUSS.[45] Os parâmetros populacionais devem ser transformados logaritmicamente para seu uso nos algoritmos de cálculo. É importante considerar que tanto as médias como os desvios-padrão dos

tos marcadores están sujetos a cambios en relación a cada edad gestacional, por lo que para determinados parámetros se deben usar sistemas de ecuaciones polinómicas para representar dichas medias y/o desviaciones estándar en función de la edad gestacional, consideración que, de omitirse, puede llevar a importantes errores. Así, por ejemplo, la media de los MoMs de TN en fetos afectados solía representarse por un valor común para todo el periodo comprendido entre las 11ª y 13ª semanas, sin embargo, recientemente se ha demostrado que la media de los MoMs de TN en los fetos afectados de SD decrece conforme avanza la gestación,[46] hecho que ha obligado a la revisión de las tasas de detección calculadas para todas las modalidades de cribado que incluyen la TN en el estudio SURUSS.[47]

La aplicación del método multivariable permite obtener un único LR conjunto para todas las variables usadas en el cribado, por lo que el Odds final se obtiene mediante la fórmula:

$$\text{Odds final} = \text{Odds a priori} \times \text{LR multivariable}$$

EL MÉTODO ALTERNATIVO DE CÁLCULO DE LA RAZÓN DE PROBABILIDAD O *LIKELIHOOD RATIO* MEDIANTE EL DIFERENCIAL DELTA

El grupo del King's College Hospital Medical School y de la Fetal Medicine Fundation de Londres considera que el cálculo de la LR para la TN no debe basarse en el sistema de MoM que fue descrito anteriormente, pues sostienen que ni los MoMs de la TN ni su transformación logarítmica se distribuyen de forma Gausiana, lo que para ellos se traduce en una sobreestimación del riesgo a las 11 semanas y su subestimación a las 13 semanas de gestación.[46] Este grupo propone el uso de un método alternativo de cálculo de la LR para este marcador que es conocido como Diferencial Delta.[46,48-50] El Diferencial Delta es el resultado de la medida de la TN observada menos la mediana de TN esperada correspondiente a la LCC del feto.

Diferencial delta = medida TN – mediana TN esperada

A partir de datos obtenidos en un estudio con 20.217 fetos cromosómicamente normales y 87 fetos afectados de trisomía 21, se obtuvo empíricamente los *Likelihood Ratio* para intervalos de valores de 0,5 mm de Diferencial Delta.[48,49]

Según los propios autores de este estudio, la mediana del Diferencial Delta no cambia en función de la edad gestacional, y es por ello que este método aporta una mejor estimación del riesgo;[46] por tal motivo, su uso continúa siendo defendido.[25]

No obstante, la crítica más extendida que se hace al sistema de cálculo del Diferencial Delta es que sus autores no han publicado elementos cruciales para la realización de los cálculos, de manera que no es posible realizar un análisis comparativo de ambos sistemas por investigadores neutrales.[51]

distintos marcadores estão sujeitos a alterações em relação a cada idade gestacional, razão pela qual, para determinados parâmetros, devem-se usar sistemas de equações polinômicas para representar as ditas médias e/ou os desvios-padrão conforme a idade gestacional, consideração que, se omitida, pode levar a importantes erros. Assim, por exemplo, a média dos MoMs de TN em fetos afetados costumava ser representada por um valor comum para todo o período compreendido entre as 11ª e 13ª semanas. Entretanto, recentemente demonstrou-se que a média dos MoMs de TN nos fetos portadores de SD decresce conforme avança a gestação,[46] o que obrigou a se fazer a revisão das taxas de detecção calculadas para todas as modalidades de *screening* que incluem a TN no estudo SURUSS.[47]

A aplicação do método multivariável permite obter uma única LR conjunta para todas as variáveis usadas no *screening*, motivo por que se obtém a *odds* final mediante a seguinte fórmula:

$$\textit{Odds} \text{ final} = \textit{Odds a priori} \times \text{LR multivariável}$$

MÉTODO ALTERNATIVO DE CÁLCULO DA RAZÃO DE CHANCE OU *LIKELIHOOD RATIO* MEDIANTE O DIFERENCIAL DELTA

Os grupos do King's College Hospital Medical School e da Fetal Medicine Foundation de Londres consideram que o cálculo da LR para a TN não deve se basear no sistema de MoM descrito anteriormente, pois, segundo ambas as instituições, nem os MoMs da TN nem sua transformação logarítmica são distribuídos de forma gausiana, o que, para eles, representa uma superestimação do risco na 11ª semana e uma subestimação na 13ª semana de gestação.[46] Esses grupos propõem o uso de um método alternativo de cálculo da LR para este marcador, o qual é conhecido como "diferencial delta".[46,48-50] O diferencial delta é o resultado da medida da TN observada menos a mediana da TN esperada correspondente ao CCN do feto.

Diferencial delta = medida TN – mediana TN esperada

A partir de dados obtidos em um estudo com 20.217 fetos cromossomicamente normais e 87 fetos portadores de trissomia 21, obtiveram-se empiricamente as *likelihood ratio* para intervalos de valores de 0,5 mm de diferencial delta.[48,49]

Segundo os próprios autores desse estudo, a mediana do diferencial delta não muda conforme a idade gestacional, e é por isso que esse método contribui com uma melhor estimativa do risco;[46] por tal motivo, seu uso continua sendo defendido.[25]

Todavia, a maior crítica que se faz ao sistema de cálculo do diferencial delta é que seus autores não publicaram elementos cruciais para a realização dos cálculos, de maneira que não é possível realizar uma análise comparativa de ambos os sistemas por investigadores neutros.[51]

Cálculo final del riesgo

Para obtener el riesgo final de la gestante se debe transformar el Odds final en riesgo o probabilidad:

$$\text{Riesgo final} = \text{Odds final}/(1 + \text{Odds Final})$$

Cálculo de las medianas

Se acepta universalmente la necesidad de que cada laboratorio use y actualice periódicamente sus propias medianas para los marcadores bioquímicos en relación a cada rango de edad gestacional, pues así se eliminan las variables dependientes de las técnicas analíticas, los reactivos empleados y las características de la propia población de gestantes.

El cálculo de las medianas se efectúa generalmente por el método de regresión, lineal o polinómica, a partir de un número suficiente de valores de marcadores en fetos no afectados en función de la edad gestacional expresada en días. La comprobación de la bondad de las medianas puede realizarse calculando la media de los MoMs de una población amplia de gestantes. En teoría, la media de los MoMs debe ser 1. Se consideran adecuadas las medianas si la media de los MoMs no se desvía más de un 5 a 10% de la unidad.

Menos obvia era la necesidad del uso de medianas propias para la TN, dado que el método de medición está actualmente bastante estandarizado. Sin embargo, se ha sugerido la necesidad de usar medianas de TN específicas de cada centro,[52] e incluso el SURUSS[45] va más allá al defender el uso de medianas para cada ecografista. El cálculo de las medianas de TN se obtiene habitualmente por regresión no lineal de la transformación logarítmica de las mediciones de TN respecto de la medida de la LCC de los fetos no afectados.

Extendiendo el cribado a otras trisomías

La trisomía 18, resultante de la presencia de una copia extra del cromosoma 18, fue descrita en 1960 por Edwards[53] y su incidencia varía desde 1 de cada 3.086[54] a 1 de cada 6.806 recién nacidos vivos,[55] ocupando el segundo lugar en frecuencia entre los síndromes malformativos de origen cromosómico. Sin embargo, los fetos afectados por el síndrome de Edwards presentan una alta letalidad intraútero, que se ha estimado en un 63,8%,[20] por lo que su incidencia en el primer trimestre del embarazo es mucho mayor. La trisomía 18 se asocia a múltiples malformaciones[56] y a complicaciones del embarazo como la Restricción del Crecimiento Intrauterino, embarazo prolongado y sufrimiento fetal intraparto, las cuales incrementan el índice de cesáreas hasta en el 50% de estos fetos.[57]

La asociación de la presencia de un cromosoma 13 extra a un grupo de malformaciones fue descrita en 1960 por Patau.[58] El síndrome de Patau es la tercera malformación cromosómica más frecuente, de modo que su incidencia se ha estimado aproximadamente en 1 de cada 5.000

Cálculo final do risco

Para se obter o risco final da gestante, deve-se transformar a *odds* final em risco ou chance:

$$\text{Risco final} = \textit{odds}\ \text{final}/(1 + \textit{odds}\ \text{final})$$

Cálculo das medianas

A necessidade de que cada laboratório use e atualize periodicamente suas próprias medianas para os marcadores bioquímicos em relação a cada categoria de idade gestacional é aceita universalmente, pois assim se eliminam as variáveis dependentes das técnicas analíticas, os reagentes empregados e as características da própria população de gestantes.

O cálculo das medianas geralmente é feito pelo método de regressão, linear ou polinômica, a partir de um número suficiente de valores de marcadores em fetos não afetados em função da idade gestacional expressa em dias. Pode-se comprovar a utilidade das medianas calculando-se a média dos MoMs de uma ampla população de gestantes. Teoricamente, a média dos MoMs deve ser 1. Consideram-se adequadas as medianas se a média dos MoMs não se desviar mais de 5 a 10% da unidade.

Menos óbvia era a necessidade do uso de medianas próprias para a TN, visto que o método de medição atualmente está bastante padronizado. Entretanto, sugeriu-se a necessidade de usar medianas de TN específicas de cada serviço,[52] e inclusive o SURUSS[45] vai mais além, ao defender o uso de medianas para cada ecografista. O cálculo das medianas de TN é conseguido habitualmente por regressão não linear da transformação logarítmica das medições de TN em relação à medida do CCN dos fetos não-afetados.

Estendendo o *screening* a outras trissomias

A trissomia 18, resultante da presença de uma cópia extra do cromossomo 18, foi descrita em 1960 por Edwards,[53] e sua incidência varia de 1 a cada 3.086[54] a 1 em cada 6.806 recém-nascidos vivos,[55] ocupando o segundo lugar em freqüência entre as síndromes malformativas de origem cromossômica. No entanto, os fetos afetados pela síndrome de Edwards apresentam alta letalidade intra-útero, a qual foi estimada em 63,8%,[20] pelo que sua incidência no primeiro trimestre da gravidez é muito maior. A trissomia 18 se associa a múltiplas malformações[56] e a complicações da gravidez, como restrição de crescimento intra-uterino, gestação prolongada e sofrimento fetal intraparto, que aumentam o índice de cesáreas em até 50%.[57]

A associação da presença de um cromossomo 13 extra a um grupo de malformações foi descrita em 1960, por Patau.[58] A síndrome de Patau é a terceira malformação cromossômica mais freqüente, de modo que sua incidência foi estimada em aproximadamente 1 em cada 5.000 recém-nascidos vivos.[59] Além disso, a cada recém-nascido vivo

recién nacidos vivos.[59] Además, por cada recién nacido vivo con trisomía 13 aproximadamente 50 son abortados espontáneamente.[60] La trisomía 13 también se asocia a múltiples malformaciones[61] y a complicaciones del embarazo como la Restricción del Crecimiento Intrauterino y un mayor riesgo materno de desarrollar preeclampsia severa.[62]

Los marcadores usados en el cribado del SD presentan patrones diferenciados en caso de otras trisomías; así, por ejemplo, se ha sugerido que en el primer trimestre los niveles serológicos maternos de PAPP-A y β-HCG libre podrían estar más bajos en gestantes con fetos afectados de trisomía 18 que en gestantes con fetos no afectados,[63,64] y la translucencia nucal estaría aumentada en las trisomías 18 y 13 como en el SD.[65] En base a ello, se han publicado estudios que sugieren que al cribado del SD se puede añadir un algoritmo específico de cálculo del riesgo para las trisomias 18 y/o 13 en el primer trimestre.[63,66,67] Desde el punto de vista ético, se ha señalado[68] que la ampliación del cribado a otras cromosomopatías podría ser aceptable únicamente mediante un algoritmo que permitiese detectar una gran proporción de casos con sólo un pequeño incremento del número de técnicas invasivas necesarias para el diagnóstico.

El método de cálculo es similar al usado para el cribado del SD, con la única diferencia de que el riesgo a priori y los parámetros poblacionales usados en el cálculo de LR deben ser específicos para estas trisomías. Se han publicado estimaciones del riesgo en función de la edad y parámetros poblacionales específicos,[69] las cuales permiten elaborar los algoritmos adecuados para el cálculo. Así, por ejemplo, para el primer trimestre se ha propuesto[69] un algoritmo conjunto para identificar los embarazos con fetos afectados de trisomías 13 ó 18 en base a una combinación de la edad materna, de la medición de la translucencia nucal y de los resultados de los análisis serológicos maternos de PAPP-A y β-HCG libre entre las 11 y 14 semanas de gestación. Con este algoritmo, se estima que podría identificarse el 95% de estos defectos cromosómicos con una tasa de falsos positivos del 0,3%, usando un nivel de corte de 1 en 150.

Presentación de los resultados a la gestante

A la hora de diseñar el informe de los resultados del cribado del SD, deben tenerse en cuenta una serie de consideraciones:

- En el informe debe constar el nombre de la gestante y los datos básicos (fecha del cribado, edad de la gestante, edad gestacional en el momento del cribado, etc.).
- Es necesario que el informe contenga la información precisa de los valores absolutos, las medianas y los MoMs de todos los marcadores usados, así como los ajustes o correcciones que se hayan realizado sobre ellos, a fin de que sea posible verificar que el cálculo se realizó correctamente.

com trissomia 13, aproximadamente 50 são abortados espontaneamente.[60] A trissomia 13 também se associa a múltiplas malformações[61] e a complicações da gravidez, como restrição de crescimento intra-uterino e maior risco materno de desenvolver pré-eclâmpsia grave.[62]

Os marcadores usados no screening da SD apresentam padrões diferenciados no caso de outras trissomias; assim, por exemplo, foi sugerido que no primeiro trimestre os níveis sorológicos maternos de PAPP-A e β-HCG livre poderiam estar mais baixos em gestantes com fetos portadores de trissomia 18 do que naquelas com fetos não-portadores,[63,64] e a translucência nucal estaria aumentada nas trissomias 18 e 13, como na SD.[65] Com base nisso, publicaram-se estudos que sugerem que ao screening da SD se pode acrescentar um algoritmo específico de cálculo do risco para as trissomias 18 e/ou 13 no primeiro trimestre.[63,66,67] Do ponto de vista ético, tem-se mostrado[68] que a extensão do screening a outras anomalias cromossômicas só poderia ser aceitável ante um algoritmo que permitisse detectar uma grande proporção de casos com somente um pequeno aumento do número de técnicas invasivas necessárias para o diagnóstico.

O método de cálculo é similar ao utilizado para o screening da SD, com a única diferença de que o risco a priori e os parâmetros populacionais usados no cálculo de LR devem ser específicos para essas trissomias. Estimativas do risco em função da idade e parâmetros populacionais específicos[69] foram publicados, o que permitiu elaborar os algoritmos adequados para o cálculo. Assim, por exemplo, para o primeiro trimestre se propôs[69] um algoritmo conjunto para identificar as gestações com fetos portadores de trissomias 13 ou 18 com base em uma combinação da idade materna, da medição da translucência nucal e dos resultados das análises sorológicas maternas de PAPP-A e β-HCG livre entre a 11ª e a 14ª semana de gestação. Com esse algoritmo, estima-se que se poderiam identificar 95% desses defeitos cromossômicos com uma taxa de falso-positivos de 0,3%, usando-se um ponto de corte de 1 em 150.

Apresentação dos resultados à gestante

Na hora de fazer o relatório dos resultados do screening da SD, deve-se considerar que:

- No relatório devem constar o nome da gestante e os dados básicos (data do screening, idade da gestante, idade gestacional no momento do screening etc.).
- É necessário que o relatório contenha a informação precisa dos valores absolutos, as medianas e os MoMs de todos os marcadores usados, assim como ajustes ou correções que se tenham realizado sobre eles, a fim de que seja possível verificar se o cálculo foi feito corretamente.

CÁLCULO DEL RIESGO DE CROMOSOMOPATÍAS EN EL CRIBADO COMBINADO DEL PRIMER TRIMESTRE

CÁLCULO DO RISCO DE ANOMALIAS CROMOSSÔMICAS NO SCREENING COMBINADO DO PRIMEIRO TRIMESTRE

- Por el mismo motivo, es necesario señalar si el resultado del cribado se refiere al riesgo en fecha de parto o al riesgo en fecha de cribado, y debe contener al menos el riesgo a priori, el/los LR obtenidos y el riesgo final. Se ha sugerido que el informe del resultado sólo como un valor numérico del riesgo puede originar, en algunas gestantes, una reacción de ansiedad que las lleve a requerir amniocentesis,[70] por lo que parece recomendable que, además del valor numérico de la cifra de riesgo, el resultado se defina como "POSITIVO" o "NEGATIVO", y se señale el punto de corte usado.
- Debe informarse, también, sobre el programa informático usado para obtener el resultado y el modelo matemático en que se basa dicho programa.
- Es necesario, asimismo, informar a la gestante de que el cribado no es una prueba diagnóstica y que sólo se realiza para identificar a las gestantes que tengan un riesgo incrementado de que su feto esté afectado de una cromosomopatía.

- Pelo mesmo motivo, é necessário assinalar se o resultado do *screening* se refere ao risco na data do parto ou àquele na data do *screening*, e deve conter ao menos o risco *a priori*, a(s) LR obtida(s) e o risco final. Sugeriu-se que o relatório do resultado somente como um valor numérico do risco pode originar, em algumas gestantes, uma reação de ansiedade que as leve a requerer amniocentese,[70] por isso parece recomendável que, além do valor numérico do risco, o resultado se defina como "POSITIVO" ou "NEGATIVO", e se marque o ponto de corte usado.
- Deve-se informar, também, sobre o programa de informática usado para obter o resultado e o modelo matemático em que se baseia esse programa.
- É preciso, também, informar à gestante que o *screening* não é uma prova diagnóstica e que é realizado apenas para identificar as gestantes que tenham um risco aumentado de que seu feto se encontre afetado por uma anomalia cromossômica.

BIBLIOGRAFÍA SELECCIONADA / REFERÊNCIAS BIBLIOGRÁFICAS

1. Szabo J, Gellen J. Nuchal fluid accumulation in trisomy-21 detected by vaginosonography in first trimester. *Lancet* 1990 Nov. 3;336(8723):1133.
2. Nicolaides KH, Azar G, Byrne D *et al.* Fetal nuchal translucency: ultrasound screening for chromosomal defects in first trimester of pregnancy. *BMJ* 1992 Apr. 4;304(6831):867-69.
3. Pandya PP, Goldberg H, Walton B *et al.* The implementation of first-trimester scanning at 10-13 weeks' gestation and the measurement of fetal nuchal translucency thickness in two maternity units. *Ultrasound Obstet Gynecol* 1995 Jan.;5(1):20-25.
4. Braithwaite JM, Morris RW, Economides DL. Nuchal translucency measurements: frequency distribution and changes with gestation in a general population. *Br J Obstet Gynaecol* 1996 Dec.;103(12):1201-04.
5. Pandya PP, Santiago C, Snijders RJ *et al.* First trimester fetal nuchal translucency. *Curr Opin Obstet Gynecol* 1995 Apr;7(2):95-102.
6. Palomaki GE, Haddow JE. Maternal serum alpha-fetoprotein, age, and Down syndrome risk. *Am J Obstet Gynecol* 1987 Feb.;156(2):460-63.
7. Norgaard-Pedersen B, Larsen SO, Arends J *et al.* Maternal serum markers in screening for down syndrome. *Clin Genet* 1990 Jan;37(1):35-43.
8. Krivchenia E, Huether CA, Edmonds LD *et al.* Comparative epidemiology of down syndrome in two United States populations, 1970-1989. *Am J Epidemiol* 1993;137:815-28.
9. Hook EB. Rates of chromosome abnormalities at different maternal ages. *Obstet Gynecol* 1981 Sept.;58(3):282-85.
10. Cuckle H, Wald N, Thompson S. Estimating a woman's risk of having a pregnancy associated with down's syndrome using her age and serum alpha-fetoprotein. *Br J Obstet Gynaecol* 1987;94:387-402.
11. Hecht CA, Hook EB. Rates of Down syndrome at livebirth by one-year maternal age intervals in studies with apparent close to complete ascertainment in populations of

European origin: a proposed revised rate schedule for use in genetic and prenatal screening. *Am J Med Genet* 1996 Apr. 24;62(4):376-85.
12. Bray I, Wright DE, Davies C *et al.* Joint estimation of Down syndrome risk and ascertainment rates: a meta-analysis of nine published data sets. *Prenat Diagn* 1998 Jan.;18(1):9-20.
13. Huether CA, Ivanovich J, Goodwin BS *et al.* Maternal age specific risk rate estimates for down syndrome among live births in whites and other races from Ohio and metropolitan Atlanta, 1970-1989. *J Med Genet* 1998 June;35(6):482-90.
14. Morris JK, Mutton DE, Alberman E. Revised estimates of the maternal age specific live birth prevalence of Down's syndrome. *J Med Screen* 2002;9(1):2-6.
15. Morris JK, Wald NJ, Mutton DE *et al.* Comparison of models of maternal age-specific risk for Down syndrome live births. *Prenat Diagn* 2003 Mar.;23(3):252-58.
16. Carothers AD, Castilla EE, Dutra MG *et al.* Search for ethnic, geographic, and other factors in the epidemiology of Down syndrome in South America: analysis of data from the ECLAMC project, 1967-1997. *Am J Med Genet* 2001 Oct. 1;103(2):149-56.
17. Carothers AD, Hecht CA, Hook EB. International variation in reported livebirth prevalence rates of Down syndrome, adjusted for maternal age. *J Med Genet* 1999 May;36(5):386-93.
18. Snijders RJ, Sebire NJ, Nicolaides KH. Maternal age and gestational age-specific risk for chromosomal defects. *Fetal Diagn Ther* 1995 Nov./Dec.;10(6):356-67.
19. Benn PA, Egan JF. Survival of Down syndrome in utero. *Prenat Diagn* 2000 May;20(5):432-33.
20. Hook EB, Topol BB, Cross PK. The natural history of cytogenetically abnormal fetuses detected at midtrimester amniocentesis which are not terminated electively: new data and estimates of the excess and relative risk of late fetal death associated with 47+21 and some other

abnormal karyotypes. *Am J Hum Genet* 1989 Dec.;45(6):855-61.

21. Hook EB, Mutton DE, Ide R *et al.* The natural history of Down syndrome conceptuses diagnosed prenatally that are not electively terminated. *Am J Hum Genet* 1995 Oct.;57(4):875-81.

22. Morris JK, Wald NJ, Watt HC. Fetal loss in Down syndrome pregnancies. *Prenat Diagn* 1999 Feb.;19(2):142-45.

23. Cuckle H. Down syndrome fetal loss rate in early pregnancy. *Prenat Diagn* 1999 Dec.;19(12):1177-79.

24. Warburton D, Dallaire L, Thangavelu M *et al.* Trisomy recurrence: a reconsideration based on North American data. *Am J Hum Genet* 2004 Sept.;75(3):376-85. Epub 2004 July 08.

25. Nicolaides KH. *The 11-13⁺⁶ weeks scan.* London: The Fetal Medicine Foundation, 2004.

26. Smith GCS, Smith MFS, McNay MB *et al.* First-trimester growth and the risk of low birth weight. *New England Journal of Medicine* 1998;339:1817-22.

27. Wenstrom KD, Owen J, Boots L *et al.* Ethier M. The influence of maternal weight on hCG in the multiple-marker screening test for fetal Down syndrome. *Am J Obstet Gynecol* 1995 Oct.;173(4):1297-1300.

28. Neveux LM, Palomaki GE, Larrivee DA *et al.* Refinements in managing maternal weight adjustment for interpreting prenatal screening results. *Prenat Diagn* 1996 Dec.;16(12):1115-19.

29. Spencer K, Ong CY, Liao AW *et al.* First trimester markers of trisomy 21 and the influence of maternal cigarette smoking status. *Prenat Diagn* 2000 Oct;20(10):852-53.

30. Spencer K, Bindra R, Cacho AM *et al.* The impact of correcting for smoking status when screening for chromosomal anomalies using maternal serum biochemistry and fetal nuchal translucency thickness in the first trimester of pregnancy. *Prenat Diagn* 2004 Mar.;24(3):169-73.

31. Spencer K. The influence of smoking on maternal serum PAPP-A and free beta hCG levels in the first trimester of pregnancy. *Prenat Diagn* 1999;19(11):1065-66.

32. Spencer K, Ong CY, Liao AW *et al.* The influence of parity and gravidity on first trimester markers of chromosomal abnormality. *Prenat Diagn* 2000 Oct.;20(10):792-94.

33. Spencer K, Ong CY, Liao AW *et al.* The influence of fetal sex in screening for trisomy 21 by fetal nuchal translucency, maternal serum free beta-hCG and PAPP-A at 10-14 weeks of gestation. *Prenat Diagn* 2000 Aug.;20(8):673-75.

34. Bazzett LB, Yaron Y, O'Brien JE *et al.* Fetal gender impact on multiple-marker screening results. *Am J Med Genet* 1998 Apr. 13;76(5):369-71.

35. Spencer K, Ong CY, Liao AW *et al.* The influence of ethnic origin on first trimester biochemical markers of chromosomal abnormalities. *Prenat Diagn* 2000;20(6):491-94.

36. Spencer K. Down's syndrome screening in multiple pregnancies. *Prenat Diagn* 1994;14(11):537-42.

37. Wald NJ, Rish S, Hackshaw AK. Combining nuchal translucency and serum markers in prenatal screening for down syndrome in twin pregnancies. *Prenat Diagn* 2003 July;23(7):588-92.

38. Spencer K, Nicolaides KH. Screening for trisomy 21 in twins using first trimester ultrasound and maternal serum biochemistry in a one-stop clinic: a review of three years experience. *BJOG* 2003 Mar.;110(3):276-80.

39. Spencer K, Salonen R, Muller F. Down's syndrome screening in multiple pregnancies using alpha-fetoprotein and free beta hCG. *Prenat Diagn* 1994 July;14(7):537-42.

40. Cuckle HS, Arbuzova S. Multimarker maternal serum screening for chromosomal abnomalities. In: Milunsky A (Ed.). *Genetic disorders and the fetus.* 5th ed. Baltimore: The Johns Hopkins University Press, 2004.

41. Cuckle HS, Spencer K, Nicolaides KH. Down syndrome screening marker levels in women with a previous aneuploidy pregnancy. *Prenat Diagn* 2005 Jan.;25(1):47-50.

42. Cicero S, Rembouskos G, Vandecruys H *et al.* Likelihood ratio for trisomy 21 in fetuses with absent nasal bone at the 11-14-week scan. *Ultrasound Obstet Gynecol* 2004 Mar.;23(3):218-23.

43. Reynolds TM, Penney MD. The mathematical basis of multivariate risk screening: with special reference to screening for Down's syndrome associated pregnancy. *Ann Clin Biochem* 1990 Sept.;27(Pt 5):452-58.

44. Cuckle HS, van Lith JM. Appropriate biochemical parameters in first-trimester screening for down syndrome. *Prenat Diagn* 1999 June;19(6):505-12.

45. Wald NJ, Rodeck C *et al.* SURUSS Research Group. First and second trimester antenatal screening for Down's syndrome: the results of the Serum, Urine and Ultrasound Screening Study (SURUSS). *Health Technol Assess* 2003;7(11):1-77.

46. Spencer K, Bindra R, Nix AB *et al.* Delta-nt or nt mom: which is the most appropriate method for calculating accurate patient-specific risks for trisomy 21 in the first trimester? *Ultrasound Obstet Gynecol* 2003 Aug.;22(2):142-48.

47. Wald NJ, Rodeck C, Hackshaw AK *et al.* SURUSS in perspective. *BJOG* 2004 June;111(6):521-531.

48. Pandya PP, Snijders RJ, Johnson SP *et al.* Screening for fetal trisomies by maternal age and fetal nuchal translucency thickness at 10 to 14 weeks of gestation. *Br J Obstet Gynaecol* 1995 Dec.;102(12):957-62.

49. Snijders RJM, Nicolaides KH. *Ultrasound markers for fetal chromosomal defects.* Carnforth, UK: Parthenon Publishing, 1996.

50. Nicolaides KH, Snijders RJ, Cuckle HS. Correct estimation of parameters for ultrasound nuchal translucency screening. *Prenat Diagn* 1998 May;18(5):519-23.

51. Anonimo. FMF software & certification. *Down´s Screening News* 2004;11(2):34.

52. Logghe H, Cuckle H, Sehmi I. Centre-specific ultrasound nuchal translucency medians needed for Down syndrome screening. *Prenat Diagn* 2003 May;23(5):389-92.

53. Edwards JH, Harnden DG, Cameron AH *et al.* A new trisomic syndrome. *Lancet* 1960 Apr. 9;1:787-90.

54. Young ID, Cook JP, Mehta L. Changing demography of trisomy 18. *Arch Dis Child* 1986 Oct.;61(10):1035-36.

55. Goldstein H, Nielsen KG. Rates and survival of individuals with trisomy 13 and 18. Data from a 10-year period in denmark. *Clin Genet* 1988 Dec.;34(6):366-72.

56. Taylor AI. Autosomal trisomy syndromes: a detailed study of 27 cases of Edwards' syndrome and 27 cases of Patau's syndrome. *J Med Genet* 1968 Sept.;5(3):227-52.

57. David TJ, Glew S. Morbidity of trisomy 18 includes delivery by caesarean section. *Lancet* 1980 Dec. 13;2(8207):1295.

58. Patau K, Smith DW, Therman E *et al.* Multiple congenital anomaly caused by an extra autosome. *Lancet* 1960 Apr. 9;1:790-93.

59. Wladimiroff JW, Stewart PA, Reuss A *et al.* Cardiac and extra-cardiac anomalies as indicators for trisomies 13 and 18: a prenatal ultrasound study. *Prenat Diagn* 1989 July;9(7):515-20.

60. Jacobs PA, Hassold TJ, Henry A *et al.* Trisomy 13 ascertained in a survey of spontaneous abortions. *J Med Genet* 1987 Dec.;24(12):721-24.

61. Hodes ME, Cole J, Palmer CG *et al.* T. Clinical experience with trisomies 18 and 13. *J Med Genet* 1978 Feb.;15(1):48-60.

62. Boyd PA, Lindenbaum RH, Redman C. Pre-eclampsia and trisomy 13: a possible association. *Lancet* 1987 Aug. 22;2(8556):425-27.

63. Biagiotti R, Cariati E, Brizzi L *et al.* Maternal serum screening for trisomy 18 in the first trimester of pregnancy. *Prenat Diagn* 1998 Sept.;18(9):907-13.

64. Spencer K, Liao AW, Ong CY *et al.* Maternal serum activin A and inhibin A in trisomy 18 pregnancies at 10-14 weeks. *Prenat Diagn* 2001 July;21(7):571-74.

65. Pandya PP, Brizot ML, Kuhn P *et al.* First-trimester fetal nuchal translucency thickness and risk for trisomies. *Obstet Gynecol* 1994 Sept.;84(3):420-23.

66. Tul N, Spencer K, Noble P *et al.* Screening for trisomy 18 by fetal nuchal translucency and maternal serum free beta-hCG and PAPP-A at 10-14 weeks of gestation. *Prenat Diagn* 1999 Nov.;19(11):1035-42.

67. De Graaf IM, Pajkrt E *et al.* Early pregnancy screening for fetal aneuploidy with serum markers and nuchal translucency. *Prenat Diagn* 1999 May;19(5):458-62.

68. Wald NJ, Canick JA. Seeking other disorders within antenatal serum screening programmes for down's syndrome. *J Med Screen* 2002;9(4):145-46.

69. Spencer K, Nicolaides KH. A first trimester trisomy 13/trisomy 18 risk algorithm combining fetal nuchal translucency thickness, maternal serum free beta-hCG and PAPP-A. *Prenat Diagn* 2002 Oct.;22(10):877-79.

70. Quagliarini D, Betti S, Brambati B *et al.* Coping with serum screening for down syndrome when the results is given as a numeric value. *Prenat Diagn* 1998 Aug.;18(8):816-21.

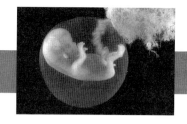

CAPÍTULO 7

MARCADORES BIOQUÍMICOS PARA EL CRIBADO DE CROMOSOMOPATÍAS EN EL PRIMER TRIMESTRE

MARCADORES BIOQUÍMICOS PARA O SCREENING DE ANOMALIAS CROMOSSÔMICAS NO PRIMEIRO TRIMESTRE

J. C. Santiago ◆ D. Ramos ◆ A. M. Espinosa ◆ M. Gallo

INTRODUCCIÓN

La descripción de marcadores bioquímicos para el síndrome de Down (SD), fundamentalmente alfafeto-proteína (AFP),[1] gonadotrofina coriónica humana (HCG)[2] y estriol no conjugado (uE3),[3] hizo posible que el cribado de SD mediante diferentes combinaciones de los marcadores en el segundo trimestre se convirtiera en una práctica común en muchos países desarrollados en la década del 90, del siglo XX.

En 1986 se levantó la primera sugerencia de que el cribado de SD podía realizarse en el primer trimestre,[4] tras observarse que la concentración de AFP en el suero materno era relativamente baja entre las 9 y 12 semanas en las gestantes portadoras de un feto con SD.

Otros estudios analizaron otros marcadores bioquímicos que podían ser medidos en el primer trimestre, entre ellos se destacaron la subunidad beta libre de la HCG (β-HCG)[5] y la Proteína A Plasmática Asociada al Embarazo (PAPP-A).[6] Se estimó que la combinación de estos dos marcadores podría conseguir tasas de detección de SD similares al triple test del segundo trimestre.[7]

Además de ello, actualmente se están proponiendo e investigando otras moléculas como marcadores bioquímicos del primer trimestre, entre ellas se encuentran la ProMBP (*proform of eosinophil major basic protein*),[8] el ADAM

INTRODUÇÃO

A descrição de marcadores bioquímicos para a síndrome de Down (SD), fundamentalmente alfafetoproteína (AFP),[1] gonadotrofina coriônica humana (HCG)[2] e estriol não conjugado (uE3),[3] tornou possível que o *screening* de SD, mediante diferentes combinações dos marcadores no segundo trimestre, se convertesse em uma prática comum em muitos países desenvolvidos na década de 1990.

Em 1986 formulou-se a primeira sugestão de que o *screening* de SD poderia ser realizado no primeiro trimestre,[4] depois de se observar que a concentração de AFP no soro materno era relativamente baixa entre a 9ª e a 12ª semana nas gestantes com feto portador de SD.

Alguns estudos analisaram outros marcadores bioquímicos que podiam ser medidos no primeiro trimestre, entre eles a subunidade beta livre da HCG (β-HCG)[5] e a proteína A plasmática associada à gravidez (PAPP-A).[6] Estimou-se que a combinação desses dois marcadores poderia alcançar índices de detecção de SD similares ao triplo teste de segundo trimestre.[7]

Além disso, atualmente estão sendo propostas e pesquisadas outras moléculas como marcadores bioquímicos do primeiro trimestre, entre elas a *proform of eosinophil major basic protein* (ProMBP),[8] a A Disintegrin and Metal-

12[9] y la glicoproteina beta-1 específica del embarazo (SP-1),[10] cuya utilidad está todavía por definirse.

El objetivo del presente artículo es realizar un análisis de la bibliografía reciente sobre el uso de los marcadores bioquímicos en el cribado combinado de cromosomopatías del primer trimestre.

Alfafeto-proteína (AFP)

El deseo de anticipar el cribado del SD al primer trimestre llevó a investigar si los marcadores usados en el segundo trimestre podrían ser útiles también para el primero. Aunque la concentración de AFP se encuentra disminuida en las gestantes con fetos afectados de SD en el primer trimestre,[11] se observó un mayor solapamiento entre su distribución en embarazos afectados y no afectados que en el segundo trimestre,[12] hecho que disminuye considerablemente su utilidad como marcador del SD en fases iniciales del embarazo. El escaso poder discriminativo de la AFP para la detección del SD durante el primer trimestre puede observarse en la Gráfica 7-1, elaborada a partir de la curva de regresión de la mediana de los múltiplos de la mediana (MoM) de la concentración de AFP en fetos afectados de SD calculada por Spencer *et al.*,[13] que analizó la evolución de los más importantes marcadores bioquímicos en 1.791 casos de fetos con SD entre las semanas 6 y 20 de gestación.

Subunidad beta libre de la HCG (β-HCG)

La molécula de HCG comprende dos subunidades, α y β, que son producidas por diferentes células de la placenta. Prontamente se sugirió que la subunidad β libre de la HCG (β-HCG) es más específica del SD[14,15] que la molécula intacta de HCG, resultados que fueron confirmados por estudios prospectivos.[16,17] La Gráfica 7-2 representa la curva de regresión, calculada por Spencer *et al.*[13] de la mediana de los MoM de las concentraciones de HCG y subunidad libre β-HCG en fetos afectados de SD, en ella queda de manifiesto que el momento del embarazo en el que ambos marcadores son más discriminativos son la 16ª y la 14ª semana, respectivamente.

Así mismo, se ha demostrado que las concentraciones en el suero materno de la subunidad libre β-HCG están correlacionados con el peso materno (menor concentración a mayor peso materno),[18] con el origen étnico (19% más elevadas en las gestantes de origen afro-caribeñas y asiáticas, comparadas con las caucásicas)[19] y con el hábito de fumar (más bajas en fumadoras);[20] debido a ello, estos factores deben ser corregidos antes de efectuar el cálculo del riesgo de SD. También se han observado otros factores que influyen en su concentración, pero para éstos actualmente no se considera necesario realizar correcciones, como la paridad,[21] o el sexo fetal,[22] por ejemplo, aun presentando elevada concentración cuando el sexo es femenino (un 15% en

---

loprotease 12 (ADAM 12)[9] e a glicoproteína beta-1 específica da gravidez (SP-1),[10] cuja utilidade ainda está por se definir.

O objetivo do presente artigo é realizar uma análise da bibliografia recente sobre o uso dos marcadores bioquímicos no *screening* combinado de anomalias cromossômicas do primeiro trimestre.

Alfafetoproteína (AFP)

O desejo de antecipar o *screening* da SD para o primeiro trimestre induziu investigações sobre se os marcadores usados no segundo trimestre poderiam ser úteis também para o primeiro. Apesar de a concentração de AFP estar diminuída nas gestantes com fetos portadores de SD no primeiro trimestre,[11] observou-se maior variação entre sua distribuição em gestações afetadas e não-afetadas do que no segundo trimestre,[12] o que diminui consideravelmente sua utilidade como marcador de SD em fases iniciais da gravidez. O escasso poder discriminativo da AFP para a detecção da SD durante o primeiro trimestre pode ser observado no Gráfico 7-1, elaborado a partir da curva de regressão da mediana dos múltiplos da mediana (MoM) da concentração de AFP em fetos portadores de SD calculada por Spencer *et al.*,[13] que analisaram a evolução dos mais importantes marcadores bioquímicos em 1.791 casos de fetos com SD entre a 6ª e 20ª semanas de gestação.

Subunidade beta livre da HCG (β-HCG)

A molécula de HCG compreende duas subunidades, α e β, que são produzidas por diferentes células da placenta. Rapidamente se sugeriu que a subunidade beta livre da HCG (β-HCG) é mais específica de SD[14,15] que a molécula intacta de HCG, resultados que foram confirmados por estudos prospectivos.[16,17] O Gráfico 7-2 representa a curva de regressão, calculada por Spencer *et al.*,[13] da mediana dos MoM das concentrações de HCG e da subunidade livre β-HCG em fetos com SD. No Gráfico fica claro que o momento da gravidez em que ambos os marcadores são mais discriminativos são a 16ª e a 14ª semana, respectivamente.

Também se demonstrou que as concentrações no soro materno da subunidade livre da β-HCG estão relacionadas com o peso materno (menor a concentração, maior peso materno),[18] com a origem étnica (19% mais elevadas nas gestantes de origem afro-caribenha e asiáticas, em comparação com as caucasianas)[19] e com o hábito de fumar (mais baixas em fumantes).[20] Por isso, esses fatores devem ser corrigidos antes de se proceder ao cálculo do risco de SD. Também foram observados outros fatores que influem em sua concentração, mas para eles atualmente não se considera necessário fazer correções. Com a paridade,[21] ou o sexo fetal,[22] por exemplo, ainda apresentando elevada concentração quando o sexo é feminino (15% nos fetos cro-

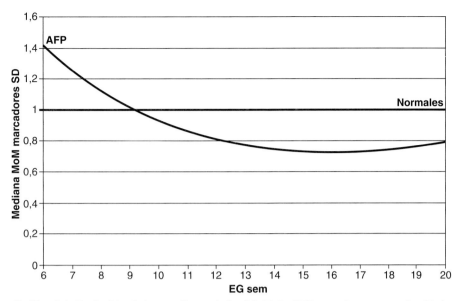

Gráfica 7-1. Evolución de las medianas de los MoM de AFP entre las semanas 6 y 20 de gestación, según curva de regresión publicada por Spencer *et al.*[13]

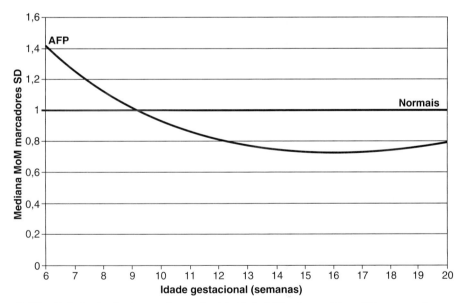

Gráfico 7-1. Evolução das medianas dos MoM de AFP entre a a 6ª e a 20ª semana de gestação, segundo a curva de regressão publicada por Spencer *et al.*[13]

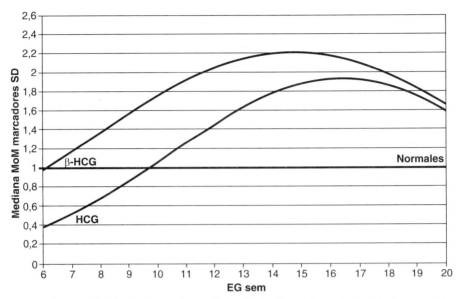

Gráfica 7-2. Evolución de las medianas de los MoM de HCG y subunidad libre β-HCG entre las 6 y 20 semanas de gestación, según las curvas de regresión publicadas por Spencer et al.[13]

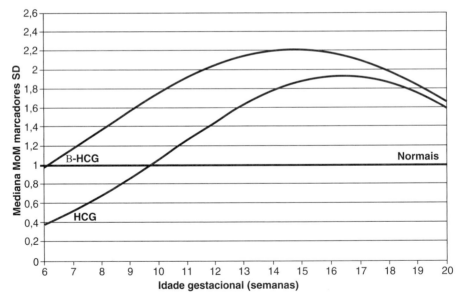

Gráfico 7-2. Evolução das medianas dos MoM de HCG e subunidade livre da β-HCG entre a 6ª e a 20ª semana de gestação, segundo as curvas de regressão publicadas por Spencer et al.[13]

los fetos cromosómicamente normales y un 11% si el feto tiene SD), no es necesaria su corrección, por su escasa significación y por la inseguridad del diagnóstico del sexo fetal en el primer trimestre.

Un factor a tener en cuenta en la determinación de la subunidad libre β-HCG es el de su inestabilidad a temperatura ambiente, lo que puede originar incrementos significativos en la determinación, si no se tiene la precaución de conservar en frío las muestras desde su extracción hasta su procesamiento, o si se retrasa éste.[23,24]

La tasa de detección de la subunidad libre β-HCG en forma aislada está entre 42 y 46%,[25] con una tasa de falsos positivos del 5%.

Recientemente, algunos estudios están evaluando la relación de niveles anormales de subunidad libre β-HCG con otras complicaciones obstétricas distintas de las cromosomopatías. La mayoría de estos estudios están sugiriendo que una concentración anormalmente baja de este marcador se relaciona con un mayor riesgo de pérdida fetal.[26,27]

Proteína A plasmática asociada al embarazo (PAPP-A)

La proteína A plasmática asociada al embarazo (PAPP-A) es una glicoproteína producida por el trofoblasto, aunque no es específica de éste pues puede encontrarse en mujeres no embarazadas y en hombres. Todavía no se conoce su función biológica. Durante el embarazo los niveles maternos de PAPP-A se incrementan progresivamente hasta el parto.

Algunos estudios de comienzos de los 90[28,29] demostraron que la concentración en el suero materno de la PAPP-A se encuentra reducida en fetos afectados de trisomía, pero que su desviación de la normalidad va disminuyendo conforme avanza la gestación, lo que hace de la PAPP-A un marcador útil en el primer trimestre, como puede observarse en la Gráfica 7-3 que representa la curva de regresión calculada por Spencer et al.[13] de la mediana de los MoM de las concentraciones de PAPP-A en fetos afectados de SD.

También se ha demostrado que las concentraciones en el suero materno de PAPP-A están correlacionados con el peso materno (menor concentración a mayor peso materno),[18] con el origen étnico (48% más alto en las gestantes de origen afro-caribeñas y 35% más alto en las asiáticas, comparadas con las caucásicas)[19] y con el hábito de fumar (más bajas en fumadoras),[20] por lo que la concentración de PAPP-A también debe ser corregida para estos factores. Aunque se ha observado que la concentración de PAPP-A se incrementa ligeramente con la paridad,[21] o el sexo fetal femenino,[22] en un 10% en los fetos cromosómicamente normales y en un 13% si el feto tiene SD, tampoco se recomienda la corrección para estos factores.

En la fertilización in vitro, sea ET o ICSI, los niveles séricos maternos de PAPP-A disminuyen, los múltiples cuerpos lúteos pueden ser los responsables de estos cambios.[30]

---

mossomicamente normais e 11% se tem SD), não é necessária sua correção, por sua escassa significação e pela insegurança do diagnóstico do sexo fetal no primeiro trimestre.

Um fator a ser considerado na determinação da subunidade livre da β-HCG é a sua instabilidade em temperatura ambiente, o que pode originar incrementos significativos na determinação, caso não se tenha a precaução de manter as amostras crioconservadas desde sua extração até seu processamento; caso contrário haverá atraso neste.[23,24]

A taxa de detecção da subunidade livre da β-HCG de forma isolada está entre 42 e 46%,[25] com um índice de falso-positivos de 5%.

Recentemente, alguns estudos avaliaram a relação entre níveis anormais de subunidade livre da β-HCG e outras complicações obstétricas distintas das anomalias cromossômicas. A maioria desses estudos sugere que uma concentração anormalmente baixa desse marcador se relaciona com maior risco de perda fetal.[26,27]

Proteína A plasmática associada à gravidez (PAPP-A)

A proteína A plasmática associada à gravidez (PAPP-A) é uma glicoproteína produzida pelo trofoblasto, embora não seja específica dele, pois pode ser encontrada em mulheres não-grávidas e em homens. Ainda não se conhece sua função biológica. Durante a gravidez, os níveis maternos de PAPP-A aumentam progressivamente até o parto.

Alguns estudos do início dos anos 1990[28,29] demonstraram que a concentração de PAPP-A no soro materno se encontra reduzida em fetos portadores de trissomia, mas também que seu desvio da normalidade diminui conforme avança a gestação, o que faz da PAPP-A um marcador útil no primeiro trimestre, como se pode observar no Gráfico 7-3, que representa a curva de regressão calculada por Spencer et al.[13] da mediana dos MoM das concentrações de PAPP-A em fetos portadores de SD.

Também se demonstrou que as concentrações no soro materno de PAPP-A estão relacionadas com o peso materno (menor concentração, maior peso materno),[18] com a origem étnica (48% maiores nas gestantes de origem afro-caribenha e 35% nas asiáticas, em comparação com as caucasianas)[19] e com o hábito de fumar (menores em fumantes),[20] razão pela qual a concentração de PAPP-A também deve ser corrigida para esses fatores. Apesar de se ter observado que a concentração de PAPP-A aumenta ligeiramente com a paridade,[21] ou com o sexo fetal feminino,[22] em 10% nos fetos cromossomicamente normais e 13% nos com SD, tampouco se recomenda a correção para esses fatores.

Na fertilização in vitro, seja por ET ou ICSI, os níveis séricos maternos de PAPP-A diminuem, podendo os múltiplos corpos lúteos serem os responsáveis por tais transformações.[30]

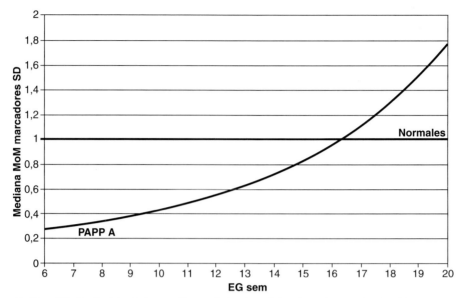

Gráfica 7-3. Evolución de las medianas de los MoM de PAPP-A entre las 6 y 20 semanas de gestación, según curva de regresión publicada por Spencer *et al.*[13]

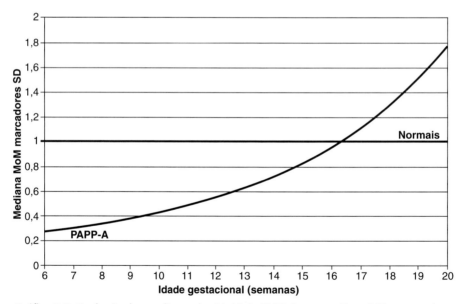

Gráfico 7-3. Evolução das medianas dos MoM de PAPP-A entre a 6ª e a 20ª semana de gestação, segundo a curva de regressão publicada por Spencer *et al.*[13]

MARCADORES BIOQUÍMICOS PARA EL CRIBADO DE CROMOSOMOPATÍAS EN EL PRIMER TRIMESTRE

En la inseminación intrauterina con inducción ovárica también se observa un descenso en el primer trimestre.[31]

La tasa de detección en forma aislada de la PAPP-A es de 48 a 52%,[25] con una tasa de falsos positivos del 5%.

La asociación de niveles extremos de PAPP-A con complicaciones obstétricas está siendo evaluada actualmente. Se ha comunicado que los valores bajos de PAPP-A se asocian a un mayor riesgo de pérdida fetal,[32-35] en tanto que los valores extremadamente altos no parecen tener significación clínica.[36]

En el test combinado el grupo FASTER se observó que los bajos niveles de PAPP-A se correlacionaban mejor con el bajo peso, con la restricción del crecimiento y con las pérdidas del embarazo antes de las 24 semanas, siempre con baja sensibilidad.[37]

Inhibina A

Es el último marcador que se ha incorporado al cálculo de riesgo de SD. La inhibina es una heterodimérica glicoproteína y se compone de una subunidad α y una de las dos subunidades β βA y βB. La inhibina A (α-βA) y la inhibina B (α-βB) se sintetizan en las gónadas y regulan la secreción de la Hormona Folículo Estimulante (FSH).[38]

La inhibina A es producida por el sincitiotrofoblasto y está presente en el suero durante el embarazo.[39] La otra fuente es el cuerpo lúteo. Sus niveles empiezan a aumentar en el primer trimestre, luego de las 11 semanas, y siguen aumentando modestamente en las 12 y 13 semanas.[40]

En el primer trimestre su valoración no agregaría mayores beneficios.[41] Los resultados del uso de la Inhibina A en el primer trimestre han sido controvertidos,[42,43] y la concentración de Inhibina A parece correlacionarse bien con la de β-HCG, de manera que la sensibilidad para la detección de SD con la combinación de Inhibina A y β-HCG no difiere significativamente de la alcanzada con la β-HCG sola.[42]

Otros marcadores

Aún están en fase de investigación otras moléculas como marcadores bioquímicos del primer trimestre, entre ellas, la ProMBP (proform of eosinophil major basic protein),[8] el ADAM 12[9] y la glicoproteina beta-1 específica del embarazo (SP-1),[10] cuya utilidad está todavía por definirse.

El más recientemente estudiado es el ADAM 12 (A Disintegrin And Metalloprotease 12) y tiene más posibilidades de ser incorporado. Es una glicoproteína sintetizada por la placenta que comienza a dosarse en etapas tempranas de la gestación en el suero materno y se incrementa a partir de las 11 semanas, hasta llegar a valores máximos alrededor de las 13 semanas. También tiene correlación con la raza, siendo mayor en las afrocaribeñas que en las caucásicas, y disminuye con el hábito de fumar. En el SD se observa una disminución de los niveles séricos con respecto a los embarazos normales.[44]

En la trisomía 18 la combinación de los tres marcadores clásicos (TN, free β-HCG y PAPP-A) más el ADAM 12

MARCADORES BIOQUÍMICOS PARA O SCREENING DE ANOMALIAS CROMOSSÔMICAS NO PRIMEIRO TRIMESTRE

Na inseminação intra-uterina com indução ovariana também se observa um decréscimo no primeiro trimestre.[31]

A taxa de detecção de forma isolada da PAPP-A é de 48 a 52%,[25] com uma taxa de falso-positivos de 5%.

Atualmente a associação entre níveis extremos de PAPP-A e complicações obstétricas está sendo avaliada. Tem-se afirmado que os baixos valores de PAPP-A se associam a maior risco de perda fetal,[32-35] enquanto valores extremamente altos não parecem ter significação clínica.[36]

No teste combinado, o grupo FASTER observou que os baixos níveis de PAPP-A se correlacionavam melhor com baixo peso, restrição do crescimento e abortamentos antes das 24 semanas, sempre com baixa sensibilidade.[37]

Inibina A

Último marcador incorporado ao cálculo de risco de SD, a inibina é uma glicoproteína heterodimérica e se compõe de uma subunidade α e uma das duas subunidades β βA e βB. As inibinas A (α-βA) e B (α-βB) se sintetizam nas gônadas e regulam a secreção do hormônio folículo-estimulante (FSH).[38]

A inibina A é produzida pelo sinciciotrofoblasto e está presente no soro durante a gravidez.[39] A outra fonte é o corpo lúteo. Seus níveis começam a aumentar no primeiro trimestre, logo na 11ª semana, e continuam aumentando modestamente na 12ª e 13ª semanas.[40]

No primeiro trimestre seu valor não acrescentaria maiores benefícios.[41] Os resultados do uso da inibina A no primeiro trimestre foram controversos,[42,43] e a concentração de inibina A parece se relacionar bem com a de β-HCG, de maneira que a sensibilidade para a detecção de SD com a combinação de inibina A e β-HCG não difere significativamente da obtida com somente β-HCG.[42]

Outros marcadores

Ainda estão em fase de pesquisa outras moléculas como marcadores bioquímicos do primeiro trimestre, entre elas a ProMBP,[8] a ADAM 12[9] e a SP-1,[10] cuja utilidade ainda não está definida.

A mais recentemente estudada é a ADAM 12 (A Disintegrin And Metalloprotease 12), que tem mais possibilidade de ser incorporada. É uma glicoproteína sintetizada pela placenta, que começa a ser dosada no soro materno em etapas precoces da gestação e aumenta a partir da 11ª semana, até chegar a valores máximos por volta da 13ª semana. Também tem relação com a raça, sendo maior nas afro-caribenhas do que nas caucasianas e diminuindo com o hábito de fumar. Na SD se observa uma redução dos níveis séricos em relação às gestações normais.[44]

Na trissomia 18, a combinação dos três marcadores clássicos (TN, β-HCG livre e PAPP-A) mais a ADAM 12

Temporización de las determinaciones bioquímicas en el cribado combinado del síndrome de Down en el primer trimestre

La utilidad de un marcador de cromosomopatías depende de la amplitud de la diferencia entre su distribución en embarazos afectados y no afectados, ya que de dicha diferencia depende su poder discriminativo.

El estudio FASTER[41] sobre el comportamiento de los marcadores en el primer trimestre (Tabla 7-1) muestra las tasas de detección de cada marcador en forma individual, sin considerar la edad materna, y evidencia como las mismas van variando de acuerdo a la edad gestacional. De ella se desprende que el mejor marcador en forma aislada es la translucencia nucal (TN), seguido, en orden decreciente, de la PAPP-A, fracción libre β-HCG, la inhibina A y la HCG total. También, en la misma tabla, vemos que la mejor performance de la TN y PAPP-A es a las 11 semanas, para luego ir decreciendo, a diferencia del resto de marcadores que van mejorando la detección a medida que transcurren las semanas.

Estos datos concuerdan con Spencer *et al.*[13] cuando denotan el poder discriminativo diferente a lo largo de la gestación, pues la eficacia del cribado dependerá de la edad gestacional en la que se realicen las determinaciones de los marcadores.

Así, por ejemplo, usando un modelo matemático se ha calculado[10] que para una tasa de falsos positivos del 5%, la tasa de detección que podrá obtenerse usando únicamente los marcadores bioquímicos PAPP-A y β-HCG libre, sería del 63,7%, 59,6%, 56,8% y 58% a las 10, 11, 12 y 13 semanas de gestación, respectivamente (Tabla 7-2).

Al igual que sucede con los marcadores bioquímicos, recientemente se ha comprobado también que la mediana de los MoMs de Translucencia Nucal (TN) en los fetos afectados de SD decrece conforme avanza la gestación.[46] Mediante metaanálisis, se ha calculado[47] que las medianas

Tabla 7-1. Tasas de detección de los marcadores en forma individual, sin considerar la edad materna y con una tasa fija del 5% de falsos positivos en el primer trimestre[41]

Marcador	11 semanas	12 semanas	13 semanas	11-13 semanas
NT	63	60	55	60
PAPP-A	51	44	37	44
free β-HCG	28	30	37	31
Inhibina A	15	27	47	29
HCG total	13	21	37	23

O período das determinações bioquímicas no *screening* combinado da síndrome de Down no primeiro trimestre

A utilidade de um marcador de anomalias cromossômicas depende da amplitude da diferença entre sua distribuição em gestações afetadas e não-afetadas, uma vez que dessa diferença depende seu poder discriminativo.

O estudo FASTER[41] sobre o comportamento dos marcadores no primeiro trimestre (Tabela 7-1) mostra as taxas de detecção de cada marcador de forma individual, sem considerar a idade materna, e evidencia como elas variam de acordo com a idade gestacional. Disso se depreende que o melhor marcador em forma isolada é a translucência nucal (TN), seguida, em ordem decrescente, da PAPP-A, da fração livre da β-HCG, da inibina A e da HCG total. Também, na mesma tabela, vemos que a melhor *performance* da TN e da PAPP-A acontece na 11ª semana, para logo decrescer, ao contrário do restante dos marcadores, que melhoram a detecção à medida que se passam as semanas.

Esses dados estão de acordo com Spencer *et al.*,[13] quando mostram o poder discriminativo diferente ao longo da gestação, pois a eficácia do *screening* dependerá da idade gestacional em que sejam realizadas as determinações dos marcadores.

Assim, por exemplo, usando-se um modelo matemático, calculou-se[10] que, para uma taxa de falso-positivos de 5%, as taxas de detecção que se poderiam obter usando-se unicamente os marcadores bioquímicos PAPP-A e β-HCG livre seriam de 63,7; 59,6; 56,8 e 58 nas 10ª, 11ª, 12ª e 13ª semanas de gestação, respectivamente (Tabela 7-2).

Assim como acontece com os marcadores bioquímicos, recentemente ficou comprovado também que a mediana dos MoMs de TN nos fetos portadores de SD decresce à medida que progride a gestação.[46] Mediante

Tabela 7-1. Taxas de detecção dos marcadores de forma individual, sem considerar a idade materna e com uma taxa fixa de 5% de falso-positivos no primeiro trimestre[41]

Marcador	11 semanas	12 semanas	13 semanas	11-13 semanas
NT	63	60	55	60
PAPP-A	51	44	37	44
β-HCG livre	28	30	37	31
Inibina A	15	27	47	29
HCG total	13	21	37	23

MARCADORES BIOQUÍMICOS PARA EL CRIBADO DE CROMOSOMOPATÍAS EN EL PRIMER TRIMESTRE

MARCADORES BIOQUÍMICOS PARA O SCREENING DE ANOMALIAS CROMOSSÔMICAS NO PRIMEIRO TRIMESTRE

Tabla 7-2. Tasas de detección calculadas para una tasa de falsos positivos fija del 5% en función de la temporización de los marcadores usados en el test combinado

Sem.	β-HCG y PAPP-A (10)	TN sola (35)	TN + β-HCG + PAPP-A (una semana antes)[35]
10	63,7%	–	–
11	59,6%	81%	90%
12	56,8%	76%	87%
13	58%	73%	84%

Tabela 7-2. Taxas de detecção calculadas para uma taxa de falso-positivos fixa de 5% em função da temporização dos marcadores usados no teste combinado

Semana	β-HCG e PAPP-A[10] (%)	TN apenas[35] (%)	TN + β-HCG + PAPP-A (uma semana antes)[35]
10	63,7%	–	–
11	59,6%	81%	90%
12	56,8%	76%	87%
13	58%	73%	84%

de los MoMs de la TN en fetos afectados serían de 2.31, 2.10 y 1.91 MoMs, a las 11, 12 y 13 semanas de gestación, respectivamente. La Gráfica 7-4, que representa las modificaciones de las medianas de los MoM de los marcadores usados en el test combinado en el primer trimestre a partir de los datos del SURUSS,[48,49] permite observar conjuntamente la evolución de los marcadores usados en el test combinado y comprender que la medición de la TN resulta más eficaz cuanto más precozmente se realice, dentro de los límites aceptados para el cribado del primer trimestre. Así, por ejemplo, se ha calculado[47] que para una tasa de falsos positivos fija del 5% la medición de la TN sola podría alcanzar tasas de detección del 81%, 76% y 73% a las 11, 12 y 13 semanas, respectivamente; y que cuando se combina con la determinación de la subunidad libre β-HCG y con la PAPP-A, realizadas una semana antes de la medición de la TN, estas tasas de detección podrían alcanzar el 90%, 87% y 84%.

Una implicación importante del conocimiento de la evolución de las concentraciones de los marcadores bioquímicos a lo largo de la gestación es la necesidad de usar, en los algoritmos de cálculo del riesgo, curvas de regresión que contemplen la evolución temporal de las medianas de los valores de MoM en los fetos afectados de SD, en lugar de usar valores fijos.[13]

Marcadores bioquímicos y ecográficos del primer trimestre y otras cromosomopatías

En otras cromosomopatías distintas del síndrome de Down se han podido observar[50-55] alteraciones en las concentraciones de los marcadores usados en el test combinado del primer trimestre, cuyo resumen se presenta en la Tabla 7-3.

Como consecuencia de estas alteraciones, el algoritmo del cálculo de riesgo usado para detectar el síndrome de Down detectaría adicionalmente la mayoría de los casos de otras cromosomopatías que presentan un patrón de alteración en los marcadores similar al del SD, como son la triploidia tipo I (en la que la dotación adicional de cromosomas es de origen paterno, el feto presenta un patrón de crecimiento normal y la placenta es sólo parcialmente molar) y el síndrome de Turner.

metanálise calculou-se[47] que as medianas dos MoMs da TN em fetos afetados seriam de 2,31; 2,10 e 1,91 MoMs, na 11ª, 12ª e 13ª semanas de gestação, respectivamente. O Gráfico 7-4, que representa as modificações das medianas dos MoM dos marcadores usados no teste combinado no primeiro trimestre a partir dos dados do SURUSS,[48,49] permite observar conjuntamente a evolução dos marcadores utilizados no teste combinado e compreender que a medição da TN é tanto mais eficaz quanto mais precocemente seja realizada, dentro dos limites aceitos para o *screening* do primeiro trimestre. Assim, por exemplo, calculou-se[47] que, para uma taxa de falso-positivos fixa de 5%, a medição apenas da TN poderia alcançar taxas de detecção de 81, 76 e 73% na 11ª, 12ª e 13ª semanas, respectivamente; e que, quando se combinam com a determinação da subunidade livre da β-HCG e com a PAPP-A, realizadas uma semana antes da medição da TN, essas taxas podem chegar a 90, 87 e 84%.

Uma implicação importante do conhecimento da evolução das concentrações dos marcadores bioquímicos durante a gestação é a necessidade de usar, nos algoritmos de cálculo do risco, curvas de regressão que contemplem a evolução temporal das medianas dos valores de MoM nos fetos portadores de SD, em vez de usar valores fixos.[13]

Marcadores bioquímicos e ecográficos do primeiro trimestre e outras anomalias cromossômicas

Em outras anomalias cromossômicas diferentes da síndrome de Down, puderam-se observar[50-55] alterações nas concentrações dos marcadores usados no teste combinado do primeiro trimestre, cujo resumo se encontra na Tabela 7-3.

Como conseqüência dessas alterações, o algoritmo do cálculo de risco usado para detectar a síndrome de Down detectaria adicionalmente a maioria dos casos de outras anomalias cromossômicas que apresentam um padrão de alteração nos marcadores similar ao da SD, como são a triploidia tipo I (na qual o suprimento adicional de cromossomos é de origem paterna, o feto apresenta um padrão de crescimento normal, e a placenta é só parcialmente molar) e a síndrome de Turner.

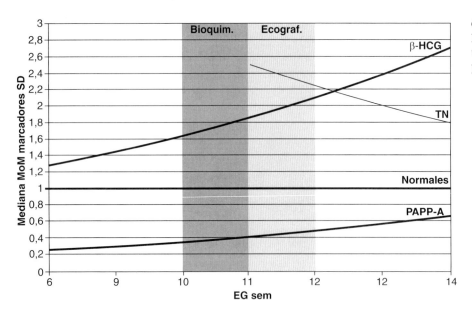

Gráfica 7-4. Evolución de las medianas de los MoMs de los marcadores usados en el test combinado en el primer trimestre a partir de los datos del SURUSS.[51,52]

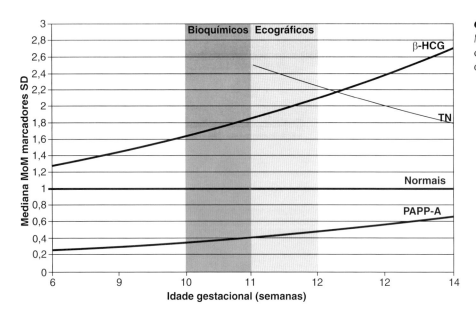

Gráfico 7-4. Evolução das medianas dos MoMs dos marcadores usados no teste combinado no primeiro trimestre a partir dos dados do SURUSS.[51,52]

Tabla 7-3. Patrones de alteración de los marcadores bioquímicos y ecográficos del primer trimestre en otras cromosomopatías distintas del síndrome de Down

Cromosomopatía	PAPP-A	Subunidad libre β-HCG	TN
Trisomía 18	Disminuida	Disminuida	Aumentada
Trisomía 13	Disminuida	Disminuida	Aumentada
Síndrome de Turner	Disminuida	Normal	Aumentada
Otras alteraciones de los cromosomas sexuales (47, XXX/47, XXY/47, XYY)	Normal	Normal	Aumentada
Triploidia tipo I	Disminuida	Elevada	Aumentada
Triploidia tipo II	Disminuida	Disminuida	Aumentada

Tabela 7-3. Padrões de alteração dos marcadores bioquímicos e ecográficos do primeiro trimestre em outras anomalias cromossômicas diferentes da síndrome de Down

Anomalia Cromossômica	PAPP-A	Subunidade livre da β-HCG	TN
Trissomia 18	Diminuída	Diminuída	Aumentada
Trissomia 13	Diminuída	Diminuída	Aumentada
Síndrome de Turner	Diminuída	Normal	Aumentada
Outras alterações dos cromossomos sexuais (47, XXX/47, XXY/47, XYY)	Normal	Normal	Aumentada
Triploidia tipo I	Diminuída	Elevada	Aumentada
Triploidia tipo II	Diminuída	Diminuída	Aumentada

Para las cromosomopatías que presentan un patrón diferente al del SD por presentar una concentración de subunidad libre β-HCG disminuida, como son las trisomías 18 y 13 y las triploidias de tipo II (en la que la dotación adicional de cromosomas es de origen materno, el feto presenta un severo retraso del crecimiento y se observa una pequeña placenta de aspecto normal), la detección puede conseguirse usando un algoritmo específico[56] que permite tasas de detección tan altas como el 95%, con tasas de falsos positivos tan bajas como el 0,3%.

Para trisomías 18 y otras anomalías cromosómicas, utilizando las estrategias de cribado para trisomía 21, trisomía 18 e higroma quístico, el grupo FASTER halló una tasa de detección global del 79%, con 6% de falsos positivos.[57]

Repetición de las mediciones de los marcadores en ambos trimestres

Recientemente se ha propuesto repetir la determinación de marcadores en el primer y segundo trimestres con el objetivo de disminuir los falsos positivos. La iniciativa comenzó con los Dres. Wright y Bradbury[58] y ya cuenta con varios trabajos que la avalan. En ellos se observa que con tasas fijas de detección del 85%, por ejemplo en la PAPP-A, la tasa de falsos positivos que es del 16% en el primer trimestre, se reduce al 2,3% si se mide en ambos trimestres. Palomaki *et al.*, agregando la determinación de la PAPP-A en el segundo trimestre al test sérico integrado, encontró una tasa de detección del 86% para una tasa del 1% de falsos negativos vs. el 82% cuando se aplicó el test sérico integrado solo. Los autores creen que esto puede significar la disminución de los costos en el cribado, ya que estas tasas se lograban sólo con la TN.[59] Los datos de varios trabajos son promisorios y la investigación continúa antes de la aplicación clínica.[60]

Marcadores bioquímicos del primer trimestre y gestaciones múltiples

Las concentraciones en el suero materno de los marcadores bioquímicos del primer trimestre se encuentran más elevadas en las gestaciones gemelares que en las simples, de modo que se ha podido establecer[61] que la concentración de la subunidad libre β-HCG es aproximadamente el doble, en tanto que la concentración de PAPP-A es 1,86 veces mayor. En base a este hecho se puede realizar un cálculo matemático del riesgo en gestaciones gemelares, usando el mismo algoritmo de las gestaciones simples, pero añadiendo un factor de corrección que tenga en cuenta la distinta distribución de los marcadores en las gestaciones gemelares, tal como se propuso para el cribado del segundo trimestre.[62]

Más compleja es la combinación de los marcadores bioquímicos con la TN, que es específica de cada feto. Así, se ha propuesto[63] que para los casos de gestaciones

Para as anomalias cromossômicas que manifestam um padrão diferente do da SD por apresentarem uma concentração de subunidade livre da β-HCG diminuída, como são as trissomias 18 e 13 e as triploidias de tipo II (na qual o suprimento adicional de cromossomos é de origem materna, o feto apresenta grave atraso de crescimento e se observa uma pequena placenta de aspecto normal), pode-se conseguir a detecção utilizando-se um algoritmo específico,[56] que permite taxas de detecção de até 95%, com taxas de falso-positivos de até 0,3%.

Para trissomia 18 e outras anomalias cromossômicas, utilizando as estratégias de *screening* para as trissomias 21 e 18 e higroma cístico, o grupo FASTER encontrou um índice de detecção global de 79%, com 6% de falso-positivos.[57]

Repetição das medições dos marcadores em ambos os trimestres

Recentemente foi proposto repetir a determinação de marcadores no primeiro e segundo trimestres com o objetivo de diminuir os falso-positivos. A iniciativa começou com os drs. Wright e Bradbury[58] e já conta com vários trabalhos que a apóiam. Nesses marcadores se observa que, com taxas fixas de detecção de 85%, por exemplo, na PAPP-A, a taxa de falso-positivos, que é de 16% no primeiro trimestre, diminui para 2,3% se for medida em ambos os trimestres. Palomaki *et al.*, acrescentando a determinação da PAPP-A no segundo trimestre ao teste sérico integrado, encontraram uma taxa de detecção de 86% para 1% de falso-negativos *vs.* 82%, quando aplicado somente o teste sérico integrado. Os autores acreditam que isso pode significar a diminuição dos custos no *screening*, já que se conseguiriam essas taxas apenas com a TN.[59] Os dados de vários trabalhos são promissores, e a pesquisa continua antes da aplicação clínica.[60]

Marcadores bioquímicos do primeiro trimestre e gestações múltiplas

As concentrações dos marcadores bioquímicos do primeiro trimestre no soro materno se encontram mais elevadas nas gestações gemelares do que nas simples, de modo que se pôde estabelecer[61] que a concentração da subunidade livre da β-HCG é aproximadamente o dobro, enquanto que a concentração de PAPP-A é 1,86 vez maior. Com base nisso se pode fazer um cálculo matemático do risco em gestações gemelares usando-se o mesmo algoritmo das gestações simples, mas acrescentando um fator de correção que leve em consideração a distinta distribuição dos marcadores nas gestações gemelares, tal como se propôs para o *screening* do segundo trimestre.[62]

Mais complexa é a combinação dos marcadores bioquímicos com a TN, que é específica de cada feto. Assim, foi sugerido[63] que, para os casos de gestações gemelares

MARCADORES BIOQUÍMICOS PARA EL CRIBADO DE CROMOSOMOPATÍAS EN EL PRIMER TRIMESTRE

MARCADORES BIOQUÍMICOS PARA O SCREENING DE ANOMALIAS CROMOSSÔMICAS NO PRIMEIRO TRIMESTRE

gemelares monocoriónicas puede calcularse la media aritmética de las medidas de TN de ambos fetos, y a esta media añadir los resultados de la corrección de los marcadores bioquímicos, para calcular un riesgo que sería idéntico para ambos gemelos. En las gestaciones monocoriales, sin embargo, se podría calcular el riesgo específico para cada feto en base a cada una de las medidas de TN y al uso de los marcadores bioquímicos corregidos.

Finalmente, cabe tener presente que el *vanishing twin* también puede modificar los valores séricos cuando se realiza el cálculo de riesgo de SD.[64]

monocoriônicas, se pode calcular a média aritmética das medidas de TN de ambos os fetos e a essa média acrescentar os resultados da correção dos marcadores bioquímicos para calcular um risco que seria idêntico para ambos os gêmeos. Nas gestações monocoriais, entretanto, poder-se-ia calcular o risco específico para cada feto com base em cada uma das medidas de TN e no uso dos marcadores bioquímicos corrigidos.

Finalmente, cabe ter presente que o *vanishing twin* também pode modificar os valores séricos, quando se faz o cálculo de risco da SD.[64]

BIBLIOGRAFÍA SELECCIONADA/ REFERÊNCIAS BIBLIOGRÁFICAS

1. Merkatz IR, Nitowsky HM, Macri JN *et al*. An association between low maternal serum alpha-fetoprotein and fetal chromosomal abnormalities. *Am J Obstet Gynecol* 1984 Apr. 1;148(7):886-94.
2. Bogart MH, Pandian MR, Jones OW. Abnormal maternal serum chorionic gonadotropin levels in pregnancies with fetal chromosome abnormalities. *Prenat Diagn* 1987 Nov.;7(9):623-30.
3. Canick JA, Knight GJ, Palomaki GE *et al*. Low second trimester maternal serum unconjugated oestriol in pregnancies with down's syndrome. *Br J Obstet Gynaecol* 1988 Apr.;95(4):330-33.
4. Brambati B, Simoni G, Bonacchi I *et al*. Fetal chromosomal aneuploidies and maternal serum alpha-fetoprotein levels in first trimester. *Lancet* 1986 July 19;2(8499):165-66.
5. Ozturk M, Milunsky A, Brambati B *et al*. Abnormal maternal serum levels of human chorionic gonadotropin free subunits in trisomy 18. *Am J Med Genet* 1990 Aug.;36(4):480-83.
6. Wald N, Stone R, Cuckle HS *et al*. First trimester concentrations of pregnancy associated plasma protein A and placental protein 14 in down's syndrome. *BMJ* 1992 July 4;305(6844):28.
7. Wald NJ, George L, Smith D *et al*. Serum screening for Down's syndrome between 8 and 14 weeks of pregnancy. International prenatal screening research group. *Br J Obstet Gynaecol* 1996 May;103(5):407.
8. Christiansen M, Oxvig C, Wagner JM *et al*. The proform of eosinophil major basic protein: a new maternal serum marker for down syndrome. *Prenat Diagn* 1999 Oct.;19(10):905-10.
9. Laigaard J, Sorensen T, Frohlich C *et al*. ADAM12: a novel first-trimester maternal serum marker for Down syndrome. *Prenat Diagn* 2003 Dec. 30;23(13):1086-91.
10. Cuckle HS, Arbuzova S. Multimarker maternal serum screening for chromosomal abnoralities. In: Milunsky A. *Genetic disorders and the fetus*. 5th ed. Baltimore: The Johns Hopkins University Press, 2004.
11. Cuckle HS, van Lith JM. Appropriate biochemical parameters in first-trimester screening for Down syndrome. *Prenat Diagn* 1999 June;19(6):505-12.
12. Berry E, Aitken DA *et al*. Analysis of maternal serum alpha-fetoprotein and free beta human chorionic gonadotrophin in the first trimester: implications for down's syndrome screening. *Prenat Diagn* 1995 June;15(6):555-65.
13. Spencer K, Crossley JA *et al*. The effect of temporal variation in biochemical markers of trisomy 21 across the first and second trimesters of pregnancy on the estimation

of individual patient-specific risks and detection rates for down's syndrome. *Ann Clin Biochem* 2003 May;40(Pt 3):219-31.
14. Cuckle HS, Wald NJ, Barkai G *et al*. First-trimester biochemical screening for down syndrome. *Lancet* 1988 Oct. 8;2(8615):851-52.
15. Macintosh MC, Iles R, Teisner B *et al*. Maternal serum human chorionic gonadotrophin and pregnancy-associated plasma protein A, markers for fetal down syndrome at 8-14 weeks. *Prenat Diagn* 1994 Mar.;14(3):203-8.
16. Aitken DA, McCaw G *et al*. First-trimester biochemical screening for fetal chromosome abnormalities and neural tube defects. *Prenat Diagn* 1993 Aug.;13(8):681-89.
17. Krantz DA, Larsen JW, Buchanan PD *et al*. First-trimester down syndrome screening: free beta-human chorionic gonadotropin and pregnancy-associated plasma protein A. *Am J Obstet Gynecol* 1996 Feb.;174(2):612-16.
18. Spencer K, Bindra R, Nicolaides KH. Maternal weight correction of maternal serum PAPP-A and free beta-hCG MoM when screening for trisomy 21 in the first trimester of pregnancy. *Prenat Diagn* 2003 Oct.;23(10):851-55.
19. Spencer K, Ong CY, Liao AW *et al*. The influence of ethnic origin on first trimester biochemical markers of chromosomal abnormalities. *Prenat Diagn* 2000 June;20(6):491-94.
20. Spencer K, Bindra R, Cacho AM *et al*. The impact of correcting for smoking status when screening for chromosomal anomalies using maternal serum biochemistry and fetal nuchal translucency thickness in the first trimester of pregnancy. *Prenat Diagn* 2004 Mar;24(3):169-73.
21. Spencer K, Ong CY, Liao AW *et al*. The influence of parity and gravidity on first trimester markers of chromosomal abnormality. *Prenat Diagn* 2000 Oct.;20(10):792-94.
22. Spencer K, Ong CY, Liao AW, Papademetriou D, Nicolaides KH. The influence of fetal sex in screening for trisomy 21 by fetal nuchal translucency, maternal serum free beta-hCG and PAPP-A at 10-14 weeks of gestation. *Prenat Diagn* 2000 Aug.;20(8):673-75.
23. Beaman JM, Akhtar N, Goldie DJ. Down's syndrome screening using free beta-hCG: instability can significantly increase the Down's risk estimate. *Ann Clin Biochem* 1996 Nov;33(Pt 6):525-29.
24. Sancken U, Bahner D. The effect of thermal instability of intact human chorionic gonadotropin (ihCG) on the application of its free beta-subunit (free beta hCG) as a serum marker in Down syndrome screening. *Prenat Diagn* 1995 Aug.;15(8):731-38.

25. Spencer K. Aneuploidy screening in the first trimester. *Am J Med Genet Part C Semin Med Genet* 2007;145C:18-32.
26. Goetzl L, Krantz D, Simpson JL *et al.* Pregnancy-associated plasma protein A, free beta-hCG, nuchal translucency, and risk of pregnancy loss. *Obstet Gynecol* 2004 July;104(1):30-36.
27. De Leon J, Sifuentes G, Hopkins C *et al.* Maternal serum free beta-hCG levels in uncomplicated pregnancies at the 10th-15th week of gestation and the development of obstetric complications. *J Reprod Med* 2004 Feb.;49(2):89-92.
28. Forest JC, Masse J, Moutquin JM. Screening for Down syndrome during first trimester: a prospective study using free beta-human chorionic gonadotropin and pregnancy-associated plasma protein A. *Clin Biochem* 1997 Jun;30(4):333-38.
29. Brambati B, Macintosh MC, Teisner B. Low maternal serum levels of pregnancy associated plasma protein A (PAPP-A) in the first trimester in association with abnormal fetal karyotype. *Br J Obstet Gynaeco* 1993 Apr.;100(4):324-26.
30. Tul N, Novak-Antolic Z. Serum PAPP-A levels at 10-14 weeks of gestation are altered in women after assisted conception. *Prenat Diagn* 2006 Dec.;26(13):1206-11.
31. Lambert-Messerlian G, Dugoff L *et al.* First- and second-trimester Down syndrome screening markers in pregnancies achieved through assisted reproductive technologies (ART): a FASTER trial study. *Prenat Diagn* 2006 Aug.;26(8):672-78.
32. Westergaard JG, Sinosich MJ *et al.* Pregnancy-associated plasma protein A in the prediction of early pregnancy failure. *Am J Obstet Gynecol* 1983;145:67-69.
33. Ong CYT, Liao AW, Spencer K *et al.* First trimester maternal serum free beta human chorionic gonadotropin and pregnancy-associated plasma protein A as predictors of pregnancy complications. *Br J Obstet Gynaecol* 2000;107:1265-70.
34. Ruge S, Pedersen JF, Sorensen S *et al.* Can pregnancyassociated plasma protein A (PAPP-A) predict the outcome of pregnancy in women with threatened abortion and confirmed fetal viability? *Acta Obstet Scand* 1990;69:589-95.
35. Smith GCS, Stenhouse EJ *et al.* Early pregnancy levels of pregnancy associated plasma protein A and the risk of intrauterine growth restriction, premature birth, preeclampsia and stillbirth. *J Clin Endocrinol Metab* 2002;87:1762-67.
36. Cuckle H, Arbuzova S, Spencer K *et al.* Frequency and clinical consequences of extremely high maternal serum PAPP-A levels. *Prenat Diagn* 2003;23(5):385-88.
37. Dugoff L, Hobbins JC, Malone FD *et al.* First-trimester maternal serum PAPP-A and free-beta subunit human chorionic gonadotropin concentrations and nuchal translucency are associated with obstetric complications: a population-based screening study (the FASTER Trial). *Am J Obstet Gynecol* 2004 Oct.;191(4):1446-51.
38. Aitken DA, Wallace EM *et al.* Dimeric inhibin A as a marker for down's syndrome in early pregnancy. *N Engl J Med* 1996 May 9;334(19):1231-36.
39. Renier MA, Vereecken A, Van Herck E *et al.* Second trimester maternal dimeric inhibin-A in the multiple-marker screening test for down's syndrome. *Hum Reprod* 1998 Mar.;13(3):744-48.
40. Canick JA, Lambert-Messerlian GM *et al.* For the first and second trimester evaluation of risk (faster) trial research consortium. Comparison of serum markers in first-trimester

down syndrome screening. *Obstet Gynecol* 2006 Nov.;108(5):1192-99.
41. Canick JA, Lambert-Messerlian GM *et al.* For the first and second trimester evaluation of risk (faster) trial research consortium. Comparison of serum markers in first-trimester down syndrome screening. *Obstet Gynecol* 2006 Nov.;108(5):1192-99.
42. Wallace EM, Grant VE, Swanston IA *et al.* Evaluation of maternal serum dimeric inhibin A as a first-trimester marker of down's syndrome. *Prenat Diagn* 1995 Apr.;15(4):359-62.
43. Noble PL, Wallace EM, Snijders RJ *et al.* Maternal serum inhibin-A and free beta-hCG concentrations in trisomy 21 pregnancies at 10 to 14 weeks of gestation. *Br J Obstet Gynaecol* 1997 Mar.;104(3):367-71.
44. Laigaard J, Spencer K, Christiansen M. ADAM 12 as a first-trimester maternal serum marker in screening for Down syndrome. *Prenat Diagn* 2006 Oct.;26(10):973-79.
45. Spencer K, Cowans NJ. ADAM12 as a marker of trisomy 18 in the first and second trimester of pregnancy. *J Matern Fetal Neonatal Med* 2007 Sept.;20(9):645-50.
46. Spencer K, Bindra R, Nix AB *et al.* Delta-NT or NT MoM: which is the most appropriate method for calculating accurate patient-specific risks for trisomy 21 in the first trimester? *Ultrasound Obstet Gynecol* 2003 Aug.;22(2):142-8.
47. Cuckle H. NT weekly MoM. *Down's screening news* 2004;11(2):45.
48. Wald NJ, Rodeck C, Hackshaw AK *et al.* Research Group. First and second trimester antenatal screening for Down's syndrome: the results of the Serum, Urine and Ultrasound Screening Study (SURUSS). *Health Technol Assess* 2003;7(11):1-77.
49. Wald NJ, Rodeck C, Hackshaw AK *et al.* SURUSS in perspective. *BJOG* 2004 Jun;111(6):521-31.
50. Biagiotti R, Cariati E, Brizzi L *et al.* Maternal serum screening for trisomy 18 in the first trimester of pregnancy. *Prenat Diagn* 1998 Sept.;18(9):907-13.
51. Tul N, Spencer K, Noble P *et al.* Screening for trisomy 18 by fetal nuchal translucency and maternal serum free beta-hCG and PAPP-A at 10-14 weeks of gestation. *Prenat Diagn* 1999 Nov.;19(11):1035-42.
52. Spencer K, Ong C, Skentou H *et al.* Screening for trisomy 13 by fetal nuchal translucency and maternal serum free beta-hCG and PAPP-A at 10-14 weeks of gestation. *Prenat Diagn* 2000;20(5):411-16.
53. Spencer K, Liao AWJ, Skentou H *et al.* Screening for triploidy by fetal nuchal translucency and maternal serum free beta-hCG and PAPP-A at 10-14 weeks of gestation. *Prenat Diagn* 2000;20(6):495-99.
54. Ochshorn Y, Kupferminc MJ *et al.* First trimester PAPP-A in the detection of non-Down syndrome aneuploidy. *Prenat Diagn* 2001;21(7):547-49.
55. Spencer K, Tul N, Nicolaides KH. Maternal serum free beta-hCG and PAPP-A in fetal sex chromosome defects in the first trimester. *Prenat Diagn* 2000;20(5):390-94.
56. Spencer K, Nicolaides KH. A first trimester trisomy 13/trisomy 18 risk algorithm combining fetal nuchal translucency thickness, maternal serum free beta-hCG and PAPP-A. *Prenat Diagn* 2002 Oct;22(10):877-79.
57. Breathnach FM, Malone FD, Lambert-Messerlian G *et al.* First and second trimester screening: detection of aneuploidies other than Down syndrome. *Obstet Gynecol* 2007 Sept.;110(3):651-57.
58. Wright DE, Bradbury I. Repeated measures screening for down's Syndrome. *BJOG* 2005;112:80-83.

59. Palomaki GE, Wright DE, Summers AM *et al.* Repeated measurement of pregnancy-associated plasma protein-A (PAPP-A) in Down syndrome screening: a validation study. *Prenat Diagn* 2006 Aug.;26(8):730-39.

60. Spencer K. Aneuploidy screening in the first trimester. *Am J Med Genet Part C Semin Med Genet* 2007;145C:18-32.

61. Spencer K. Screening for trisomy 21 in twin pregnancies in the first trimester using free beta-hCG and PAPP-A, combined with fetal nuchal translucency thickness. *Prenat Diagn* 2000;20(2):91-95.

62. Wald N, Cuckle H, Wu TS *et al.* Maternal serum unconjugated oestriol and human chorionic gonadotrophin levels in twin pregnancies: implications for screening for Down's syndrome. *Br J Obstet Gynaecol* 1991 Sept.;98(9):905-8.

63. Wald NJ, Rish S, Hackshaw AK. Combining nuchal translucency and serum markers in prenatal screening for Down syndrome in twin pregnancies. *Prenat Diagn* 2003 July;23(7):588-92.

64. Chasen ST, Perni SC, Predanic M *et al.* Does a "vanishing twin" affect first-trimester biochemistry in Down syndrome risk assessment? *Am J Obstet Gynecol* 2006 July;195(1):236-39.

CAPÍTULO 8

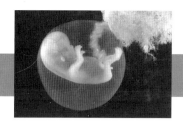

TRANSLUCENCIA NUCAL

TRANSLUCÊNCIA NUCAL

M. Gallo ◆ A. M. Espinosa ◆ M. Palermo ◆ D. Ramos ◆ J. C. Santiago

INTRODUCCIÓN

La medida de la translucencia nucal (TN) es considerada actualmente como un marcador ecográfico "mayor" de cromosomopatías[1] y por la mayoría de los autores, el mejor marcador ecográfico de cromosomopatías en el embarazo.[2-7]

DEFINICIÓN

Representa el grosor del espacio econegativo ubicado entre la piel y el tejido blando subcutáneo del feto referente a la cervical, visualizado entre las semanas 10 a 14 de gestación.

Nicolaides remarca que el término translucencia se utiliza independientemente de la presencia o no de septos en su interior, y si la acumulación está limitada al cuello o envuelve todo el feto.[8]

HISTORIA

En 1990 Szabo & Gellen[9] describieron, en el primer trimestre del embarazo, la presencia de líquido subcutáneo en la región nucal de un feto afecto de síndrome de Down. En 1992, Nicolaides[10] propuso su utilización como método de cribaje en el primer trimestre, denominándola: translucencia nucal; es decir, el grosor ecográficamente anecoico (fluido) ubicado entre la parte externa del hueso occipital y la parte interna de la piel a nivel de la nuca del feto.

INCIDENCIA

La TN aumentada por encima de 2,5 mm está presente en el 6% de la población general,[11,12] aunque la incidencia real depende de la época del embarazo cuando realizamos la medición de la TN, ya que está demostrado que la TN aumenta con la edad gestacional, un 17% semanal.[13]

INTRODUÇÃO

Atualmente a medida da translucência nucal (TN) é considerada um marcador ecográfico "maior" de anomalias cromossômicas[1] e, para a maioria dos autores, o melhor marcador ecográfico de anomalias cromossômicas na gravidez.[2-7]

DEFINIÇÃO

Representa a espessura do espaço econegativo localizado entre a pele e o tecido mole subcutâneo do feto referente à cervical, visualizado entre as semanas 10 e 14 da gestação.

Nicolaides destaca que o termo translucência é utilizado independentemente da presença ou não de septos em seu interior e se o acúmulo está limitado ao pescoço ou envolve todo o feto.[8]

HISTÓRIA

Em 1990 Szabo e Gellen[9] descreveram, no primeiro trimestre da gravidez, a presença de líquido subcutâneo na região nucal de um feto com síndrome de Down (SD). Em 1992, Nicolaides[10] propôs sua utilização como método de *screening* no primeiro trimestre, denominando-o de translucência nucal, ou seja, a espessura ecograficamente anecóica (fluida), entre a parte externa do osso occipital e a parte interna da pele da nuca do feto.

INCIDÊNCIA

A TN superior a 2,5 mm está presente em 6% da população em geral,[11,12] embora a incidência real dependa da época da gestação em que se realiza a medição da TN, uma vez que a TN aumenta, conforme a idade gestacional (IG), 17% por semana.[13]

ETIOPATOGÉNESIS

Su origen es discutido barajándose varias hipótesis.

El líquido nucal fetal procede embriológicamente del sistema linfático paracervical y desemboca en la vena yugular interna.[14]

Entre las semanas 11-14, el sistema linfático fetal se encuentra en desarrollo en este momento y la resistencia de la circulación placentaria es alta. En general, después de las 14 semanas el sistema linfático fetal se ha desarrollado suficientemente como para drenar cualquier colección de líquido, por lo que se dispone de una ventana entre la 11 y la 14 semana para proceder a su valoración. La desaparición del incremento de la TN, después de esta edad gestacional no debe interpretarse como un hallazgo tranquilizador.[15]

El incremento de TN responde anatomopatológicamente a edema nucal,[16,17] que se ha pretendido explicar con base en diversas teorías: a) la teoría del fallo cardiaco, que explicaría la asociación entre la TN incrementada y las malformaciones cardiacas congénitas;[18,19] b) la teoría de la congestión venosa en la cabeza y la nuca fetal, que explicaría el incremento de la TN por diversas causas como la compresión fetal tras la rotura prematura de membranas, la compresión del mediastino superior secundario a hernia diafragmática o al 'tórax en embudo' de algunas displasias esqueléticas, o también podría ser debida al fallo del drenaje linfático secundario a la parquedad de movimientos en algunas alteraciones neuromusculares;[20] c) la teoría de la alteración de algunas proteínas estructurales de la matriz extracelular del tejido conectivo de la piel de la nuca fetal, que explicaría la presencia del incremento de la TN en algunos síndromes asociados a afectación del tejido conectivo (especialmente del colágeno tipo VI),[21-23] como ocurre en las trisomias 21, 18 y 13; y d) por último, la teoría del desarrollo anormal del sistema linfático, que explicaría la fisiopatología del incremento de la TN en el síndrome de Turner, en el que se ha descrito la hipoplasia de los vasos linfáticos de la nuca,[24,25] o en el linfedema congénito.[26]

HALLAZGOS ECOGRÁFICOS

Es una imagen muy característica, en la región de la nuca fetal, caracterizada por la presencia de una línea que corresponde al límite interno del plano cutáneo, una imagen sonoluscente que corresponde al fluido nucal y otra línea que corresponde al borde externo del tejido subcutáneo. En la Figura 8-1 se expone una foto de la medida de la TN, con resultado normal; en la Figura 8-2, se remarca el límite del amnios y la TN; y en la Figura 8-3, se ve una TN patológica.

TÉCNICA DE LA MEDIDA

Con equipos de alta resolución y sonda abdominal, es posible realizar la medición de la TN entre las semanas 10-14 en el 95% de los casos.

ETIOPATOGÊNESE

Sua origem é discutida sob várias hipóteses.

O líquido da nuca fetal procede embriologicamente do sistema linfático paracervical e desemboca na veia jugular interna.[14]

Entre as semanas 11 e 14, o sistema linfático fetal se encontra em desenvolvimento, e a resistência da circulação placentária é alta. Em geral, depois da 14ª semana o sistema linfático fetal está suficientemente desenvolvido para drenar qualquer coleção de líquido, razão pela qual se dispõe de uma janela entre a 11ª e a 14ª semana para proceder a sua valorização. O desaparecimento do incremento da TN, depois desta IG, não deve ser interpretado como um achado tranqüilizador.[15]

O aumento da TN responde anatomopatologicamente ao edema nucal,[16,17] o qual se pretendeu explicar com base em diversas teorias: a) falha cardíaca, que explicaria a associação entre TN aumentada e as malformações cardíacas congênitas;[18,19] b) congestão venosa na cabeça e na nuca fetal, o que explicaria o aumento da TN por diversas causas, como a compressão fetal depois da ruptura prematura de membranas, a compressão do mediastino superior secundário à hérnia diafragmática ou a "tórax em funil" de algumas displasias esqueléticas, ou, ainda, a falha da drenagem linfática secundária aos parcos movimentos em algumas alterações neuromusculares;[20] c) alteração de algumas proteínas estruturais da matriz extracelular do tecido conjuntivo da pele da nuca fetal, o que explicaria a presença do aumento da TN em algumas síndromes associadas ao acometimento do tecido conjuntivo (especialmente do colágeno tipo VI),[21-23] como ocorre nas trissomias 21, 18 e 13; d) o desenvolvimento anormal do sistema linfático, o que explicaria a fisiopatologia do aumento da TN na síndrome de Turner, na qual foi descrita a hipoplasia dos vasos linfáticos da nuca,[24,25] ou no linfedema congênito.[26]

ACHADOS ECOGRÁFICOS

É uma imagem bastante característica, na região da nuca fetal, caracterizada pela presença de uma linha que corresponde ao limite interno do plano cutâneo, uma imagem sonolucente que corresponde ao fluido nucal, e outra linha que corresponde à margem externa do tecido subcutâneo. A Figura 8-1 mostra uma foto da medida da TN com resultado normal; a Figura 8-2 destaca o limite do âmnio e a TN; e na Figura 8-3 se vê uma TN patológica.

TÉCNICA DA MEDIDA

Com aparelhos de alta resolução e sonda abdominal, é possível realizar a medição da TN entre as semanas 10 e 14 em 95% dos casos.

TRANSLUCENCIA NUCAL
TRANSLUCÊNCIA NUCAL

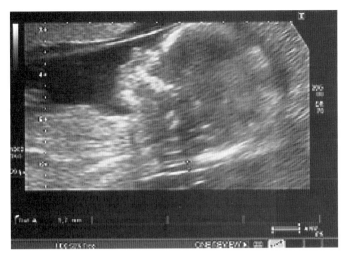

Fig. 8-1. Translucencia nucal normal.

Fig. 8-1. Translucência nucal normal.

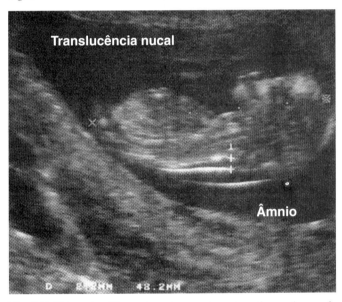

Fig. 8-2. Nótese la diferencia entre amnios y translucencia nucal.

Fig. 8-2. Observa-se a diferença entre âmnio e translucência nucal.

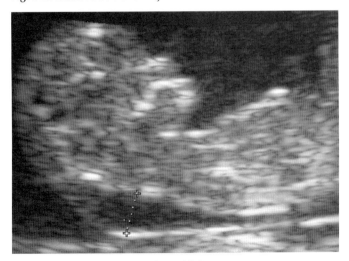

Fig. 8-3. Translucencia nucal patológica.

Fig. 8-3. Translucência nucal patológica.

La utilidad de la medida de la TN depende de la adhesión a la técnica estándar de medición descrita reiteradamente por la Fetal Medicine Foundation de Londres[8,15] y que comprende los aspectos claves que presentamos en la Tabla 8-1. En más del 95% de los casos se puede realizar la medición por vía abdominal, y en los casos que no sea posible, se puede realizar por vía transvaginal.

Para la correcta medida de la TN, deben cumplirse una serie de parámetros:

- Debe ser realizada entre las semanas 11 y 13[+6] del embarazo (longitud cráneo caudal [LCC] de 45 a 84 mm).
- Puede ser realizada por vía abdominal o vaginal.
- Un equipo de ultrasonografía capaz de aumentar lo suficiente la imagen como para que se vean en la pantalla solamente la cabeza y la parte superior del tórax del feto y permita diferenciar medidas de hasta 0,1 mm.
- La medición se realiza en un corte sagital y medio, indistintamente si el dorso es superior o inferior; pero, sobre todo, cuando el feto se encuentre en actitud indiferente, no debe estar flexionado ni hiperextendido. Whitlow y colabs., estimaron un incremento de 0,62 mm cuando la cabeza fetal se encuentra deflexionada y con una disminución en 0,4 mm cuando se encuentra flexionada.[27]

A utilidade da medida da TN depende da adesão à técnica padrão de medição descrita reiteradamente pela Fetal Medicine Foundation de Londres,[8,15] que compreende os aspectos-chave que apresentamos na Tabela 8-1. Em mais de 95% dos casos se pode fazer a medição por via abdominal, e nos casos em que não seja possível, pode-se usar a via transvaginal.

Para a correta medida da TN, uma série de parâmetros deve ser seguida:

- Deve ser realizada entre as semanas 11 e 13[+6] de gravidez (comprimento craniocaudal [CCN] de 45 a 84 mm).
- Pode ser realizada por via abdominal ou vaginal.
- Um equipamento ultra-sonográfico capaz de aumentar o suficiente a imagem para que se vejam na tela somente a cabeça e a parte superior do tórax do feto e que permita diferenciar medidas de até 0,1 mm.
- A medição é feita em cortes sagital e médio, não importando se o dorso é superior ou inferior; entretanto, quando o feto estiver em atitude indiferente, não deve estar flexionado nem hiperestendido. Whitlow *et al.* estimaram um aumento de 0,62 mm quando a cabeça fetal está deflexionada e uma redução de 0,4 mm, quando flexionada.[27]

Tabla 8-1. Factores clave en la medición de la translucencia nucal	
Necesidades del ecógrafo	■ Ecógrafo de alta resolución ■ Capaz de medir en décimas de milímetros ■ Buena capacidad de magnificación de la imagen (Zoom) ■ Que disponga de opción video-loop
Momento idóneo	■ CRL entre 45 y 84 mm (entre 11 y 13[+6] sem)
Técnica de la medición	■ Magnificación de la imagen tal que sólo estén presentes en la pantalla la cabeza y parte superior del tórax ■ Visión sagital del feto. Debe estar en posición horizontal sobre la pantalla, debe verse claramente el perfil fetal que debe estar en una posición natural, con la cabeza en línea con la columna vertebral, no flexionado ni en hiperextensión ■ Los calipers deben situarse sobre el límite interno del plano cutáneo y sobre el límite externo del plano subcutáneo (dentro-dentro) ■ Los calipers se deben situar perpendicularmente al eje mayor del cuerpo fetal ■ Debe medirse la parte más ancha de la translucencia ■ Deben ser realizadas tres medidas y dar por válida la que resulte mayor
Motivos de error	■ Confundir el tejido cutáneo cervical con la membrana amniótica ■ Confundir la TN con la hipoecogenicidad producida por el cordón umbilical situado alrededor del cuello fetal. En este caso, tomar como referencia final el promedio de las medidas realizadas por arriba y por debajo del cordón ■ No debe usarse imagen armónica dado que ensancha las líneas y provoca subestimación de la medida

Tabela 8-1. Fatores-chave na medição da translucência nucal	
Necessidades do ecógrafo	■ Alta resolução ■ Capacidade de medição em décimos de milímetro ■ Boa capacidade de magnificação da imagem (*zoom*) ■ Opção *video-loop*
Momento certo	■ CCN entre 45 e 84 mm (entre 11 e 13[+6] semanas)
Técnica de medição	■ Magnificação da imagem de maneira que só apareçam na tela a cabeça e a parte superior do tórax ■ Visão sagital do feto. Deve estar em posição horizontal sobre a tela, vendo-se claramente o perfil fetal, que deve estar em posição natural, com a cabeça alinhada com a coluna vertebral, não flexionado nem em hiperextensão ■ Os *calipers* devem estar sobre o limite interno do plano cutâneo e sobre o limite externo do plano subcutâneo (dentro-dentro) ■ Os *calipers* devem se situar perpendicularmente ao eixo maior do corpo do feto ■ Deve-se medir a parte mais larga da translucência ■ Devem ser realizadas três medidas, sendo validada a maior
Motivos de erro	■ Confundir o tecido cutâneo cervical com a membrana amniótica ■ Confundir a TN com a hipoecogenicidade produzida pelo cordão umbilical situado ao redor do pescoço do feto. Neste caso, tomar como referência final a média das medidas feitas por cima e por baixo do cordão ■ Não se deve usar imagem harmônica, posto que alarga as linhas e subestima a medida

- La medida correcta es de borde interno-borde interno. Situando los calipers en una posición dentro-dentro, se mide la zona econegativa máxima entre la piel y el tejido blando que cubre la columna cervical.
- La medida debe hacerse en milímetros y décimas de mm.
- Debemos elegir siempre el engrosamiento máximo obtenido.
- Deben realizarse varias mediciones y elegir la mayor.
- No confundir la medida de la TN con la distancia entre la piel del feto y el amnios, que aparece frecuentemente al realizar la ecografía (ver Fig. 8-2).

En los primeros estudios, se evaluó la TN mediante un punto de corte fijo de 2,5 a 3 mm,[10,28] luego se observó que la TN se incrementaba con la EG[29] y después se consideró mediante una curva de valores de referencia respecto de la LCC, con el propósito de evitar las imprecisiones de la EG.[30] El p99 no cambia con la LCC y es superior a 3,5 mm.[31]

El último paso en la implementación del método de cribado fue la definición de las medianas en la población de fetos no afectados, la estandarización de las mediciones de TN, y la determinación de los parámetros poblacionales de la TN (media y desviación estándar), en poblaciones de fetos normales y afectados, para así poder unir el riesgo asociado a la TN con el riesgo asociado a la edad materna.[11]

Su uso puede estimar el riesgo específico para cada paciente y permite integrar el riesgo basado en la TN combinado con datos bioquímicos, como la PAPP-A y la fracción libre de la sub β-HCG.[32,33]

La mediana de los MoMs de TN en fetos afectados se suele representar por un valor común (la unidad) para todo el período comprendido entre las semanas 11 y 13. Sin embargo, se ha demostrado que la mediana de los MoM de TN en los fetos afectados de SD decrece conforme avanza la gestación. Así, un metaanálisis ha calculado que las medianas de los MoM de la TN en fetos afectados serían de 2,31 (en la semana 11), 2,10 (en la semana 12) y 1,91 MoM (en la semana 13). Este descubrimiento implica que la medición de la TN, en contra de lo que se creía, es más eficaz cuanto más precozmente se realice dentro de los límites aceptados para el cribado del primer trimestre.[34,35]

DIAGNÓSTICO DIFERENCIAL

La TN puede desaparecer a lo largo del segundo trimestre, pero en algunos fetos, progresar a engrosamiento de la nuca o pliegue nucal, aunque ambos, translucencia y pliegue nucal se comportarían como marcadores de cromosomopatías independientes.[36] El **edema nucal** es un marcador ecográfico del 2º trimestre, descrito por Benacerraf y relacionado con el síndrome de Down.[37] El diag-

- A medida correta é feita de margem interna à margem interna. Situando-se os *calipers* em posição dentro-dentro, mede-se a zona econegativa máxima entre a pele e o tecido mole que cobre a coluna cervical.
- A medida deve ser realizada em milímetros e décimos de mm.
- Devemos optar sempre pela máxima espessura obtida.
- Várias medições devem ser realizadas, escolhendo-se a maior.
- Não confundir a medida da TN com a distância entre a pele do feto e o âmnio, que aparece freqüentemente ao se realizar a ecografia (Fig. 8-2).

Nos primeiros estudos, avaliou-se a TN mediante um ponto de corte fixo de 2,5 a 3 mm,[10,28] observando-se que ela aumentava com a IG.[29] Mais tarde, considerou-se por meio de uma curva de valores de referência em relação ao CCN, com o objetivo de evitar as imprecisões da IG.[30] O p99 não muda com o CCN e é superior a 3,5 mm.[31]

Os últimos passos na implementação do método de *screening* foram a definição das medianas na população de fetos não-afetados, a padronização das medições de TN e a determinação dos parâmetros populacionais da TN (média e desvio-padrão) em populações de fetos normais e afetados, para assim poder unir o risco associado à TN àquele associado à idade materna.[11]

Seu uso pode estimar o risco específico para cada paciente e permite integrar o risco baseado na TN combinado com dados bioquímicos, como a proteína A plasmática associada à gravidez (PAPP-A) e a fração beta livre da gonadotrofina coriônica humana (β-HCG).[32,33]

Costuma-se representar a mediana dos Múltiplos da Mediana (MoM) da TN em fetos afetados por um valor comum (a unidade) para todo o período compreendido entre as semanas 11 e 13. Entretanto, demonstrou-se que a mediana dos MoM da TN nos fetos portadores de SD decresce conforme avança a gestação. Assim, uma metanálise calculou que as medianas dos MoM da TN em fetos afetados seriam de 2,31 (na semana 11); 2,10 (na semana 12) e 1,91 MoM (na semana 13).

Essa descoberta mostra que a medição da TN, ao contrário do que se acreditava, é mais eficaz quanto mais precocemente for realizada, dentro dos limites aceitos para o *screening* de primeiro trimestre.[34,35]

DIAGNÓSTICO DIFERENCIAL

Pode desaparecer durante o segundo trimestre, mas, em alguns fetos, progredir para engrossamento da nuca ou prega nucal, apesar do fato de que ambos, translucência e prega nucal, comportar-se-iam como marcadores de anomalias cromossômicas independentes.[36] O edema nucal é um marcador ecográfico do segundo trimestre descrito por Benacerraf e relacionado com a SD.[37] O diagnóstico é feito

nóstico se hace midiendo el pliegue nucal referente a un corte transversal en el polo occipital, desde la tabla externa del hueso occipital hasta la línea externa de la piel. Se considera que una medida superior a 6 mm está relacionada con una incidencia mayor de Síndrome de Down (Fig. 8-4).

Pero fundamentalmente, el diagnóstico diferencial tiene que ser hecho con el **higroma quístico**, cuya imagen ecográfica es muy característica, con un gran edema alrededor de todo el cuello fetal, generalmente con tabiques y contenido líquido, y que a veces incluye toda la cabeza y dorso fetal (Figs. 8-5 y 8-6). Malone y colaboradores en el trial FASTER hallaron 134 fetos con higroma quístico en 38,167 embarazadas (1/285). 67 (51%) de estos fetos tenían anomalías cromosómicas.[38]

IMPORTANCIA EN DIAGNÓSTICO PRENATAL

La presencia de la TN aumentada, está relacionada con anomalías cromosómicas fetales,[2-7] con cardiopatías fetales[18,19] y otras malformaciones congénitas y síndromes que veremos más adelante.

Es muy importante tener en cuenta que la medición de la TN debe ser realizada en conjunto con la ecoanatomía fetal temprana para lograr así una correcta interpretación clínica.

En la Tabla 8-2, se expresan los valores de la TN y la prevalencia de alteraciones fetales.

medindo-se a prega nucal referente a um corte transversal no pólo occipital, desde a prega externa do osso occipital até a linha externa da pele. Acredita-se que uma medida superior a 6 mm esteja relacionada com uma incidência maior de SD (Fig. 8-4).

Mas, fundamentalmente, o diagnóstico diferencial tem que ser realizado com o **higroma cístico**, cuja imagem ecográfica é bastante característica, com grande edema ao redor de todo o pescoço fetal, geralmente com septos e conteúdo líquido, e que às vezes inclui toda a cabeça e o dorso fetal (Figs. 8-5 e 8-6). Malone et al., no estudo First And Second Trimester Evaluation of Risk (FASTER), encontraram 134 fetos com higroma cístico em 38.167 grávidas (1/285). Desses fetos, 67 (51%) possuíam anomalias cromossômicas.[38]

IMPORTÂNCIA NO DIAGNÓSTICO PRÉ-NATAL

A presença de TN aumentada está relacionada com anomalias cromossômicas fetais,[2-7] cardiopatias fetais[18,19] e outras malformações congênitas e síndromes que veremos mais adiante.

É muito importante levar em consideração que a medição da TN deve ser realizada em conjunto com a ecoanatomia fetal precoce para se conseguir uma correta interpretação clínica.

Na Tabela 8-2 estão expressos os valores da TN e a incidência de alterações fetais.

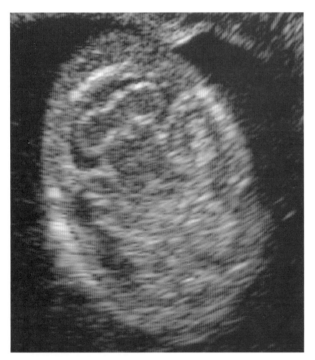

Fig. 8-4. Medida del pliegue nucal.

Fig. 8-4. Medida da prega nucal.

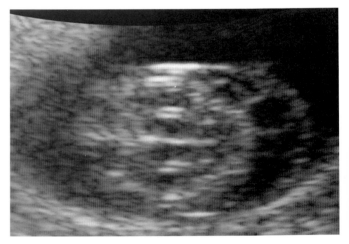

Fig. 8-5. Higroma quístico.

Fig. 8-5. Higroma cístico.

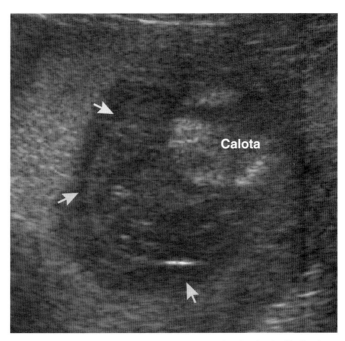

Fig. 8-6. Higroma quístico de gran tamaño (rodeado de flechas).

Fig. 8-6. Higroma cístico de grande tamanho (circundado por setas).

TRANSLUCENCIA NUCAL Y CROMOSOMOPATÍAS FETALES

El incremento de esta colección de líquido se describió que estaba asociada a un mayor riesgo de cromosomopatías, y así, pronto se publicaron varios estudios en gestantes de alto riesgo que confirmaron aquella asociación en el primer trimestre.[6,7]

La referencia más importante por el número de casos incluidos, la homogeneidad en la medición y por los resultados obtenidos, es el estudio multicéntrico dirigido por Nicolaides.[39]

Analizando 96127 fetos en 30 centros del Reino Unido, incluidas 326 trisomías 21 y otras 325 aneuploidías, informaron una tasa de detección del 77% (72-82% IC 95%) para una tasa de falsos positivos del 5%, cuando la TN se encontraba por encima del 95 percentil.

TRANSLUCÊNCIA NUCAL E ANOMALIAS CROMOSSÔMICAS FETAIS

Foi descrito que o aumento desta coleção de líquido estava associado a maior risco de anomalias cromossômicas. Assim, logo se publicaram vários estudos em gestantes de alto risco que confirmaram tal associação no primeiro trimestre.[6,7]

A referência mais importante, pelo número de casos incluídos, pela homogeneidade na medição e pelos resultados obtidos, é o estudo multicêntrico dirigido por Nicolaides.[39]

Analisando-se 96.127 fetos em 30 centros do Reino Unido, incluídas 326 trissomias 21 e outras 325 aneuploidias, encontrou-se uma taxa de detecção de 77% (72-82% IC 95%) para uma taxa de falso-positivos de 5%, quando a TN se encontrava acima do percentil 95.

Tabla 8-2. Prevalencia de anomalías fetales de acuerdo con el espesor de la translucencia nucal

Translucencia nucal (mm)	% de anomalías fetales
3	2,4
4	7,1
5	12,3
6	16,7
7	35,6

Nicolaides *et al.*[10]

Tabela 8-2. Prevalência de anomalias fetais de acordo com a espessura da translucência nucal

Translucência nucal (mm)	Porcentagem de anomalias fetais
3	2,4
4	7,1
5	12,3
6	16,7
7	35,6

Nicolaides *et al.*[10]

Además manifestaron una tasa de detección del 79% de trisomía 18, 72% de trisomía 13 y 66,7% de triploidía; pero debemos puntualizar que en estos resultados el higroma quístico y la hidropesía no fueron diferenciados del aumento de la TN.

En el estudio FASTER (First and Second Trimester Evaluation of Risk) apoyado por los National Institutes of Health y el National Institute of Child Health and Human Development se siguieron 38.167 embarazos y la tasa de detección fue del 70% utilizando la TN solamente. Ellos pudieron medirla correctamente en alrededor del 93%, el resto fue subóptima o no se pudo realizar. En este estudio, el higroma quístico se diferenció de la TN.[40]

Si bien no todos los estudios analizados reportan estas altas tasas de detección, de igual manera se puede considerar que la TN aislada constituye el marcador ecográfico más precoz, sensible y específico para la detección de anomalías cromosómicas.[41]

TRANSLUCENCIA NUCAL AUMENTADA Y CARDIOPATÍAS FETALES

Cuando la TN coincide con un cariotipo fetal normal, existe la posibilidad de que haya malformaciones fetales estructurales, fundamentalmente cardiopatías fetales.[18,19] Hyett,[19] estudiando 29.154 embarazadas con TN, encontraron que 28 casos de 50 fetos con cardiopatías estuvieron en el grupo de fetos con TN aumentada (Tabla 8-3). Aunque no se conoce realmente qué cardiopatías se correlacionan con una TN aumentada, en este estudio, las que aparecieron fueron: la tetralogía de Fallot, hipoplasia de cavidades izquierdas, transposición de grandes vasos, coartación aórtica, estenosis o atresia aórtica y defectos septales y atrioventriculares, entre las principales.

En un metaanálisis realizado sobre TN y cardiopatías con 8 estudios en 58.492 mujeres embarazadas, se observó que para una TN por encima del p99 la sensibilidad es del 31% y 98,7% de especificidad.[42]

Además disso, houve uma taxa de detecção de 79% de trissomia 18, 72% de trissomia 13 e 66,7% de triploidia; mas devemos pontuar que nesses resultados o higroma cístico e a hidropisia não foram diferenciados do aumento da TN.

No estudo FASTER, apoiado pelo National Institutes of Health e pelo National Institute of Child Health and Human Development, foram seguidas 38.167 gestações, e a taxa de detecção foi de 70%, utilizando-se somente a TN. Eles puderam medi-la corretamente em cerca de 93%; o restante foi subótimo ou não se pôde realizar. Nesse estudo, o higroma cístico se diferenciou da TN.[40]

Embora nem todos os estudos analisados reportem essas altas taxas de detecção, de igual maneira se pode considerar que a TN isolada constitui o marcador ecográfico mais precoce, sensível e específico para a detecção de anomalias cromossômicas.[41]

TRANSLUCÊNCIA NUCAL AUMENTADA E CARDIOPATIAS FETAIS

Quando a TN coincide com um cariótipo fetal normal, existe a possibilidade de que haja malformações fetais estruturais, fundamentalmente cardiopatias fetais.[18,19] Hyett,[19] estudando 29.154 gestantes com TN, encontrou 28 casos de 50 fetos com cardiopatias que estiveram no grupo daqueles com TN aumentada (Tabela 8-3). Embora não se conheça realmente quais cardiopatias se relacionam com uma TN aumentada, nesse estudo as que apareceram foram: tetralogia de Fallot, hipoplasia de cavidades esquerdas, transposição de grandes vasos, coarctação aórtica, estenose ou atresia aórtica e defeitos septais e atrioventriculares, entre as principais.

Em uma metanálise realizada sobre TN e cardiopatias com oito estudos em 58.492 grávidas, observou-se que, para uma TN acima do p99, a sensibilidade é de 31% e 98,7% de especificidade.[42]

Tabla 8-3. Translucencia nucal aumentada y cardiopatía en fetos euploides. (Tomado de Hyett et al.[19])

	TN 95 percentil % (IC 95%)	TN 99 percentil % (IC 95%)
Sensibilidad	56,0 (42,0-70,0)	40,0 (26,0-54,0)
Especificidad	93,8 (93,6-94,1)	99,0 (98,9-99,1)
Valor predictivo positivo	1,5 (1,0-2,1)	6,3 (3,7-9,0)
Valor predictivo negativo	99,9 (99,8-100,0)	99,9 (99,8-100,0)

Adaptado de Hyett et al.[19]

Tabela 8-3. Translucência nucal aumentada e cardiopatia em fetos euplóides

	TN percentil 95 (IC 95%)	TN percentil 99 (IC 95%)
Sensibilidade	56,0 (42,0-70,0)	40,0 (26,0-54,0)
Especificidade	93,8 (93,6-94,1)	99 (98,9-99,1)
Valor preditivo positivo	1,5 (1,0-2,1)	6,3 (3,7-9,0)
Valor preditivo negativo	99,9 (99,8-100,0)	99,9 (99,8-100,0)

Adaptado de Hyett et al.[19]

TRANSLUCENCIA NUCAL AUMENTADA Y OTRAS MALFORMACIONES FETALES ASOCIADAS

Otras anomalías pueden presentarse en fetos euploides con TN aumentada como la hernia diafragmática,[43] onfaloceles, artrogriposis,[44] coartación de aorta[45] defectos del tubo neural entre otros, así como displasias esqueléticas, atrofias músculo-espinales o raros síndromes genéticos como el Smith-Lemli-Opitz, de Noonan, de Pena-Shokeir, de Jarcho-Levin, artrogriposis, displasias tanatofóricas o talasemias, por citar algunas.[46,47]

CONDUCTA DURANTE EL EMBARAZO

En fetos euploides se recomienda realizar una exploración ecográfica de alta resolución a las 18-20 semanas, cuando encontramos una TN aumentada, para descartar otras anomalías estructurales fetales, como las descritas en el apartado anterior.

CONDUCTA FETAL

No hay en la literatura referencias sobre una conducta activa sobre el feto que tiene una TN patológica.

CONDUCTA NEONATAL

No se ha descrito ningún tipo de intervención especial en los RN con cariotipo normal. Se recomienda un detallado examen del RN para descartar otras anomalías asociadas.

PRONÓSTICO A LARGO PLAZO

Depende de la presencia o no de malformaciones asociadas.

RIESGO DE RECURRENCIA

En relación con la TN aumentada, no existen, en la literatura, referencias sobre el riesgo de recurrencia en próximos embarazos.

TRANSLUCENCIA NUCAL Y EMBARAZOS MÚLTIPLES

Sin lugar a dudas, las gestaciones múltiples se comportan como una situación particular en el cribado de cromosomopatías. Una de las limitaciones que plantea, es la interpretación de los valores de los marcadores séricos, determinando que el cribado bioquímico pueda ser menos preciso que en gestaciones únicas, ya sea por enmascaramiento del feto no afectado, por no poder distinguir el feto afectado, y si fue la gestación por fertilización asistida, los niveles de HCG pueden estar incrementados.[48]

La TN, en las gestaciones dicoriónicas, tiene la sensibilidad y la tasa de falsos positivos para la trisomía 21, similares a las reportadas en las gestaciones únicas.[49] En estos casos, la TN tiene los mismos valores de referencia, por lo que la aplicación de programas de cribado, basado

TRANSLUCÊNCIA NUCAL AUMENTADA E OUTRAS MALFORMAÇÕES FETAIS ASSOCIADAS

Outras anomalias podem se apresentar em fetos euplóides com TN aumentada, como hérnia diafragmática,[43] onfalocele, artrogripose,[44] coarctação de aorta,[45] defeitos do tubo neural, entre outros, assim como displasias esqueléticas, atrofias musculoespinais ou raras síndromes genéticas, como as de Smith-Lemli-Opitz, de Noonan, de Pena-Shokeir, de Jarcho-Levin, artrogripose, displasias tanatofóricas ou talassemias, para citar algumas.[46,47]

CONDUTA DURANTE A GRAVIDEZ

Em fetos euplóides se recomenda realizar uma exploração ecográfica de alta resolução entre as semanas 18 e 20, quando encontramos uma TN aumentada, para descartar outras anomalias estruturais fetais, como as descritas no item anterior.

CONDUTA FETAL

Não há, na literatura, referências sobre uma conduta ativa sobre o feto que porta uma TN patológica.

CONDUTA NEONATAL

Não se descreveu nenhum tipo de intervenção especial nos recém-nascidos com cariótipo normal. Recomenda-se um detalhado exame do RN para descartar outras anomalias associadas.

PROGNÓSTICO A LONGO PRAZO

Depende da presença ou não de malformações associadas.

RISCO DE RECORRÊNCIA

Em relação à TN aumentada não existem, na literatura, referências sobre o risco de recorrência em gestações posteriores.

TRANSLUCÊNCIA NUCAL E GESTAÇÕES MÚLTIPLAS

Sem dúvida, as gestações múltiplas são uma situação particular no *screening* de anomalias cromossômicas. Uma das limitações é a interpretação dos valores dos marcadores séricos, determinando que o *screening* bioquímico possa ser menos preciso que em gestações únicas, seja por mascaramento do feto não-afetado, seja por não poder distinguir o feto afetado; e, se a gestação deu-se por fertilização assistida, os níveis de HCG podem estar aumentados.[48]

Nas gestações dicoriônicas, a sensibilidade e a taxa de falso-positivos para a trissomia 21 da TN são similares às reportadas nas gestações únicas.[49] Nesses casos, a TN tem os mesmos valores de referência, motivo pelo qual a aplicação de programas de *screening*, com base na medição

en la medición de la TN, representa el mejor recurso disponible para seleccionar fetos con mayor riesgo de aneuploidías en este tipo de gestaciones.

En relación a las gestaciones monocoriales, por el bajo número de casos examinados a la fecha, no es posible afirmar similares conclusiones, debiéndose considerar, en el cálculo de riesgo de la trisomía 21, el promedio de ambas medidas.[49,50]

No obstante, resulta de interés en la predicción del síndrome de transfusión feto-fetal (TTS). Sebire y colabs., en 303 gestaciones monocoriales, incluidas 43 TTS graves (15%) entre las 15 y 22 semanas, el incremento de la TN por encima del 95 percentil fue asociado con aumento de 4 veces más de probabilidad de desarrollar TTS graves.

Estos autores consideran que el posible aumento de la TN en el feto receptor se debe a una manifestación de fallo cardiaco por congestión hipervolémica; posteriormente, al avanzar la gestación y con la consecuente diuresis, favorecería tanto la corrección de la hipervolemia como la reducción de la presión cardíaca con la consecuente mejoría del fallo cardíaco y desaparición de la TN.[51]

da TN, representa o melhor recurso disponível para selecionar fetos com maior risco de aneuploidias neste tipo de gestação.

Em relação às gestações monocoriais, pelo baixo número de casos examinados na data, não é possível afirmar semelhantes conclusões, devendo-se considerar, no cálculo de risco da trissomia 21, a média de ambas as medidas.[49,50] Não obstante, é de interesse na predição da síndrome de transfusão feto-fetal (TTS).

Em estudo de Sebire *et al.* com 303 gestações monocoriais, incluídas 43 TTS graves (15%) entre as semanas 15 e 22, o aumento da TN além do percentil 95 foi associado a quatro vezes mais de probabilidade de desenvolver TTS graves.

Esses autores consideram que o possível aumento da TN no feto receptor se deve a uma manifestação de falha cardíaca por congestão hipervolêmica. Posteriormente, o avançar da gestação e a conseqüente diurese favoreceriam tanto a correção da hipervolemia quanto a redução da pressão cardíaca, com a conseqüente melhora da falha cardíaca e o desaparecimento da TN.[51]

BIBLIOGRAFÍA SELECCIONADA / REFERÊNCIAS BIBLIOGRÁFICAS

1. Gallo M, Ramos D, Santiago JC. Valoración clínica de los marcadores ecográficos de cromosomopatías en el primer trimestre. Aspectos Metodológicos. *Progr Diag Trat Prent* 2005;17(1):25-30.
2. Bajo JM, Martinez L, Gallo M. Sistemática de la exploración ecográfica durante la gestación. En: Fabre E. (Ed.). *Manual de Asistencia al Embarazo Normal*. 2. ed. Madrid, 2001. cap. 16.
3. Bajo JM, Pérez T, Haya J. Sistemática de la exploración ecográfica durante la gestación. En: SEGO. *Tratado de ginecología, obstetricia y medicina de la reproducción.* Tomo 1. cap. 39. Buenos Aires. Panamericana Madrid, 2003.
4. Fortuny Estivill A. (Coord.). *Screening de las cromosomopatías fetales. Documentos de Consenso de la SEGO*. Madrid, 2000:139-81.
5. Comas C, Martínez JM, Ojuel J *et al*. First trimester nuchal edema as a marker of aneuploidy. *Ultrasound Obstet Gynecol* 1995;5:26-29.
6. Borrel A, Costa D, Martínez JM *et al*. Criteria for fetal nuchal thickness cut-off: a reevaluation. *Prenatal Diagnosis* 1997;17:23-29.
7. Pandya PP, Brizot ML, Snijders RJM *et al*. First trimester fetal nucal translucency thickness and risk for trisomies. *Obstet Gynecol* 1994;84:420-23.
8. Nicolaides KH. The 11-13[+6] weeks scan. *The fetal medicine foundation*. London, 2004.
9. Szabo J, Gellen J. Nuchal fluid accumulation in trisomy-21 detected by vaginosonography in first trimester. *Lancet* 1990;336:1133.
10. Nicolaides KH, Azar G, Byrne D *et al*. Fetal nuchal translucency: ultrasound screening for chromosomal defects in first trimester of pregnancy. *BMJ* 1992;304:867-69.
11. Pandya PP, Snijders RJM, Johnson SP *et al*. Screening for fetal trisomies by maternal age and fetal nuchal

translucency thickness at 10 to 14 weeks of gestation. *Br J Obstet Gynaecol* 1995a;102:957-62.
12. Roberts LJ, Bewley S, Mackinson AM *et al*. First trimester nuchal translucency: problems with screening the general population 1. *Br J Obstet Gynaecol* 1995;102:381-385.
13. Schuchter K, Wald N, Hackshaw AK *et al*. The distribution of nuchal translucency at 10-13 weeks of pregnancy. *Prenat Diagn* 1998;18:281-86.
14. Wilson RD, Venir N, Farquharson DF. Fetal nuchal fluid – physiological or pathological? – in pregnancies less than 17 menstrual weeks. *Prenat Diagn* 1992;12:755-63.
15. Snijders RJM, Nicolaides KH. *Ultrasound markers for fetal chromosomal defects*. Carnforth, UK: Parthenon Publishing, 1996.
16. Greco P, Loverro G, Vimercati A *et al*. Pathological significance of first-trimester fetal nuchal oedema. *Prenat Diagn* 1996 June.;16(6):503-9.
17. Pandya PP, Kondylios A, Hilbert L *et al*. Chromosomal defects and outcome in 1015 fetuses with increased nuchal translucency. *Ultrasound Obstet Gynecol* 1995 Jan.;5(1):15-19.
18. Montenegro N, Matias A, Areias JC *et al*. Increased fetal nuchal translucency: possible involvement of early cardiac failure. *Ultrasound Obstet Gynecol* 1997 Oct.;10(4):265-68.
19. Hyett J, Perdu M, Sharland G *et al*. Using fetal nuchal translucency to screen for major congenital cardiac defects at 10-14 weeks of gestation: population based cohort study. *BMJ* 1999 Jan. 9;318(7176):81-5.
20. Souka AP, Snijders RJ, Novakov A *et al*. Defects and syndromes in chromosomally normal fetuses with increased nuchal translucency thickness at 10-14 weeks of gestation. *Ultrasound Obstet Gynecol* 1998 June.;11(6):391-400.

21. von Kaisenberg CS, Brand-Saberi B, Christ B *et al.* Collagen type VI gene expression in the skin of trisomy 21 fetuses. *Obstet Gynecol* 1998 Mar.;91(3):319-23.

22. Bohlandt S, von Kaisenberg CS, Wewetzer K *et al.* Hyaluronan in the nuchal skin of chromosomally abnormal fetuses. *Hum Reprod* 2000 May;15(5):1155-58.

23. von Kaisenberg CS, Prols F, Nicolaides KH *et al.* Glycosaminoglycans and proteoglycans in the skin of aneuploid fetuses with increased nuchal translucency. *Hum Reprod* 2003 Dec.;18(12):2544-61.

24. Chitayat D, Kalousek DK, Bamforth JS. Lymphatic abnormalities in fetuses with posterior cervical cystic hygroma. *Am J Med Genet* 1989 July.;33(3):352-56.

25. von Kaisenberg CS, Nicolaides KH, Brand-Saberi B. Lymphatic vessel hypoplasia in fetuses with Turner syndrome. *Hum Reprod* 1999 Mar.;14(3):823-26.

26. Souka AP, Krampl E, Geerts L *et al.* Congenital lymphedema presenting with increased nuchal translucency at 13 weeks of gestation. *Prenat Diagn* 2002 Feb.;22(2):91-92.

27. Whitlow BJ, Chatzipapas IK, Economides DL. The effect of fetal neck position on nuchal translucency measurement. *Br J Obstet Gyencol* 1998;105(8):872-76.

28. Pandya PP, Goldberg H, Walton B *et al.* The implementation of first-trimester scanning at 10-13 weeks' gestation and the measurement of fetal nuchal translucency thickness in two maternity units. *Ultrasound Obstet Gynecol* 1995 Jan.;5(1):20-25.

29. Pajkrt E, Bilardo CM, Van Lith JM *et al.* Nuchal translucency measurement in normal fetuses. *Obstet Gynecol* 1995;86:994-7.

30. Braithwaite JM, Morris RW, Economides DL. Nuchal translucency measurements: frequency distribution and changes with gestation in a general population. *Br J Obstet Gynaecol* 1996 Dec.;103(12):1201-04.

31. Nicolaides KH. First-trimester screening for chromosomal abnormalities. *Semin Perinatol* 2005 Aug.;29(4):190-4.

32. Pandya PP, Santiago C, Snijders RJ *et al.* First trimester fetal nuchal translucency. *Curr Opin Obstet Gynecol* 1995 Apr.;7(2):95-102.

33. Santiago JC, Gallo M, Ramos D. Marcadores bioquímicos para el cribado de cromosomopatías en el primer trimestre. *Progr Diag Trat Prent* 2005;17(1):37-42.

34. Spencer K, Bindra R, Nix AB *et al.* Delta-NT or NT MoM: which is the most appropriate method for calculating accurate patient-specific risks for trisomy. 21 in the first trimester? *Ultrasound Obstet Gynecol* 2003;22(2):142-48.

35. Cuckle H. NT weekly MoM. *DS News* 2004;11(2):45.

36. Salomon LJ, Bernard JP, Taupin P *et al.* Relationship between nuchal translucency at 11-14 weeks and nuchal fold at 20-24 weeks of gestation. *Ultrasound Obstet Gynecol* 2001;18:636-37.

37. Marcelino M, Espejo B, Benito C *et al.* Marcadores ecográficos de cromosomopatías: revisión de 50 casos. *Progr Diagn Prenat* 1998;10:497-503.

38. Malone FD, Ball RH, Nyberg DA *et al.* FASTER Trial Research Consortium. First-trimester septated cystic hygroma: prevalence, natural history, and pediatric outcome. *Obstet Gynecol* 2005 Aug.;106(2):288-94.

39. Snijders RJ, Noble P, Sebire N *et al.* UK multicentre project on assessment of risk of trisomy 21 by maternal age and fetal nuchal translucency thickness at 10-14 weeks of gestation. *Lancet* 1998;351:343-46.

40. Malone FD, Canick JA, Ball RH *et al.* For the First- and Second-Trimester Evaluation of Risk (FASTER) Research Consortium. First-trimester or second-trimester screening, or both, for Down's syndrome. *N Engl J Med* 2005 Nov. 10;353(19):2001-11.

41. Ruoti Cosp M, González de Agüero Laborda R, Barco Marcellán MJ *et al.* Marcadores ecograficos de cromosomopatías del 1er trimestre. Revisión. *Rev Iberoamericana de Medicina Fetal y Perinatal* 2007;1(1):26-45.

42. Makrydimas G, Sotiriadis A, Ioannidis JP. Screening performance of first-trimester nuchal translucency for major cardiac defects: a meta-analysis. *Am J Obstet Gynecol* 2003 Nov.;189(5):1330-35.

43. Sebire NJ, Snijders RJM, Davenport M *et al.* Fetal nuchal translucency thickness at 10-14 weeks' gestation and congenital diaphragmatic hernia. *Obstet Gynecol* 1997;90:943-46.

44. Hyett J, Noble P, Sebire NJ *et al.* Lethal congenital arthrogryposis presents with increased nuchal translucency at 10-14 weeks of gestation. *Ultrasound Obstet Gynecol* 1997;9:310-13.

45. Hyett J, Moscoso G, Nicolaides K. Increased nuchal translucency in trisomy 21 fetuses: relationship to narrowing of the aortic isthmus. *Hum Reprod* 1995;10:3049-30.

46. Snijders R, Smith E. The role of fetal nuchal translucency in prenatal screening. *Curr Opin Obstet Gynecol* 2002;14:577-85.

47. Bilardo CM, Müller MA, Pajkrt E. Outcome of fetuses with increased nuchal translucency. *Curr Opin Obstet Gynecol* 2001;13:169-74.

48. Matias A, Montenegro N, Blickstein I. Down syndrome screening in multiple pregnancies. *Obstet Gynecol Clin North Am* 2005 Mar.;32(1):81-96.

49. Nicolaides KH, Heath V, Cicero S. Increased fetal nuchal translucency at 11-14 weeks. *Prenat Diagn* 2002;22:308-15.

50. Vandecruys H, Faiola S, Auer M *et al.* Screening for trisomy 21 in monochorionic twins by measurement of fetal nuchal translucency thickness. *Ultrasound Obstet Gynecol* 2005 June.; 25(6):551-53.

51. Sebire NJ, Souka A, Skentou H *et al.* Early prediction of severe twin-to-twin transfusion syndrome. *Hum Reprod* 2000 Sept.;15(9):2008-10.

CAPÍTULO 9

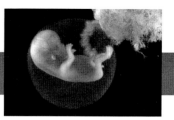

HUESO NASAL

OSSO NASAL

A. C. Ferreira ◆ D. Ramos ◆ R. M. Ferlin
F. R. de Oliveira ◆ F. Mauad Filho ◆ M. Gallo

INTRODUCCIÓN

En los últimos años se han producido importantes avances en la investigación de nuevos marcadores ecográficos de cromosomopatías en el primer trimestre. Además de los más conocidos, como la translucencia nucal (TN),[1] estudios realizados en centros especializados presentaron otros marcadores ecográficos adicionales para la detección de trisomía 21, tales como el aumento del índice de pulsatilidad en el flujo en el ducto venoso, estudiado con técnica Doppler;[2] la regurgitación tricuspídea;[3] el ángulo facial aumentado y la ausencia (en el primer trimestre) o hipoplasia (en el segundo trimestre) del hueso nasal.[4]

En la Tabla 9-1 se presenta una estimación de la eficacia de diferentes estrategias de cribado, basada en modelos matemáticos y obtenida de un estudio de 2004.[5] Estos datos ponen de manifiesto que el cribado exclusivamente ecográfico, basado en la medición de la translucencia nucal y la

INTRODUÇÃO

Nos últimos anos houve importantes avanços na investigação de novos marcadores ecográficos de anomalias cromossômicas no primeiro trimestre. Além dos mais conhecidos, como a translucência nucal,[1] estudos realizados em centros especializados apresentaram outros marcadores ecográficos adicionais para a detecção da trissomia 21, como o aumento do índice de pulsatilidade no fluxo no ducto venoso, estudado com técnica Doppler;[2] a regurgitação tricúspide;[3] o ângulo facial aumentado e a ausência no primeiro trimestre ou hipoplasia no segundo trimestre do osso nasal.[4]

Na Tabela 9-1 é apresentada uma estimativa da eficácia de diferentes estratégias de *screening*, com base em modelos matemáticos e obtida de um estudo de 2004.[5] Esses dados deixam claro que o *screening* exclusivamente ecográfico, baseado na medição da translucência nucal e

Tabla 9-1. Estimación mediante modelos matemáticos de la efectividad de distintas estrategias de cribado, a partir de los datos de la referencia 5

	Tasa de detección	
	TFP = 1%	TFP = 5%
TN sola	64,5	76,1
TN + HN	87,8	92,7
Test combinado*	76,8	88,0
Triple test	41,7	62,7

*PAPP-A y β-HCG a las 10 sem. TN entre las 11 y 13 sem.

Tabela 9-1. Estimativa, mediante modelos matemáticos, da efetividade de diferentes estratégias de *screening* a partir dos dados da referência 5

	Taxa de detecção	
	TFP = 1%	TFP = 5%
TN isolada	64,5	76,1
TN + ON	87,8	92,7
Teste combinado*	76,8	88
Triplo teste	41,7	62,7

*PAPP-A e β-HCG na 10ª semana. TN entre a 11ª e a 13ª semana.

presencia/ausencia del hueso nasal en el primer trimestre, podría obtener tasas de detección del síndrome de Down del 87,8% y del 92,7%,[6] para unas tasas de falsos positivos del 1% y del 5%,[7] respectivamente; con lo que la eficacia del cribado exclusivamente ecográfico sería mayor que el cribado mediante el triple test del segundo trimestre e, incluso, que el cribado combinado del primer trimestre (translucencia nucal + PAPP-A + β-HCG libre).

A pesar de que estas cifras sólo representen predicciones, ya que no han sido confirmadas en estudios poblacionales y se basan en estimaciones de la incidencia de la presencia/ausencia de hueso nasal en los fetos afectados y no afectados que todavía no son definitivas, nos permiten vislumbrar el creciente papel de la ecografía en el cribado de cromosomopatías del primer trimestre.

Estudios recientes en el examen ecográfico demostraron que, entre las semanas 11 y 13 $^{+6}$ de embarazo, el hueso nasal se encuentra ausente en el 65% de los fetos con trisomía 21 y en el 2% de los fetos con cariotipo normal,[8] se presenta un flujo anormal en el ducto venoso en el 65% de los fetos con trisomía 21 y en el 3% de los fetos normales, regurgitación tricuspídea en el 65% y en el 1%, respectivamente, y el ángulo facial mayor de 85º en el 65% de los fetos con trisomía 21 y en el 5% de los fetos normales. Sin embargo, la evaluación correcta de estos marcadores requiere operadores altamente capacitados.[9]

Si se toma en cuenta, además, que la ecografía es siempre necesaria para establecer con precisión la edad gestacional en cualquier modalidad de cribado de cromosomopatías, que la Translucencia Nucal es hoy el mejor marcador aislado de cromosomopatías y que, a diferencia de los marcadores bioquímicos, la adición de nuevos marcadores ecográficos no implica un incremento sustancial del coste financiero del cribado, es fácil deducir que las investigaciones inmediatamente futuras se centrarán en las posibilidades del cribado exclusivamente ecográfico para el primer trimestre.

Sin embargo, la utilidad de los marcadores ecográficos de cromosomopatías en el primer trimestre está relacionada con la necesidad de un estricto respeto a las normas estandarizadas para su valoración y a una capacitación efectiva. El objetivo del presente capítulo es resumir los aspectos claves de la valoración de, posiblemente, uno de los más importantes y novedosos marcadores ecográficos de cromosomopatías en el primer trimestre: el hueso nasal.

HUESO NASAL

En el último tercio del siglo XX se ha presenciado la progresiva incorporación de la mujer al mundo laboral, por consiguiente, la necesidad de una carrera profesional, la constitución más tardía de los núcleos familiares y la limitación del tamaño familiar. El número mayor de años de la mujer cuando inicia su actividad reproductiva viene

na presença/ausência do osso nasal no primeiro trimestre, poderia obter taxas de detecção da síndrome de Down de 87,8 e 92,7%,[6] para índices de falso-positivos de 1 e 5%,[7] respectivamente; com isso a eficácia do *screening* exclusivamente ecográfico seria maior que a do *screening* mediante o triplo teste do segundo trimestre e, inclusive, que o *screening* combinado do primeiro trimestre (translucência nucal + PAPP-A + β-HCG livre).

Apesar de essas cifras representarem apenas predições, visto que não foram confirmadas em estudos populacionais e se baseiam em estimativas da incidência da presença/ausência de osso nasal nos fetos afetados e não-afetados que ainda não são definitivas, elas nos permitem vislumbrar o crescente papel da ecografia no *screening* de anomalias cromossômicas do primeiro trimestre.

Estudos recentes do exame ecográfico demonstraram que, entre as semanas 11 e 13^{+6} de gravidez, o osso nasal está ausente em 65% dos fetos com trissomia 21 e em 2% daqueles com cariótipo normal,[8] apresentando um fluxo anormal no ducto venoso em 65% dos fetos com trissomia 21 e em 3% dos normais, regurgitação tricúspide em 65% e 1%, respectivamente, e o ângulo facial maior que 85° em 65% dos fetos com trissomia 21 e em 5% dos fetos normais. Entretanto, a avaliação correta desses marcadores requer operadores altamente capacitados.[9]

Considerando-se, ademais, que a ecografia é sempre necessária para estabelecer com precisão a idade gestacional em qualquer modalidade de *screening* de anomalias cromossômicas, que a translucência nucal é, atualmente, o melhor marcador isolado de anomalias cromossômicas e que a diferença dos marcadores bioquímicos e que a adição de novos marcadores ecográficos não implicam em aumento substancial do custo financeiro do *screening*, torna-se fácil deduzir que as investigações imediatamente futuras se centrarão nas possibilidades do *screening* exclusivamente ecográfico para o primeiro trimestre.

No entanto, a utilidade dos marcadores ecográficos de anomalias cromossômicas no primeiro trimestre está relacionada com a necessidade de um estrito respeito às normas padronizadas para sua valorização e a uma capacitação efetiva. O objetivo do presente trabalho é resumir os aspectos-chave da valorização de, possivelmente, um dos mais importantes e inovadores marcadores ecográficos de anomalias cromossômicas no primeiro trimestre: o osso nasal.

OSSO NASAL

No último terço do século XX presenciaram-se a progressiva incorporação da mulher no mundo trabalhista e, por conseguinte, a necessidade de uma carreira profissional, a constituição mais tardia de núcleos familiares e a limitação do tamanho familiar. A idade mais avançada da mulher ao iniciar sua atividade reprodutiva vem acompa-

acompañado de un aumento de riesgo de trisomías, en especial de las trisomías 13, 18 y 21.[10,11]

La trisomía 21 o síndrome de Down, descrito en 1866 por Langdon Down, es un problema social, emocional, económico y sanitario importante, y es la causa única más frecuente en la etiología del retraso psicomotor severo.

El cribado para síndrome de Down mediante el uso de la medición ecográfica de la translucencia nucal fetal en combinación con la edad materna permite detectar, en el primero e inicio del segundo trimestre de embarazo, entre el 75 y 80% de los casos afectados.

Recientemente se ha propuesto un nuevo marcador ecográfico de la gestación para trisomía: la ausencia del hueso nasal en el primer trimestre y su hipoplasia en el segundo trimestre, lo que ha elevado el porcentaje de detección de esta trissomia a un 92%.[6]

El fenotipo del síndrome de Down (SD) incluye una nariz corta en el 49,5% de los casos.[12] Se ha comprobado, mediante examen post mórtem de fetos abortados, la ausencia de osificación del hueso nasal en un tercio[13] y un cuarto[14] de los casos con SD.

En 1995 se propuso la evaluación ecográfica prenatal de la medida del hueso nasal entre las 14 y 34 semanas de gestación como método de evaluación de las embarazadas con alto riesgo de cromosomopatías.[15] En 2001, Cicero *et al.*[4] comunicaron la ausencia o hipoplasia del hueso nasal en el examen del perfil fetal por ecografía en 43 de 59 (73%) fetos con SD, en un estudio realizado a un grupo de 701 gestantes inmediatamente antes de realizar biopsia corial para determinar el cariotipo entre las 11 y 14 semanas de gestación.

Estos mismos investigadores han ido actualizando posteriormente su experiencia a 1.092,[16] 3.829,[17] 5.918[18] y 20.165[7] gestantes, encontrando la ausencia del hueso nasal en 54 de 79 (68,4%), 161 de 242 (66,9%), 229 de 333 (68,8%) y 87 de 140 (62,1%) fetos afectados de trisomía 21, respectivamente.

Otro estudio realizado con gestantes de alto riesgo que iban a ser sometidas a biopsia corial, ha encontrado que el hueso nasal estaba ausente en 3 de 5 (60%)[19] fetos con SD. Estudios iniciales realizados en gestantes de bajo riesgo han encontrado ausencia de hueso nasal en 19 de 27 (70%),[20] 10 de 15 (66,7%)[21] y 8 de 10 (80%)[22] casos con SD. En estos estudios la tasa de éxito para conseguir una imagen adecuada para valorar el hueso nasal fue del 91.9%[15] y del 100%.[4]

La publicación de los resultados del estudio multicéntrico americano FASTER (First and Second Trimester Evaluation of Risk),[23] que concluye que la evaluación del hueso nasal no es un test útil para el cribado poblacional para trisomía 21, ha sembrado la controversia. En el FASTER, estudio realizado en Estados Unidos con 6.324 gestantes de bajo riesgo entre las que se incluyeron 11 casos de SD, sólo fue posible valorar el hueso nasal en el 76% de los casos, y en ninguno de los 11 casos de SD se evaluó como ausente. Estos resultados han sido refutados por Nicolai-

nhada do aumento no risco de trissomias, em especial das trissomias 13, 18 e 21.[10,11]

A trissomia 21, ou SD, descrita em 1866 por Langdon Down, é um problema social, emocional, econômico e de sanidade importante, sendo a causa única mais freqüente na etiologia do atraso psicomotor grave.

O *screening* para SD por meio de medição ecográfica da translucência nucal fetal, em combinação com a idade materna, permite detectar, no primeiro e no início do segundo trimestre de gravidez, entre 75 e 80% dos casos afetados.

Recentemente foi proposto um novo marcador ecográfico da gestação para a trissomia: a ausência do osso nasal no primeiro trimestre e sua hipoplasia no segundo trimestre, o que elevou a porcentagem de detecção dessa trissomia em 92%.[6]

O fenótipo da SD inclui nariz curto em 49,5% dos casos.[12] Comprovou-se, mediante exame *post-mortem* de fetos abortados, a ausência de ossificação do osso nasal em um terço[13] e um quarto[14] dos casos de SD.

Em 1995 foi proposta a avaliação ecográfica pré-natal da medida do osso nasal entre a 14ª e a 34ª semana de gestação como modo de avaliar as grávidas com alto risco de anomalias cromossômicas.[15] Em 2001, Cicero *et al.*[4] comunicaram a ausência ou hipoplasia do osso nasal no exame do perfil fetal por ecografia em 43 de 59 (73%) fetos com SD, em um estudo realizado com um grupo de 701 gestantes imediatamente antes de realizar biopsia corial para determinar o cariótipo entre a 11ª e a 14ª semana de gravidez.

Esses mesmos autores atualizaram posteriormente sua experiência com 1.092,[16] 3.829,[17] 5.918[18] e 20.165[7] gestantes, encontrando ausência de osso nasal em 54 de 79 (68,4%), 161 de 242 (66,9%), 229 de 333 (68,8%) e 87 de 140 (62,1%) fetos portadores de trissomia 21, respectivamente.

Outro estudo realizado com gestantes de alto risco que iam a ser submetidas à biopsia corial comprovou que o osso nasal estava ausente em 3 de 5 (60%)[19] fetos com SD. Estudos iniciais realizados em gestantes de baixo risco encontraram ausência de osso nasal em 19 de 27 (70%),[20] 10 de 15 (66,7%)[21] e 8 de 10 (80%)[22] casos de SD. Nestes estudos a taxa de sucesso para conseguir uma imagem adequada para avaliar o osso nasal foi de 91,9[15] e 100%.[4]

A publicação dos resultados do estudo multicêntrico americano First and Second Trimester Evaluation of Risk (FASTER),[23] que concluiu que a avaliação do osso nasal não é um teste útil para o *screening* populacional para trissomia 21, causou controvérsias. No FASTER, estudo realizado nos Estados Unidos com 6.324 gestantes de baixo risco, entre as quais estavam incluídos 11 casos de SD, só foi possível avaliar o osso nasal em 76% dos casos, sendo que em nenhum dos 11 casos de SD foi considerado ausente. Esses resultados foram rejeitados por Nicolai-

des,[24] alegando que el método de valoración de las imágenes en el FASTER no fue adecuado.

Así mismo, publicaciones recientes de otros trabajos prospectivos demostraron que la medida del hueso nasal es un gran marcador ecográfico de la trisomía 21. La medida del hueso nasal y la translucencia nucal se pueden combinar con β-HCG libre y PAPP-A en suero materno para la detección del 97% de los fetos con trisomía 21, con una tasa de falsos positivos del 5%.[3,6-11]

Finalmente, el análisis de las variables maternas, ecográficas y bioquímicas, muestra indicios que deben seguir analizándose con muestras más amplias.

En la Tabla 9-2 y en las Figuras 9-1 a 9-9, se puede observar la técnica correcta de medida del hueso nasal.[25,26]

des,[24] que alegou que o método de avaliação das imagens no FASTER não foi adequado.

Mesmo assim, publicações recentes de outros trabalhos prospectivos demonstraram que a medida do osso nasal é um grande marcador ecográfico da trissomia 21. A medida do osso nasal e a translucência nucal podem combinar-se com β-HCG livre e PAPP-A em soro materno para a detecção de 97% dos fetos com trissomia 21, com uma taxa de falso-positivos de 5%.[3,6-11]

Finalmente, o exame das variáveis maternas, ecográficas e bioquímicas mostra indícios de que se devem continuar as análises com amostras mais amplas.

Na Tabela 9-2 e nas Figuras 9-1 a 9-9 pode-se observar a técnica correta de medida do osso nasal.[25,26]

Tabla 9-2. Factores clave en la valoración del Hueso Nasal

Características del ecógrafo	▪ Ecógrafo de alta resolución ▪ Buena capacidad de magnificación de la imagen (Zoom) ▪ Que disponga de opción video-loop
Momento idóneo	▪ CRL entre 45 y 84 mm (entre 11 y 13^{+6} sem) ▪ El hueso nasal no aparece antes de que la CRL alcance los 42 mm ▪ Si el Hueso Nasal está ausente cuando el CRL se sitúa entre 45 y 50 mm, debe realizarse una nueva evaluación una semana más tarde
Técnica de la medición	▪ Magnificación de la imagen que permita la visualización en pantalla tan sólo de la cabeza y del tórax fetal ▪ Visión sagital del embrión. Debe estar en posición horizontal sobre la pantalla, con la columna vertebral hacia abajo ▪ La superficie del transductor debe situarse paralela al eje longitudinal del hueso nasal ▪ Debe observarse el "signo igual", formado por dos rayas paralelas correspondientes a la piel de la nariz y al hueso nasal. La ecogenicidad del hueso nasal es más pronunciada en su extremo distal ▪ La ecogenicidad de la raya correspondiente al hueso nasal debe ser mayor que la correspondiente a la piel de la nariz ▪ La ecogenicidad de la piel de la nariz es mayor en los casos en que no se ha producido osificación del hueso nasal, por lo que estos casos se deberán informar como hueso nasal "ausente" ▪ Debe moverse el transductor a uno y otro lado de la línea media, para asegurar la ausencia de los huesos nasales
Motivos de error	▪ Mano fetal sobre la cara, cuyos dedos pueden simular presencia de hueso nasal ▪ Mano fetal por delante de la cara, cuya sombra acústica puede ocultar la presencia de hueso nasal

Tabela 9-2. Fatores-chave na avaliação do osso nasal

Características do ecógrafo	▪ Ecógrafo de alta resolução. ▪ Boa capacidade de magnificação da imagem (zoom) ▪ Que disponha de opção video-loop
Momento certo	▪ CCN entre 45 e 84 mm (entre 11ª e 13^{+6} semanas) ▪ O osso nasal não aparece antes que a CCN alcance 42 mm ▪ Se o osso nasal estiver ausente quando o CCN medir 45 a 50 mm, deve-se realizar nova avaliação uma semana depois
Técnica de medição	▪ Magnificação da imagem que permita a visualização, na tela, somente da cabeça e do tórax fetais ▪ Visão sagital do embrião. Deve estar em posição horizontal sobre a tela, com a coluna vertebral para baixo ▪ A superfície do transdutor deve situar-se paralelamente ao eixo longitudinal do osso nasal ▪ Deve-se observar o "sinal igual", formado por duas listras paralelas correspondentes à pele do nariz e ao osso nasal. A ecogenicidade do osso nasal é mais pronunciada em seu extremo distal ▪ A ecogenicidade da listra correspondente ao osso nasal deve ser maior que a correspondente à pele do nariz ▪ A ecogenicidade da pele do nariz é maior nos casos em que não se produziu ossificação do osso nasal, pelo que esses casos devem ser considerados osso nasal "ausente" ▪ Deve-se mover o transdutor para um e outro lado da linha média para se assegurar da ausência dos ossos nasais
Motivos de erro	▪ Mão fetal sobre o rosto, cujos dedos podem simular a presença de osso nasal ▪ Mão fetal adiante do rosto, cuja sombra acústica pode ocultar a presença de osso nasal

HUESO NASAL
OSSO NASAL

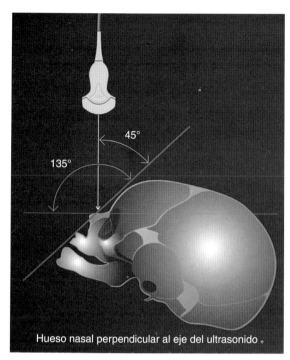

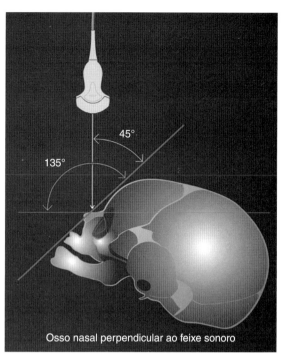

Fig. 9-1. Esquema con la técnica de evaluación del hueso nasal. El eje del haz de ultrasonidos debe estar a 90 grados del hueso y a 45 grados de una línea imaginaria que pasa por la frente fetal.

Fig. 9-1. Esquema com técnica de avaliação do osso nasal. O feixe de ultra-sonografia deve ficar a 90° do osso e a 45° de uma linha imaginária que passa pela fronte fetal.

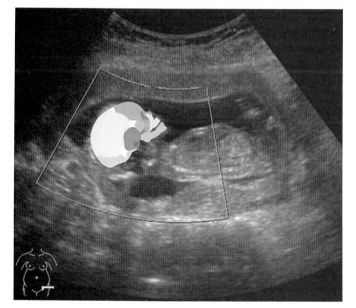

Fig. 9-2. Esquema con técnica de evaluación del hueso nasal. Observe que el hueso debe estar a 90 grados. *(Ver en Colores en el CD.)*

Fig. 9-2. Esquema com técnica de avaliação do osso nasal. Observe que o osso deve estar a 90°. *(Ver em Cores no CD.)*

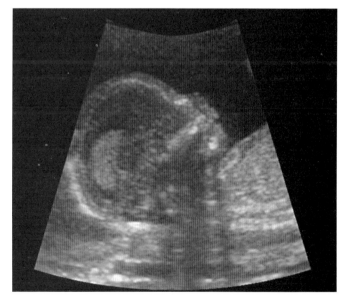

Fig. 9-3. Hueso nasal adecuado.

Fig. 9-3. Osso nasal adequado.

HUESO NASAL
OSSO NASAL

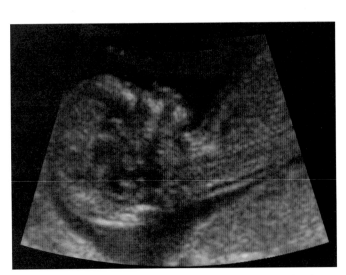

Fig. 9-4. Hueso nasal ausente en feto de 12 semanas evaluado por la via abdominal. TN normal.

Fig. 9-4. Osso nasal ausente em feto de 12 semanas avaliado pela via abdominal. TN normal.

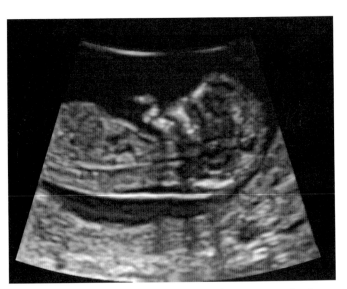

Fig. 9-5. Hueso nasal ausente en feto de 12 semanas evaluado por la via abdominal asociado a TN superior al percentil 95.

Fig. 9-5. Osso nasal ausente em feto de 12 semanas avaliado pela via abdominal associado à TN acima do percentil 95.

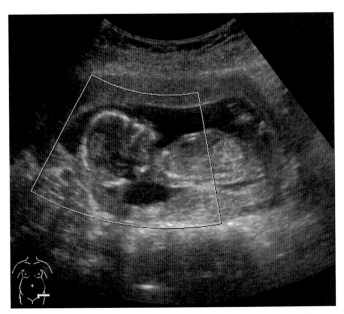

Fig. 9-6. Técnica inadecuada. A pesar de que la ventana del zoom esta adecuadamente colocada para explorar la cabeza y tórax fetal, el hueso nasal no se visualiza.

Fig. 9-6. Técnica inadequada. Apesar de a janela do *zoom* estar adequadamente posicionada, abordando os seguimentos cefálico e torácico, o osso nasal não aparece.

HUESO NASAL
OSSO NASAL

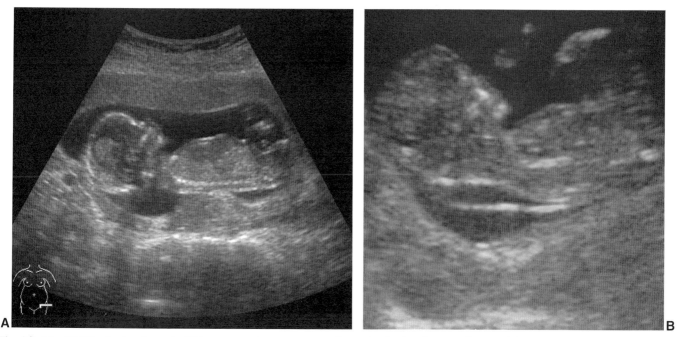

Fig. 9-7. (A e B) Técnica inadecuada. El hueso nasal aparece pero el tamaño fetal en la pantalla no es ideal.

Fig. 9-7. (A e B) Técnica inadequada. O osso nasal aparece, mas o tamanho não é ideal.

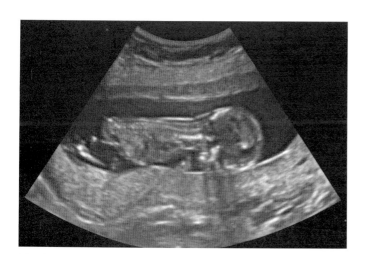

Fig. 9-8. Imposibilidad técnica.

Fig. 9-8. Impossibilidade técnica.

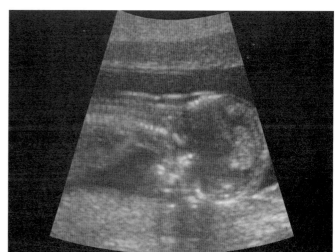

Fig. 9-9. Imposibilidad técnica.

Fig. 9-9. Impossibilidade técnica.

BIBLIOGRAFÍA SELECCIONADA / REFERÊNCIAS BIBLIOGRÁFICAS

1. Szabo J, Gellen J. Nuchal fluid accumulation in trisomy-21 detected by vaginosonography in first trimester. *Lancet* 1990 Nov. 3;336(8723):1133.

2. Matias A, Gomes C, Flack N *et al.* Screening for chromosomal abnormalities at 10-14 weeks: the role of ductus venosus blood flow. *Ultrasound Obstet Gynecol. 1998 Dec.;12(6):380-84.*

3. Witters I, Fryns JR. Fetal nuchal translucency thickness. *Genet Couns* 2007;18(1):1-7.

4. Cicero S, Curcio P, Papageorghiou A *et al.* Absence of nasal bone in fetuses with trisomy 21 at 11-14 weeks of gestation: an observational study. *Lancet* 2001 Nov. 17;358(9294):1665-67.

5. Cuckle HS, Arbuzova S. Multimarker maternal serum screening for chromosomal abnoralities. In: Milunsky A. *Genetic disorders and the fetus.* 5th ed. Baltimore: The Johns Hopkins University Press, 2004.

6. Sepulveda W, Wong AE, Dezerega V. Frist-trimester ultrasonographic screening for trisomy 21 using fetal nuchal translucency and nasal bone. *Obstet Gynecol* 2007;109(5):1040-45.

7. Cicero S, Avgidou K, Rembouskos G *et al.* Nicolaides KH. Nasal bone in first-trimester screening for trisomy 21. *Am J Obstet Gynecol* 2006;195(1):1-3.

8. Weingertner AS, Kohler M, Firtion C *et al.* Interest of foetal nasal bone measurement at first trimester trisomy 21 screening. *Fetal Diagn Ther* 2006;21(5):433-38.

9. Bethune M. Literature review and suggested protocol for managing ultrasound soft markers for down syndrome: thickned nuchal fold, ecogenic bowel, shortned femur, shortened humerus, pyelectasis and absent or hypoplastic nasal bone. *Austalas Radio* 2007;51(3):218-25.

10. Wildschut HIJ, Weiner CP, Peters TJ. *When to screen in obstetrics and gynecology.* Philadelphia: WB Saunder Elsevier, 2006.

11. Rosen T, D'Alton ME, Platt LD *et al.* Nuchal translucency oversight committee, maternal fetal medicine foundation. *Obstet Gynecol* 2007;110(2):399-404.

12. Farkas LG, Katic MJ, Forrest CR, Litsas L. Surface anatomy of the face in down's syndrome: linear and angular measurements in the craniofacial regions. *J Craniofac Surg* 2001 July;12(4):373-79.

13. Tuxen A, Keeling JW, Reintoft I *et al.* A histological and radiological investigation of the nasal bone in fetuses with Down syndrome. *Ultrasound Obstet Gynecol* 2003 July;22(1):22-26.

14. Stempfle N, Huten Y *et al.* Skeletal abnormalities in fetuses with Down's syndrome: a radiographic post-mortem study. *Pediatr Radiol* 1999 Sept.;29(9):682-88.

15. Guis F, Ville Y, Vincent Y *et al.* Ultrasound evaluation of the length of the fetal nasal bones throughout gestation. *Ultrasound Obstet Gynecol* 1995 May;5(5):304-7.

16. Cicero S, Bindra R, Rembouskos G *et al.* Fetal nasal bone length in chromosomally normal and abnormal fetuses at 11-14 weeks of gestation. *J Matern Fetal Neonatal Med* 2002 June;11(6):400-2.

17. Cicero S, Longo D, Rembouskos G *et al.* Absent nasal bone at 11-14 weeks of gestation and chromosomal defects. *Ultrasound Obstet Gynecol* 2003 July;22(1):31-35.

18. Cicero S, Rembouskos G, Vandecruys H *et al.* Likelihood ratio for trisomy 21 in fetuses with absent nasal bone at the 11-14-week scan. *Ultrasound Obstet Gynecol* 2004 Mar.;23(3):218-23.

19. Otaño L, Aiello H, Igarzabal L *et al.* Association between first trimester absence of fetal nasal bone on ultrasound and Down syndrome. *Prenat Diagn* 2002 Oct.;22(10):930-32.

20. Zoppi MA, Ibba RM, Axiana C *et al.* Absence of fetal nasal bone and aneuploidies at first-trimester nuchal translucency screening in unselected pregnancies. *Prenat Diagn* 2003 June;23(6):496-500.

21. Orlandi F, Bilardo CM, Campogrande M *et al.* Measurement of nasal bone length at 11-14 weeks of pregnancy and its potential role in Down syndrome risk assessment. *Ultrasound Obstet Gynecol* 2003 July;22(1):36-39.

22. Viora E, Masturzo B, Errante G, Sciarrone A *et al.* Ultrasound evaluation of fetal nasal bone at 11 to 14 weeks in a consecutive series of 1906 fetuses. *Prenat Diagn* 2003 Oct;23(10):784-787.

23. Malone FD, Ball RH, Nyberg DA *et al.* FASTER Research Consortium. First-trimester nasal bone evaluation for aneuploidy in the general population. *Obstet Gynecol* 2004 Dec.;104(6):1222-28.

24. Nicolaides KH. Nuchal translucency and other first-trimester sonographic markers of chromosomal abnormalities. *Am J Obstet Gynecol* 2004 July;191(1):45-67.

25. Sonek JD, Cicero S. Ultrasound evaluation of the fetal nasal bone: the technique (an update). *Dsnews* 2004;11(2):25-28.

26. Gallo M, Ramos D, Santiago JC. Valoración clínica de los marcadores ecográficos de cromosomopatías en el primer trimestre. Aspectos metodológicos. *Progr Diag Trat Prent* 2005;17(1):25-30.

CAPÍTULO 10

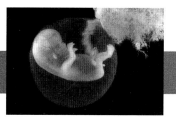

DUCTUS VENOSO

DUCTO VENOSO

A. Matías ◆ N. Montenegro

INTRODUCCIÓN

La utilización del efecto Doppler en la medicina permite, entre otras cosas, el estudio no invasivo de las velocidades del flujo sanguíneo en el feto humano en diferentes territorios vasculares.[1]

Los primeros estudios efectuados en el feto humano reflejaron esencialmente la preocupación con eventos intracardíacos y con la circulación arterial. Sin embargo, el significado clínico poco consistente de los parámetros entonces estudiados en la caracterización del compromiso fetal nombrado en situaciones de insuficiencia cardíaca, determinaron la búsqueda de otros territorios donde fuese posible documentar, de forma más fidedigna y clínicamente más relevante, señales anticipadas del compromiso hemodinámico fetal.

La evaluación del retorno venoso refleja esta preocupación, estudiándose inicialmente su fisiología normal,[2,3] para luego poder comprender mejor las alteraciones patológicas.[4-6] Si la caracterización de la insuficiencia cardíaca fetal en el tercer trimestre del embarazo tiene implicaciones clínicas indiscutibles en la anticipación de lesiones irreversibles del feto, el reconocimiento en etapas cada vez más precoces de la gestación, entiéndase en el primer trimestre, podrá permitir programar anticipadamente una mejor terapia.

La circulación fetal es regulada por tres estructuras redistribuidoras de sangre; el agujero oval y el canal arterial hacen un corto circuito en la circulación pulmonar inoperante para asegurar una distribución rápida y eficaz de sangre bien oxigenada al cerebro y al corazón fetal,[7,8] por su parte, el ductus venoso actúa como una vía alternativa a la microcirculación hepática de sangre umbilical bien oxigenada (Fig. 10-1).

INTRODUÇÃO

A utilização do efeito Doppler na medicina permite, entre outras coisas, o estudo não-invasivo das velocidades do fluxo sanguíneo no feto humano em diferentes territórios vasculares.[1]

Os primeiros estudos feitos em feto humano refletiram essencialmente a preocupação com eventos intracardíacos e com a circulação arterial. Entretanto, o significado clínico pouco consistente dos parâmetros então estudados na caracterização do comprometimento fetal em situações de insuficiência cardíaca determinou a procura por outros territórios onde fosse possível documentar, da forma mais fidedigna e clinicamente mais relevante, sinais antecipados de comprometimento hemodinâmico fetal.

A avaliação do retorno venoso reflete essa preocupação, analisando-se inicialmente sua fisiologia normal,[2,3] para logo poder compreender melhor as alterações patológicas.[4-6] Se a caracterização da insuficiência cardíaca fetal no terceiro trimestre de gravidez tem implicações clínicas indiscutíveis, na antecipação de lesões irreversíveis do feto, o reconhecimento em etapas cada vez mais precoces da gestação, ou seja, no primeiro trimestre, permitirá programar antecipadamente a melhor terapia a ser adotada.

A circulação fetal é regulada por três estruturas redistribuidoras de sangue; o forame oval e o canal arterial constituem um pequeno circuito na circulação pulmonar inoperante para assegurar uma distribuição rápida e eficaz de sangue bem oxigenado ao cérebro e ao coração fetal.[7,8] Por sua vez, o ducto venoso atua como uma via alternativa à microcirculação hepática de sangue umbilical bem oxigenado (Fig. 10-1).

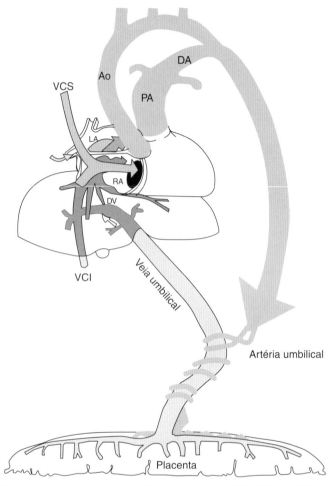

Fig. 10-1. Representación diagramática del retorno venoso en el feto (cortesía del Prof. Torvid Kiserud).

Fig. 10-1. Representação do retorno venoso no feto (cortesia do Prof. Torvid Kiserud).

El ductus venoso, por sus características singulares, anatómica y funcionalmente más parecido con una arteria, podría formar la estructura que, de una forma más satisfactoria, refleje las alteraciones fisiopatológicas inducidas por la variación de la pre carga, contractilidad o pos carga. Estaría así identificado el vaso visagra a ser estudiado para evaluar el grado de compromiso hemodinámico en los fetos con disfunción cardíaca.

Ductus venoso: ¿una vena fisiológicamente arterializada?

El punto de vista anatómico

A las 8 semanas el ductus venoso está completamente formado y durante el tiempo de la gestación, a pesar de continuar creciendo a lo largo, mantiene su forma de embudo. Su diámetro es ligeramente inferior al de la vena cava inferior, midiendo aproximadamente la mitad, junto a la de su origen en el seno umbilical. Es en este punto donde el ductus venoso presenta su menor diámetro y la región ductal que ha sido el centro de la mayoría de investigaciones, debido a la presunta existencia, aún no confirmada, de un esfín-

O duto venoso, por suas características singulares, anatômica e funcionalmente mais parecido com uma artéria, poderia formar a estrutura que, de uma forma mais satisfatória, refletisse as alterações fisiopatológicas induzidas por variação da pré-carga, contratilidade ou pós-carga. Estaria assim identificado o vaso a ser estudado para avaliar o grau de comprometimento hemodinâmico nos fetos com disfunção cardíaca.

Ducto venoso: uma veia fisiologicamente arterializada?

Ponto de vista anatômico

Na oitava semana o duto venoso está completamente formado, e durante o tempo da gestação, apesar de continuar crescendo, mantém sua forma de funil. Seu diâmetro é ligeiramente inferior ao da veia cava inferior, medindo aproximadamente a metade, junto à de sua origem no seio umbilical. É nesse ponto em que o ducto venoso apresenta seu menor diâmetro e a região ductal que se centrou a maioria das pesquisas, pela suposta existência,

ter muscular.[9,10] A nivel histológico se verifica un espaciamiento al nivel de la unión umbílico portal, conformada por fibras musculares lisas en disposición oblicua, circular y longitudinal, mezcladas con tejido elástico. La pobreza en fibras musculares en esta región es poco sugestiva por tratarse realmente de una estructura con función esfinteriana;[10,11] su función parece manifestarse sólo en el período pos natal, etapa en la cual es indispensable el cierre del ductus venoso.[12]

En esta región estrecha del ductus venoso se identificaron elementos musculares y nerviosos.[9,13-15] También se demostró, con base en evidencia histoquímica, la existencia de actividad adrenérgica α y β y colinérgica en la unión del seno umbilical y del ductus venoso en el feto humano.[16] Así mismo, se sugirió acción similar de la prostaciclina y del tromboxano al nivel de los elementos contráctiles del ductus por un mecanismo dependiente del citocromo P450 de forma que mantiene la potencia del ductus venoso, tal como ocurre con el canal arterial.[17]

El ductus venoso atraviesa el hígado fetal a media distancia, entre los lóbulos derecho e izquierdo. Tiene su origen en la porción ventral del seno umbilical y sigue su curso en el sentido colo craneal, de la región ventral a la región dorsal, ligeramente inclinado hacia la derecha. Macroscópicamente se comporta como la continuación de la porción intraabdominal de la vena umbilical, tratándose de una estructura sin ramificaciones. Su porción terminal tiene una desembocadura variable, siendo más frecuente en la porción terminal de la vena cava inferior (infundíbulo).

La disposición anatómica de la membrana del agujero oval (*septum primum móvil*) y de la *crista dividens* (*septum secundum* rígido) determina la existencia de dos trayectos vasculares funcionales (Fig. 10-2).[18,19] El agujero oval tiene una estructura elíptica y está situado en la porción postero inferior del septo interauricular fetal. A medida que la vena cava inferior se aproxima al corazón hace un ángulo para dirigir la "columna derecha" de sangre preferentemente para la aurícula derecha (*vía dextra*). La sangre umbilical oxigenada que entra a través del ductus es acelerada por el estrechamiento "esfinteriano" ductal en dirección al compartimento izquierdo de la vena cava inferior. Así, la sangre muy oxigenada dilata la válvula del agujero oval y es directamente lanzada a la aurícula izquierda (*vía sinistri)*. Esta visión revolucionaria de la disposición espacial de drenaje del retorno venoso constituiría así una explicación más lógica y plausible para la mayor saturación de oxígeno y mayor concentración de glucosa encontrada en la aorta ascendente.[20,21]

Hay varios ejemplos de agenesia del ductus venoso, algunos de ellos complicados por hipertensión portal neonatal y ascitis.[22-25] De hecho, la ausencia del ductus

ainda não confirmada, de um esfíncter muscular.[9,10] Em nível histológico verifica-se um espaçamento na altura da união portoumbilical, moldado por fibras musculares lisas em disposição oblíqua, circular e longitudinal, mescladas com tecido elástico. A escassez de fibras musculares nessa região é pouco sugestiva por tratar-se realmente de uma estrutura com função esfincteriana;[10,11] sua função parece manifestar-se apenas no período pós-natal, etapa na qual é indispensável o fechamento do ducto venoso.[12]

Nesta região estreita do ducto venoso foram identificados elementos musculares e nervosos.[9,13-15] Também ficou demonstrada, com base em evidência histoquímica, a existência de atividades adrenérgicas α e β e colinérgica na união do seio umbilical com o ducto venoso no feto humano.[16] Também foi sugerida ação similar da prostaciclina e do tromboxano quanto aos elementos contráteis do ducto por um mecanismo dependente do citocromo P450, de forma que se mantenha a visibilidade do ducto venoso, tal como ocorre com o canal arterial.[17]

O ducto venoso atravessa o fígado fetal a meia distância, entre os lobos direito e esquerdo. Sua origem dá-se na porção ventral do seio umbilical e segue seu curso em sentido ascendente, da região ventral à região dorsal, ligeiramente inclinado para a direita. Macroscopicamente comporta-se como uma continuação da porção intra-abdominal da veia umbilical, tratando-se de uma estrutura sem ramificações. Sua porção terminal possui desembocadura variável, sendo mais freqüente na porção terminal da veia cava inferior (infundíbulo).

A disposição anatômica da membrana do forame oval (*septum primum* móvel) e da crista divisória (*septum secundum* rígido) determina a existência de dois trajetos vasculares funcionais[18,19] (Fig. 10-2). O forame oval possui estrutura elíptica e está situado na porção póstero-inferior do septo interauricular fetal. À medida que a veia cava inferior se aproxima do coração, faz-se um ângulo para dirigir a "coluna direita" de sangue preferencialmente para a aurícula direita (*via dextra*). O sangue umbilical oxigenado que entra pelo ducto é acelerado pelo estreitamento "esfincteriano" ductal em direção ao comportamento esquerdo da veia cava inferior. Assim, o sangue muito oxigenado dilata a válvula do forame oval, sendo diretamente lançado na aurícula esquerda (*via sinistra*). Esta visão revolucionária da disposição espacial de drenagem do retorno venoso constituiria, assim, uma explicação mais lógica e plausível para a maior saturação de oxigênio e a elevada concentração de glicose encontrada na aorta ascendente.[20,21]

Há vários exemplos de agenesia do ducto venoso, alguns complicados por hipertensão porta neonatal e ascite.[22-25] Com efeito, a ausência de ducto venoso em

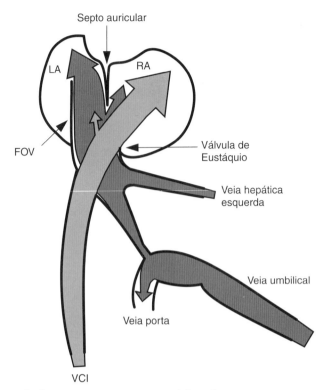

Fig. 10-2. Arquitectura de los tres principales vasos que aseguran en el feto el retorno venoso para el corazón. Funcionalmente el 30% de sangre umbilical (AE) es acelerado para la aurícula izquierda a través del agujero oval *(via sinistra)*, mientras que el resto de sangre menos oxigenada entra en el ventrículo derecho a través de la válvula tricúspide, proveniente de la vena cava inferior (VCI) *(via dextra)*. Esta distribución es realizada por la crista dividens y la válvula de Eustaquio (cortesía del Prof. Torvid Kiserud).

Fig. 10-2. Arquitetura dos três principais vasos que asseguram, no feto, o retorno venoso para o coração. Funcionalmente, 30% de sangue umbilical são acelerados para a aurícula esquerda através do forame oval *(via sinistra)*, enquanto o restante de sangue menos oxigenado entra no ventrículo direito através da válvula tricúspide, proveniente da veia cava inferior (VCI) *(via destra)*. Essa distribuição é feita pela crista divisória e pela válvula de Eustáquio (cortesia do Prof. Torvid Kiserud).

venoso en algunas especies deja en duda la inferencia de que el ductus venoso sea filogenéticamente indispensable. Por ejemplo, el feto maduro del cerdo no posee un ductus venoso bien definido, pero dispone de varios canales de baja resistencia, con más de 100 μm de diámetro, que hacen la conexión directa entre la vena umbilical y la vena cava inferior, comportándose funcionalmente como un ductus.[26]

De forma sorprendente, la oclusión prolongada del ductus venoso en el feto maduro del cordero apenas evidenció un aumento de la perfusión sanguínea en la porción izquierda del hígado, sin que esté acompañado de alteraciones de la hemodinámica cardíaca o de la saturación de oxígeno en la arteria carótida y la aorta descendente.[18,27] De todas maneras, la importancia funcional del ductus en fases más precoces del embarazo y en condiciones de hipoxemia no está todavía debidamente aclarada.

La recomposición de la circulación fetal se efectúa inmediatamente después del parto. Con los primeros movimientos respiratorios, los pulmones se llenan de aire, se reduce la resistencia pulmonar vascular, aumenta

algumas espécies torna duvidosa a conclusão de que ele seja filogeneticamente indispensável. Por exemplo, o feto maduro do porco não possui um ducto venoso bem definido, mas dispõe de vários canais de baixa resistência, com mais de 100 μm de diâmetro, que fazem a conexão direta entre a veia umbilical e a cava inferior, comportando-se funcionalmente como um ducto.[26]

De forma surpreendente, a oclusão prolongada do ducto venoso em um feto maduro de cordeiro apenas evidenciou um aumento da perfusão sanguínea na porção esquerda do fígado, sem que estivesse acompanhado de alterações da hemodinâmica cardíaca ou da saturação de oxigênio na artéria carótida e na aorta descendente.[18,27] De qualquer modo, a importância funcional do ducto em fases mais precoces da gravidez e em condições de hipoxemia ainda não se encontra devidamente esclarecida.

A recomposição da circulação fetal dá-se imediatamente depois do parto. Com os primeiros movimentos respiratórios, os pulmões se enchem de ar, a resistência pulmonar vascular é reduzida, aumenta a circulação pulmo-

la circulación pulmonar y el canal arterial se cierra. Después del nacimiento, el flujo venoso umbilical disminuye drásticamente y, consecuentemente, el flujo del ductus venoso y las venas hepáticas medial e izquierda también son reducidas. El ductus venoso acaba siendo obliterado al final de los tres primeros meses de vida. La disminución del flujo a través del agujero oval provoca la oposición de la válvula del septo interauricular y su cierre.

El punto de vista funcional

Mientras el papel funcional del agujero oval y del canal arterial está razonablemente bien definido, la función del ductus venoso permanece poco clara. Años de experiencias en primates,[28] carneros[20] y fetos humanos no viables[22,27] formaron el concepto de ductus venoso como un vaso muy pequeño con una posición prominente en la circulación fetal. Éste funcionaría como una estructura reguladora de flujo umbilical venoso para el corazón, que provoca un cortocircuito en el hígado y transporta la sangre muy oxigenada directamente a la aurícula izquierda a través del agujero oval, de modo que asegura el flujo de sangre preferencial para el cerebro y el corazón fetal.[19,21,29,30]

Como se trata de un vaso muy estrecho ("estenosis fisiológica"), tiende a generar un chorro de sangre que es acelerada por el gradiente de presiones existentes entre la vena umbilical y la aurícula (cerca de 5 mmHg; pudiendo, alcanzar 22 mmHg durante la inspiración fetal).[31] Así, la sangre que en la vena umbilical tiene una velocidad media de 10-15 cm/s antes de entrar al ductus venoso, sale de éste a una velocidad media de 40-80 cm/s en el tercer trimestre del embarazo.[32] De este modo, se entiende que la sangre es acelerada en dirección al corazón y alcance, en este vaso, las velocidades más elevadas del compartimento venoso (cerca de 2,7 y 3,2 veces la velocidad de la vena cava inferior y de la vena umbilical, respectivamente).[3,5,33]

Recientemente, Pennati *et al.* (1997) realizaron estudios hemodinámicos del ductus venoso en el feto humano, combinando técnicas Doppler y computarizadas. Estos estudios demostraron una reducción de la velocidad a lo largo del ductus venoso, desde el istmo hasta el tracto de salida.[34]

Van Splunder (1994), aplicando el método basado en la ley de Bernoulli y propuesto por Kiserud *et al.* (1994), confirmó la existencia de un gradiente de presiones a lo largo del ductus venoso, cerca de 0,1-1,9 mmHg durante la sístole ventricular y 0-0,5 mmHg durante la contracción auricular.[35-37]

Así, el ductus venoso se comporta como una vena sui generis, anatómica (posee una estructura tipo esfinteriana) y fisiológicamente (transporta sangre "arterializado") parecido con una arteria.[8] Dada esta semejanza, resulta

nar, e o canal arterial se fecha. Depois do nascimento, o fluxo venoso umbilical diminui drasticamente e, em conseqüência, o fluxo do ducto venoso e as veias hepáticas média e esquerda também se reduzem. O ducto venoso acaba sendo suprimido ao final dos três primeiros meses de vida. A redução do fluxo pelo forame oval provoca a aposição da válvula do septo interauricular, assim como o seu fechamento.

Ponto de vista funcional

Enquanto o papel funcional do forame oval e do canal arterial está razoavelmente bem definido, a função do ducto venoso permanece pouco clara. Anos de experiências em primatas,[28] carneiros[20] e fetos humanos não viáveis[22,27] construíram o conceito de ducto venoso como um vaso bem pequeno com posição proeminente na circulação fetal. Ele funcionaria como uma estrutura reguladora de fluxo umbilical venoso para o coração, que provoca uma comunicação no fígado e transporta o sangue bem oxigenado diretamente para a aurícula esquerda pelo forame oval, de modo a assegurar o fluxo de sangue para o cérebro e o coração fetal.[19,21,29,30]

Como se trata de um vaso muito estreito ("estenose fisiológica"), tende a produzir um jato de sangue, o qual é acelerado pelo gradiente de pressões existentes entre a veia umbilical e a aurícula (cerca de 5 mmHg; podendo alcançar 22 mmHg durante a inspiração fetal).[31] Assim, o sangue que na veia umbilical tem uma velocidade média de 10-15 cm/s antes de entrar no ducto venoso, sai dele a uma velocidade média de 40-80 cm/s no terceiro trimestre de gravidez.[32] Desse modo, entende-se que o sangue é acelerado na direção do coração e alcance, nesse vaso, as velocidades mais elevadas do compartimento venoso (cerca de 2,7 e 3,2 vezes a velocidade das veias cava inferior e umbilical, respectivamente).[3,5,33]

Recentemente, Pennati *et al.* (1997) realizaram estudos hemodinâmicos do ducto venoso no feto humano, combinando técnicas Doppler e computadorizadas. Esses estudos demonstraram uma redução da velocidade ao longo do ducto venoso, desde o istmo até o trato de saída.[34]

Van Splunder (1994), aplicando o método baseado na lei de Bernoulli e proposto por Kiserud *et al.* (1994), confirmou a existência de um gradiente de pressões ao longo do ducto venoso, cerca de 0,1-1,9 mmHg durante a sístole ventricular e 0-0,5 mmHg durante a contração auricular.[35-37]

Assim, o ducto venoso se comporta como uma veia *sui generis*, anatômica (possui estrutura do tipo esfinteriano) e fisiologicamente (transporta sangue "arterializado") parecida com uma artéria.[8] Por tal semelhança, o padrão

que el estándar pulsátil es siempre del tipo anterógrado y presenta una velocidad muy elevada. La onda del DV tiene tres componentes; el primero (onda S) corresponde al relleno de las aurículas durante la sístole ventricular (Fig. 10-3). Durante esta fase, la presión en las aurículas es disminuida por el relajamiento de las paredes auriculares y por el movimiento descendente del anillo de las válvulas aurículo ventriculares durante la contracción ventricular. El segundo pico de onda de flujo (onda D) ocurre con el inicio de la diástole y corresponde a la fase precoz de relleno de los ventrículos. Finalmente, al término de la diástole, se verifica una reducción de velocidad de flujo (onda A) que coincide con la contracción auricular. Este último componente de la onda de flujo del ductus venoso parece ser el más sensible a las alteraciones hemodinámicas, traduciendo de forma indirecta una parte importante de la capacidad funcional del corazón.

La *vía sinistri* es considerada el trayecto preferencial de la sangre umbilical de modo que asegura la distribución, con una saturación optimizada de oxígeno, a la circulación coronaria y cerebral.[19,20] Además, esta vía es la más solicitada en condiciones de hipoxia y sobrecarga hemodinámica, es decir, el corazón izquierdo parece recibir más sangre en situaciones de compromiso fetal.

En los casos de disminución del retorno venoso en la vena umbilical, la vasculatura hepática parece ser la responsable por la redistribución sanguínea a costa de un aumento de resistencia vascular, divergiendo la sangre preferentemente al ductus venoso. Así, se verificó que una disminución del 25-50% de la sangre umbilical, como consecuencia de la obstrucción parcial de la aorta descendente, no altera el flujo portal venoso o arterial hepático, ni el flujo del ductus venoso.[10] Sin embargo, una reducción del 50% en el retorno de la sangre umbilical, por compresión

pulsátil é sempre do tipo anterógrado, apresentando velocidade bastante elevada. A onda do ducto venoso possui três componentes. O primeiro (onda S) corresponde ao preenchimento das aurículas durante a sístole ventricular (Fig. 10-3). Durante essa fase, a pressão nas aurículas é diminuída pelo relaxamento das paredes auriculares e pelo movimento descendente do anel das válvulas auriculoventriculares durante a contração ventricular. O segundo pico de onda de fluxo (onda D) ocorre com o início da diástole e corresponde à fase precoce de preenchimento dos ventrículos. Finalmente, quando termina a diástole, verifica-se uma redução da velocidade de fluxo (onda A), a qual coincide com a contração auricular. Este último componente da onda de fluxo do ducto venoso parece ser o mais sensível às alterações hemodinâmicas, explicando de forma indireta importante parte da capacidade funcional do coração.

A *via sinistra* é considerada o trajeto preferencial do sangue umbilical, posto que assegura a distribuição, com saturação otimizada de oxigênio, para a circulação coronariana e cerebral.[19,20] Além disso, essa via é a mais solicitada em condições de hipoxia e sobrecarga hemodinâmica, ou seja, o coração esquerdo parece receber mais sangue em situações de comprometimento fetal.

Nos casos de diminuição do retorno venoso na veia umbilical, a vasculatura hepática parece ser a responsável pela redistribuição sanguínea graças ao aumento de resistência vascular, separando o sangue para o ducto venoso. Assim, observou-se que uma redução de 25-50% de sangue umbilical, como conseqüência da clampagem parcial da aorta descendente, não altera o fluxo portal venoso ou arterial hepático, nem o do ducto venoso.[10] Entretanto, uma redução de 50% no retorno de sangue umbilical, por

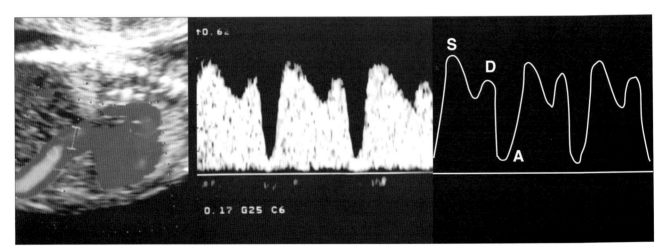

Fig. 10-3. Onda de flujo obtenida por Doppler pulsado en el ductus venoso evidenciando un estándar trifásico: onda S (sístole ventricular), onda D (diástole ventricular) y onda A (contracción ventricular).

Fig. 10-3. Onda de fluxo obtida por Doppler pulsado no ducto venoso evidenciando um padrão trifásico: onda S (sístole ventricular), onda D (diástole ventricular) e onda A (contração ventricular).

parcial del cordón, aumenta la fracción de sangre transportada por el ductus venoso del 44 al 72%.[38]

Además de esta distribución sanguínea en situaciones de patología fetal, el estándar de esta onda A en el ductus venoso estará alterado, con flujo disminuido, ausente o invertido durante la contracción auricular (Fig. 10-4). La primera referencia a esta alteración aparece en un artículo de Kiserud *et al.* (1991), en el cual se describe una situación de taquicardia supraventricular paroxística a las 23 semanas y otro caso de insuficiencia cardíaca congestiva en un síndrome de transfusión feto-fetal a la 29 semanas.[32] Posteriormente, se multiplicaron las referencias a este estándar flujométrico anormal del ductus venoso en fetos con defectos cardíacos congénitos,[39] arritmias,[40] síndrome de transfusión feto-fetal[41] y restricción de crecimiento intrauterino[36,37] en la segunda mitad del embarazo, destacándose el hecho de que las alteraciones del estándar de la onda en el ductus venoso son las que mejor han sido relacionadas con los valores de presión parcial de oxígeno y pH umbilical en la sangre venosa.[42]

compressão parcial do cordão, aumenta em 44 a 72% a fração de sangue transportada pelo duto venoso.[38]

Além dessa distribuição sanguínea em situações de patologia fetal, o padrão desta onda A no ducto venoso estará alterado, com fluxo diminuído, ausente ou invertido durante a contração auricular (Fig. 10-4). A primeira referência a essa alteração aparece em um artigo de Kiserud *et al.* (1991), no qual se descreve uma situação de taquicardia supraventricular paroxística na 23ª semana e um caso de insuficiência cardíaca congestiva em uma síndrome de transfusão feto-fetal na 29ª semana.[32] Posteriormente se multiplicaram as referências a este padrão fluxométrico anormal do ducto venoso em fetos com defeitos cardíacos congênitos,[39] arritmias,[40] síndrome de transfusão feto-fetal[41] e restrição de crescimento intra-uterino[36,37] na segunda metade da gestação. As alterações do padrão da onda no ducto venoso são as que foram mais bem relacionadas com os valores de pressão parcial de oxigênio e pH umbilical no sangue venoso.[42]

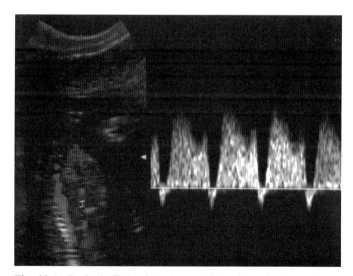

Fig. 10-4. Onda de flujo obtenida por Doppler pulsado en el ductus venoso de un feto a las 13 semanas, evidenciando un estándar anormal, diagnosticado por la presencia de onda A invertida (flujo retrógrado) durante la contracción auricular.

Fig. 10-4. Onda de fluxo obtida por Doppler pulsado no ducto venoso de um feto de 13 semanas, evidenciando padrão anormal diagnosticado pela presença de onda A invertida (fluxo retrógrado) durante a contração auricular.

Propuesta de un modelo experimental humano para el estudio de la insuficiencia cardíaca fetal

El líquido acumulado en el triángulo posterior del cuello (edema subcutáneo), visualizado por ecografía entre las 10 y 14 semanas como una zona hipoecogénica, fue designado como translucencia nucal (TN) por primera vez en 1992, por Nicolaides *et al.* Esta entidad tiene una expresión ecográfica e histológica, auto limitada en el tiempo, teniendo una regresión completa después de las 14 ó 15 semanas.[43]

Cuando la translucencia nucal está aumentada, es decir, es superior al porcentual 95 para la edad de gestación, tiene un importante significado *epidemiológico* como expresión fenotípica frecuente de trisomía 21, la más predominante de las cromosomopatías en el género humano; de trisomía 16 en el ratón (equivalente a la trisomía 21 en el género humano); de trisomía 19 (correspondiente al modelo general de cromosomopatías humanas)[44] y de otras cromosomopatías.[45] El valor clínico de la TN como test de rastreo de cromosomopatías y cardiopatías parece irrefutable cuando es aplicado a la población de bajo y alto riesgo: entre las 11 y 14 semanas el 75% de los fetos con trisomía 21 presentan TN aumentada.

La TN aumentada está también asociada a una presencia elevada de cardiopatías fetales.[46-56] Diversos casos clínicos y series pequeñas se refieren, además, a la asociación de esta entidad con una amplia variedad de malformaciones fetales y síndromes genéticos.[57]

Así, la etiopatogenia de la TN continúa aclarandose:[58,59] la justificación para el acúmulo de líquido en el triángulo posterior del cuello entre las 11 y 14 semanas debe tener en cuenta un factor *mecánico* y un factor *hemodinámico*, estructuralmente indispensables para el establecimiento de una translucencia nucal aumentada.

El factor *mecánico* es inicialmente fisiológico. La laxitud de la piel de la parte posterior del cuello y una posición fetal característica, frecuentemente decúbito dorsal, ofrecen las condiciones para el acúmulo de líquido preferentemente en el triángulo posterior del cuello. Otra causa posible es la obstrucción mecánica del drenaje venoso por compresión intra o extra toráxica en que el tórax reducido (como en la osteogénesis imperfecta y otras displasias esqueléticas) o una lesión que ocupa espacio en el tórax y oprime el mediastino (como la hernia diafragmática), los que provocarían la congestión de los vasos del cuello y de la cabeza.

El factor patológico subyacente a la TN aumentada es esencialmente *hemodinámico*, ya que un corazón hipofuncionante al final del primer trimestre está sujeto a un conjunto de circunstancias fisiológicas que agravan aún más la falla cardíaca: la respuesta del corazón a situaciones de sobrecarga está limitada porque el mecanismo de Frank-Starling no estará operativo y el corazón es todavía

Proposta de um modelo experimental humano para o estudo da insuficiência cardíaca fetal

O líquido acumulado no triângulo posterior do pescoço (edema subcutâneo), visualizado por ecografia entre a 10ª e a 14ª semana como uma zona hipoecogênica, foi designado como translucência nucal (TN) pela primeira vez em 1992, por Nicolaides *et al.* Essa entidade tem uma expressão ecográfica e histológica, autolimitada no tempo, apresentando regressão completa depois da 14ª ou 15ª semana.[43]

Um aumento da TN superior a 95% para a idade gestacional tem importante significado *epidemiológico*, como expressão fenotípica freqüente de trissomia 21, a mais predominante das anomalias cromossômicas no gênero humano; de trissomia 16 no rato (equivalente à trissomia 21 no ser humano); de trissomia 19 (correspondente ao modelo geral de anomalias cromossômicas humanas)[44] e de outras anomalias cromossômicas.[45] O valor clínico da TN como teste de *screening* de anomalias cromossômicas e cardiopatias parece incontestável quando aplicado em população de baixo e alto riscos: entre a 11ª e a 14ª semana, 75% dos fetos com trissomia 21 apresentam TN aumentada.

A TN aumentada também está associada à presença elevada de cardiopatias fetais.[46-56] Diversos casos clínicos e pequenas séries se referem, além disso, à associação entre essa entidade e uma ampla variedade de malformações fetais e síndromes genéticas.[57]

Assim, a etiopatogenia da TN continua esclarecendo:[58,59] a justificativa para o acúmulo de líquido no triângulo posterior do pescoço entre a 11ª e a 14ª semana deve levar em consideração um fator *mecânico* e um fator *hemodinâmico*, estruturalmente indispensáveis ao estabelecimento de uma TN aumentada.

O fator *mecânico* inicialmente é fisiológico. A lassidão da pele da parte posterior do pescoço e uma posição fetal característica, freqüentemente decúbito dorsal, oferecem as condições para o acúmulo de líquido preferencialmente no triângulo posterior do pescoço. Outra causa possível é a obstrução mecânica da drenagem venosa por compressão intra ou extratorácica em que o tórax reduzido (como na osteogênese imperfeita e outras displasias esqueléticas) ou uma lesão que ocupa espaço no tórax e oprime o mediastino (como a hérnia diafragmática) provocariam a congestão dos vasos do pescoço e da cabeça.

O fator patológico subjacente à TN aumentada é essencialmente *hemodinâmico*, visto que um coração hipofuncionante no final do primeiro trimestre está sujeito a várias circunstâncias fisiológicas que agravam ainda mais a falência cardíaca: a resposta do coração a situações de sobrecarga estará limitada porque o mecanismo de Frank-Starling não estará operante, e o coração ainda é imaturo estrutural e funcionalmente; a

inmaduro estructural y funcionalmente; la pos carga es muy elevada ya que todavía no se establecieron las conexiones vasculares definitivas en los cotiledones; los riñones poseen todavía una capacidad diurética limitada; el sistema linfático tiene todavía sus vías de drenaje inacabadas.

Sin embargo, el exceso de fluido no parece ser linfa, tal como se verifica en el higroma quístico en el que los vasos linfáticos están dilatados.[60] Jackson *et al.* (1995) demostraron que, en los casos con TN aumentada, la inexistencia de reacción con el suero anti-VIII sugirió la ausencia de revestimiento por células endoteliales.[61] Si se considera todavía la heterocronía de desarrollo subyacente a las cromosomopatías (Wilson, 1988), como las alteraciones del tejido celular subcutáneo (el cromosoma 21 tiene el gen que codifica el colágeno tipo VI; en la trisomía 21 este gen está sobreactivado, por lo que el tejido conectivo resultante es más elástico), se comprende las consecuencias del atraso en todos los procesos fisiológicos que podrían contribuir para resolver el problema del exceso de fluido.

La insuficiencia cardíaca precoz parece ser la hipótesis etiopatogénica más probable para la TN aumentada. La primera demostración indirecta que se refería a este hecho fue propuesta por Hyett *et al.* (1996). A pesar de no haber hecho una referencia explícita a la existencia de insuficiencia cardíaca, estos autores demostraron la existencia de niveles aumentados del factor natriurético auricular en el tejido cardíaco de fetos trisómicos.[62] Sin embargo, recientemente, la constatación del flujo retrógrado[3,6,55] (Fig. 10-5) alertó sobre la posibilidad de, efectivamente, existir falla cardíaca precoz, por analogía con el mismo tipo de estándar ductal encontrado en el segundo y tercer trimestres de embarazo, en asociación con insuficiencia cardíaca congestiva.[39] Así, adoptamos por primera vez la TN aumentada como un modelo experimental humano para probar la existencia *in vivo* de falla cardíaca, habiéndose consolidado esta hipótesis como la más probable para explicar esta entidad.

Estándar flujométrico anormal en el ductus venoso y rastreo de cromosomopatías

A pesar de que el valor clínico de la TN esté ampliamente demostrado, la fisiopatología de este marcador ecográfico transitorio es todavía objeto de controversias, conforme mencionamos anteriormente. Son varias hipótesis en curso: insuficiencia cardíaca precoz, compresión del mediastino superior asociado a la hernia diafragmática o al tórax oprimido por la displasias esqueléticas, atraso o alteración en el desarrollo del sistema linfático, falla del drenaje linfático por limitación de los movimientos fetales en enfermedades neuromusculares o alteración de la composición del colágeno del tejido conjuntivo.[57]

Sin embargo, la hipótesis que ha ganado mayor credibilidad es la contribución de la insuficiencia cardíaca en el

pós-carga é bastante elevada, já que ainda não se estabeleceram as conexões vasculares definitivas nos cotilédones; os rins ainda possuem capacidade diurética limitada; o sistema linfático ainda tem suas vias de drenagem inacabadas.

Entretanto, o excesso de fluido não parece ser linfa, como se observa no higroma cístico, no qual os vasos linfáticos estão dilatados.[60] Jackson *et al.* (1995) demonstraram que, nos casos com TN aumentada, a inexistência de reação com o soro anti-VIII sugeriu a ausência de revestimento por células endoteliais.[61] Se se considera ainda a heterocronia de desenvolvimento subjacente às anomalias cromossômicas, como as alterações do tecido celular subcutâneo (o cromossomo 21 tem o gene que codifica o colágeno tipo VI; na trissomia 21 esse gene está superativado, motivo pelo qual o tecido conjuntivo resultante é mais elástico), compreendem-se as conseqüências do atraso em todos os processos fisiológicos que poderiam contribuir para resolver o problema do excesso de fluido.

A insuficiência cardíaca precoce parece ser a hipótese etiopatogênica mais provável para a TN aumentada. A primeira demonstração indireta quanto a tal fato foi proposta por Hyett *et al.* (1996). Apesar de não ter feito referência explícita à existência de insuficiência cardíaca, esses autores demonstraram haver níveis aumentados do fator natriurético auricular no tecido cardíaco de fetos trissômicos.[62] Entretanto, a recente constatação do fluxo retrógrado[3,6,55] (Fig. 10-5) alertou sobre a possibilidade de, efetivamente, existir falência cardíaca precoce, por analogia com o mesmo tipo de padrão ductal encontrado no segundo e no terceiro trimestre de gestação, em associação com insuficiência cardíaca congestiva.[39] Assim, adotamos pela primeira vez a TN aumentada como um modelo experimental humano para provar a existência *in vivo* de falência cardíaca, tendo-se consolidado essa hipótese como a mais provável para explicar essa entidade.

Padrão fluxométrico anormal no ducto venoso e screening *de anomalias cromossômicas*

Apesar de o valor clínico da TN estar amplamente demonstrado, a fisiopatologia desse marcador ecográfico transitório ainda é objeto de controvérsias, conforme mencionamos anteriormente. São várias as hipóteses: insuficiência cardíaca precoce, compressão do mediastino superior associada à hérnia diafragmática ou ao tórax oprimido por displasias esqueléticas, atraso ou alteração no desenvolvimento do sistema linfático, falência da drenagem linfática por limitação dos movimentos fetais em doenças neuromusculares ou alteração da composição do colágeno do tecido conjuntivo.[57]

Entretanto, a hipótese que obtive mais credibilidade foi a contribuição da insuficiência cardíaca no acúmulo

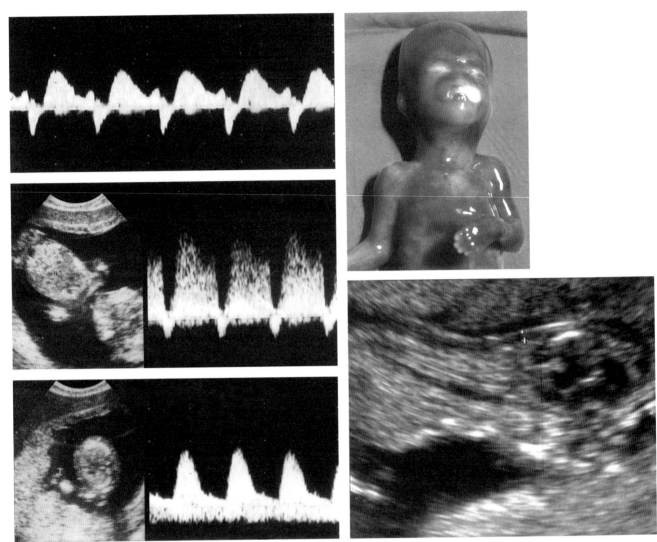

Fig. 10-5. Estándar de las ondas de flujo sanguíneo obtenido por Doppler pulsado en la vena cava inferior, ductus venoso y vena umbilical (por orden descendente) a las 12 semanas de gestación en un caso de trisomía 21 (TN = 10 mm).

Fig. 10-5. Padrão das ondas de fluxo sanguíneo obtido por Doppler pulsado na veia cava inferior, no ducto venoso e na veia umbilical (em ordem descendente) na 12ª semana de gestação em um caso de trissomia 21 (TN = 10 mm).

DUCTO VENOSO

acúmulo de líquido en la parte posterior del cuello, en una etapa del embarazo en que los riñones fetales son todavía insuficientes para contrarrestar la retención de fluidos. La asociación entre la translucencia nucal aumentada y el corazón disfuncionante está implícita en una elevada proporción de fetos con cariotipo normal o anormal que presentan translucencia nucal aumentada y mal formaciones cardíacas y/o de los grandes vasos.[54,63-65] La presencia de insuficiencia cardíaca fue evidenciada por nosotros in vivo en casos clínicos que mostraron la existencia de flujo anormal en el ductus venoso durante la contracción auricular en fetos con translucencia nucal aumentada y cariotipo anormal entre las 11 y 14 semanas (Fig. 10-5).[3,5,55,56] Nuestros hallazgos fueron corroborados por otros autores según la Tabla 10-1.

El ductus venoso, con su estructura tipo esfinteriana, es un importante regulador de la circulación fetal, asegurando un acceso preferencial de sangre muy oxigenada a territorios "nobles", como son los irrigados por las circulaciones coronaria y cerebral. El tipo de flujo en el ductus venoso se caracteriza por velocidades elevadas, siempre en sentido anterógrado, a diferencia de otras venas precordiales (como la vena cava inferior y las venas hepáticas) que presentan menor velocidad, mayor distensibilidad y flujo característicamente retrógrado durante la contracción auricular. Uno de los componentes de la onda de flujo de este vaso (onda A) es particularmente sensible a alteraciones de la función cardíaca. La reproducibilidad del estudio del flujo de este vaso en el primer trimestre fue recientemente evidenciada por Borrell et al. (2007), lo que permite su aplicación segura en la práctica clínica.[66]

de líquido na parte posterior do pescoço em uma etapa da gravidez em que os rins fetais ainda são insuficientes para neutralizar a retenção de fluidos. A associação entre a translucência nucal aumentada e o coração com distúrbio de função está implícita em elevada proporção de fetos com cariótipo normal ou anormal que apresentam translucência nucal aumentada e malformações cardíacas e/ou dos grandes vasos.[54,63-65] A presença de insuficiência cardíaca foi evidenciada por nós in vivo em casos clínicos que mostraram a existência de fluxo anormal no ducto venoso durante a contração auricular em fetos com translucência nucal aumentada e cariótipo anormal entre a 11ª e a 14ª semana (Fig. 10-5).[3,5,55,56] Nossos achados foram corroborados por outros autores, como mostra a Tabela 10-1.

O ducto venoso, com sua estrutura esfincteriana, é um importante regulador da circulação fetal, assegurando um acesso preferencial de sangue bem oxigenado a territórios "nobres", como são os irrigados pelas circulações coronariana e cerebral. O tipo de fluxo no ducto venoso se caracteriza por velocidades elevadas, sempre em sentido anterógrado, diferente de outras veias precordiais (como as veias hepáticas e cava inferior) que apresentam menor velocidade, maior distensibilidade e fluxo caracteristicamente retrógrado durante a contração auricular. Um dos componentes da onda de fluxo desse vaso (onda A) é particularmente sensível a alterações da função cardíaca. A reprodutibilidade do estudo do fluxo desse vaso no primeiro trimestre foi recentemente evidenciada por Borrell et al. (2007), o que seguramente permite sua aplicação na prática clínica.[66]

Tabla 10-1. Publicaciones comparativas entre el valor de la TN, del DV y de la TN combinada con el DV en el rastreo de síndrome de Down

Referencias	n	TN > P95 (%)	DV anormal TD % (FP%)	TN > P95 + DV anormal
Matias, 1997	486	40,7%	90,5 (3,1)	85,7 (2,4)
Antolin, 2001	1371	6,9	65 (4,3)	55,0 (0,74)
Bilardo, 2001	186	60,2	65,2 (20,0)	63,0 (16,4)
Zoppi, 2002	325	46,8	69,7 (13,0)	69,7 (12,3)
Murta, 2002	372	10,5	93,1 (2,0)	79,3 (0,3)
Mavrides, 2002	250	36	58,7 (5,9)	45,7 (2,5)
Borrell, 2003/4	3382	71	75 (5,0)	65 (2,2)
Toyama, 2004	1097	14,6	68,2 (6,4)	68,2 (2,4)
Especificidad:		86,9%	96,9%	97,6%

DV = ductus venoso; TN = translucencia nucal; TD = tasa de detección (%); FP = falsos positivos (%).

Tabela 10-1. Publicações comparativas entre os valores da TN, do DV e da TN combinada com o DV no *screening* de síndrome de Down

Referências	n	TN > p 95 (%)	DV anormal TD (%) (FP%)	TN > p 95 + DV anormal
Matias, 1997	486	40,7	90,5 (3,1)	85,7 (2,4)
Antolin, 2001[93]	1.371	6,9	65 (4,3)	55 (0,74)
Bilardo, 2001[94]	186	60,2	65,2 (20)	63 (16,4)
Zoppi, 2002[69]	325	46,8	69,7 (13)	69,7 (12,3)
Murta, 2002[70]	372	10,5	93,1 (2)	79,3 (0,3)
Mavrides, 2002[95]	250	36	58,7 (5,9)	45,7 (2,5)
Borrell, 2003/4[79]	3.382	71	75 (5)	65 (2,2)
Toyama, 2004[71]	1.097	14,6	68,2 (6,4)	68,2 (2,4)
Especificidade:		86,9%	96,9%	97,6%

DV = ducto venoso; TN = translucência nucal; TD = taxa de detecção (%); FP = falso-positivos (%).

Los resultados de nuestros estudios demuestran la posibilidad de evaluar el flujo en el ductus venoso por medio de Doppler entre las 11 y 14 semanas de gestación, ya sea por vía transabdominal o por vía transvaginal. La evaluación del flujo ductal ha venido para imponerse como un método válido y útil para reducir la tasa de falsos positivos en el rastreo de cromosomopatías, derivada de la combinación de la edad materna y de la translucencia nucal y, de este modo, disminuir el número de procedimientos invasivos de diagnóstico.[55,56,67-72]

Estándar flujométrico anormal en el ductus venoso y rastreo de cardiopatías

Los defectos cardíacos constituyen las malformaciones congénitas más frecuentes, variando su predominancia entre 3 y 8 en cada 1.000 embarazos (Hoffmann, 1995). Así mismo, son responsables por el 20% de la mortalidad perinatal y el 50% de la mortalidad infantil provocada por anomalías congénitas. Un dato importante a ser considerado cuando se pretende evaluar la prevalencia global de cardiopatías congénitas es el hecho de que esta incidencia es más elevada en los fetos que morirán *in utero* que en los recién nacidos vivos. Esta prevalencia varía entre 5 por 1.000 y 395 por 1.000, dependiendo mayormente de la edad gestacional en que se dio la muerte fetal. Recientemente, como resultado del perfeccionamiento de las técnicas de cariotipaje, la proporción de cromosomopatías encontradas en el primer trimestre de embarazo se reveló incluso más elevada (29,2-69,8%),[73] habiendo sido definida en un 94,4% en embriones con longitud inferior a 31 mm.

Las implicancias de estos datos en la interpretación de incidencia de las cardiopatías congénitas son complejas. Las cromosomopatías son responsables del 5% de las cardiopatías congénitas en los nacidos vivos. De este modo, se calcula que si fuese realizada ecocardiografía fetal, como rutina, a las 18 semanas, el número de malformaciones cardiovasculares asociadas con los cuatro tipos más frecuentes de aneuploidías (trisomías 21, 18 y 13 y monosomía X) referidas en el Baltimore-Washington Infant Study se elevaría de 188 a 289.[74] Aún más, si la ecocardiografía fetal fuese realizada en etapas más precoces del embarazo (entre las 14-16 semanas), el número de cardiopatías congénitas encontradas sería todavía mayor. Cuando se compara la distribución de defectos cardíacos en nacidos muertos[75] y en recién nacidos vivos,[76] se encuentra indiscutiblemente una mayor prevalencia de coartación de la aorta y de ciertas lesiones cardíacas, como el síndrome del corazón izquierdo hipoplásico (principalmente atresia mitral y aórtica), la persistencia del canal arterial (puede no ser un hallazgo patológico en nacidos muertos) el ventrículo derecho con doble cámara de salida y los defectos septales aurículo ventriculares.

Os resultados de nossos estudos demonstram a possibilidade de avaliar o fluxo no ducto venoso por Doppler entre a 11ª e a 14ª semana de gestação, seja por via transabdominal ou transvaginal. A avaliação do fluxo ductal impôs-se como método válido e útil para reduzir a taxa de falso-positivos no *screening* de anomalias cromossômicas, derivada da combinação entre idade materna e translucência nucal e, assim, diminuir o número de procedimentos invasivos de diagnóstico.[55,56,67-72]

Padrão fluxométrico anormal no ducto venoso e screening *de cardiopatias*

Os defeitos cardíacos constituem as malformações congênitas mais freqüentes, variando sua prevalência entre 3 e 8 em cada 1.000 gestações (Hoffmann, 1995). Também são responsáveis por 20% da mortalidade perinatal e 50% da infantil provocada por anomalias congênitas. Um dado importante a ser considerado quando se pretende avaliar a prevalência global de cardiopatias congênitas é o de que essa incidência é mais elevada nos fetos que morrem *in utero* do que em recém-nascidos vivos. Essa prevalência varia entre 5 por 1.000 e 395 por 1.000, dependendo principalmente da idade gestacional em que ocorreu a morte fetal. Recentemente, como resultado do aperfeiçoamento das técnicas de cariotipagem, a proporção de anomalias cromossômicas encontradas no primeiro trimestre de gravidez mostrou-se mais elevada (29,2%-69,8%),[73] tendo sido definida em 94,4% em embriões com comprimento inferior a 31 mm.

As implicações desses dados na interpretação da incidência das cardiopatias congênitas são complexas. As anomalias cromossômicas são responsáveis por 5% das cardiopatias congênitas nos nascidos vivos. Desse modo, calcula-se que, caso fosse realizada ecocardiografia fetal, como rotina, na 18ª semana, o número de malformações cardiovasculares associadas aos quatro tipos mais freqüentes de aneuploidias (trissomias 21, 18 e 13 e monossomia X) referidas no Baltimore-Washington Infant Study se elevaria de 188 para 289.[74] Ainda, se a ecocardiografia fetal fosse realizada em etapas mais precoces da gravidez (entre a 14ª e a 16ª semana), o número de cardiopatias congênitas encontradas seria ainda maior. Quando se compara a distribuição de defeitos cardíacos em nascidos mortos[75] e em recém-nascidos vivos,[76] encontra-se indiscutivelmente maior prevalência de coarctação da aorta e de certas lesões cardíacas, como a síndrome do coração esquerdo hipoplásico (principalmente atresias mitral e aórtica), a persistência do canal arterial (pode não ser um achado patológico em nascidos mortos), o ventrículo direito com dupla câmara de saída e os defeitos septais auriculoventriculares.

La existencia del flujo anormal en el ductus venoso fue descrita en los segundo y tercer trimestres del embarazo en algunas situaciones de disfunción cardíaca resultantes de defectos cardíacos estructurales, de cardiomiopatía pos taquicardia y de hipoxia fetal terminal[36,37,39] o en situaciones de pos carga ventricular derecha aumentada.[53] Este estándar de flujo ausente o invertido durante la contracción es fácilmente explicable: cuando las aurículas se contraen contra un ventrículo poco distensible, sujeto a aumentos de pre o pos carga, o cuando se verifica disminución de la contractilidad debido a la inmadurez, la proporción de sangre que es eyectada retrógradamente al compartimento venoso es mayor que cuando el relleno ventricular no está afectado.

En el primer trimestre de embarazo, el flujo ausente o invertido durante la contracción auricular en el ductus venoso fue encontrado más frecuentemente en fetos con varios tipos de defectos cardíacos, que generalmente no están asociados a la insuficiencia cardíaca manifiesta. Esta manifestación hemodinámica no es de extrañar, ya que en el primer trimestre los ventrículos son todavía menos distensibles, tienen menor diámetro y son más inmaduros (el miocardio fetal tiene miocitos menos organizados y un menor número de sarcómeros por unidad de masa). Por esta razón el miocardio desarrolla una menor tensión activa y mayor tensión pasiva, cuando es comparado con el miocardio adulto. Así pues se desarrolla una presión mayor para cualquier volumen. Esta menor distensión está ampliamente demostrada por la mayor predominancia del relleno ventricular dependiente de la contracción auricular (onda A) en relación a la fase del relleno ventricular pasivo habitualmente representada por la onda E, en el flujo transtricuspídeo y transmitral.

Se sabe también que en el primer trimestre la pos carga es particularmente alta debido a la elevada resistencia placentaria y al hecho de que el feto todavía no tiene un sistema renal suficientemente desarrollado como para contrarrestar eficazmente la retención hídrica. Por otro lado, al contrario de los ventrículos maduros, no existe en esta etapa una reserva cardíaca que permita soportar el aumento de la pos carga sin alterar significativamente la función diastólica. Así, cualquier aumento de la poscarga se va a reflejar drásticamente en una prolongación de la relajación y, por lo tanto, contribuir para la disminución del relleno ventricular.[77]

Como consecuencia, en el primer trimestre, un compromiso ligero de la función diastólica es suficiente para que la disfunción cardíaca se haga evidente, como probablemente ocurre en los casos de translucencia nucal aumentada y/o con flujo ductal anormal entre las 10 y 14 semanas de gestación.[3,55,56,78,79] El hecho de que las aurículas estén conectadas por una comunicación no restrictiva (el agujero oval) implica que el flujo en el ductus venoso puede ser influenciado por la distensión ventricular dere-

A existência do fluxo anormal no ducto venoso foi descrita no segundo e no terceiro trimestre de gravidez em algumas situações de disfunção cardíaca resultantes de defeitos cardíacos estruturais, de cardiomiopatia pós-taquicardia e de hipoxia fetal terminal,[36,37,39] ou em situações de pós-carga ventricular direita aumentada.[53] Esse padrão de fluxo ausente ou invertido durante a contração é facilmente explicável: quando as aurículas se contraem contra um ventrículo pouco distensível, sujeito a aumentos de pré ou pós-carga, ou quando se observa diminuição da contratibilidade devida à imaturidade, a proporção de sangue que é ejetada retrogradamente ao compartimento venoso é maior que quando o preenchimento ventricular não está afetado.

No primeiro trimestre de gestação, o fluxo ausente ou invertido durante a contração auricular no ducto venoso foi observado com mais freqüência em fetos com vários tipos de defeitos cardíacos que normalmente não estão associados à insuficiência cardíaca manifesta. Essa manifestação hemodinâmica não causa estranhamento, posto que no primeiro trimestre os ventrículos ainda são menos distensíveis, têm menor diâmetro e são mais imaturos (o miocárdio fetal possui miócitos menos organizados e menor número de sarcômeros por unidade de massa). Por essa razão o miocárdio desenvolve menor tensão ativa e maior tensão passiva, quando em comparação com o miocárdio adulto. Assim, pois, desenvolve-se uma pressão maior para qualquer volume. Esta menor distensão está amplamente demonstrada pela maior predominância de preenchimento ventricular dependente da contração auricular (onda A) em relação à fase de preenchimento ventricular passivo, habitualmente representada pela onda E nos fluxos transtricuspídeo e transmitral.

Sabe-se também que no primeiro trimestre a pós-carga é particularmente alta pela elevada resistência placentária e pelo fato de que o feto ainda não tem um sistema renal suficientemente desenvolvido para fazer frente à retenção hídrica. Por outro lado, ao contrário dos ventrículos maduros, não existe, nesta etapa, uma reserva cardíaca que permita suportar o aumento da pós-carga sem alterar significativamente a função diastólica. Assim, qualquer aumento da pós-carga se refletirá drasticamente em um prolongamento do relaxamento e contribuirá, por conseguinte, para a diminuição do preenchimento ventricular.[77]

Como conseqüência, no primeiro trimestre, um leve comprometimento da função diastólica é suficiente para que a disfunção cardíaca se faça evidente, como provavelmente acontece nos casos de translucência nucal aumentada e/ou com fluxo ductal anormal entre a 10ª e a 14ª semana de gestação.[3,55,56,78,79] O fato de as aurículas estarem conectadas de forma não-restritiva (o forame oval) permite que o fluxo no ducto venoso possa ser influenciado pela distensão ventricular direita e esquerda

cha e izquierda en un corazón con conexiones normales. El hecho de que el relleno ventricular esté condicionado por la presión en la aurícula derecha y relajación ventricular derecho por la interacción con el ventrículo izquierdo y por la influencia de los pulmones y pericardio, siempre que el relleno ventricular esté de un lado deficitario, el otro ventrículo presentará una dilatación compensatoria, pero el balance funcional de los dos ventrículos nunca será normal.

Durante el ciclo, la presión auricular más elevada corresponde a la contracción auricular, y ésta coincide con el nadir de velocidades, o sea la onda A del ductus venoso, en el momento exacto en que el gradiente de presiones entre la vena umbilical y las aurículas está en el mínimo. En situación de comprometimiento del relleno ventricular, la presión auricular durante la contracción aumentará y se observará un exagero del fluido retrógrado para las venas cavas y una disminución de la velocidad durante la contracción auricular, con aparición de flujo invertido en el ductus venoso.

Los datos de nuestros estudios sugieren que la aparición del flujo del ductus anormal (flujo ausente o invertido durante la contracción auricular) en fetos con cariotipo normal y translucencia nucal aumentada, tiende a identificar el grupo con mayor riesgo de presentar cardiopatía. Este flujo anormal del ductus venoso fue observado independientemente de la malformación cardíaca y puede afectar el corazón derecho o izquierdo.[80] En una publicación más reciente, Maiz *et al.* demostraron de forma concordante que, en fetos con TN aumentada y cariotipo normal, el hallazgo de un flujo anormal en el DV aumentaba en tres veces el riesgo de un feto estar afectado por una cardiopatía congénita, mientras que un flujo normal en el DV disminuía a la mitad ese riesgo.[81] Cuando la contracción auricular se da contra un ventrículo con elevada presión telediastólica, se establece un flujo reverso en el sistema venoso.

Nuestros resultados parecen ser más una contribución válida para el rastreo de cardiopatías, ya que la mayoría de los fetos con defecto cardíaco, independientemente del valor de la translucencia nucal, presentan flujo ductal anormal (Fig. 10-6). Además, este hecho tiene mayor importancia en la tetralogía de Fallot, en que muchos de estos casos están asociados con TN debajo del porcentual 95 pero que pueden presentar flujo ductal anormal entre las 10 y 14 semanas. Siendo así, la evaluación complementaria estándar de flujo en el ductus venoso, especialmente en los fetos con translucencia nucal aumentada, podrá justificar un examen de rastreo de cardiopatías de segundo nivel, comprensiblemente menos sensible pero más específico, que permita preseleccionar más eficazmente a las embarazadas a ser beneficiadas con ecocardiografía detallada en el inicio del segundo trimestre. Esta medida podrá contribuir para mejorar la programación terapéutica, mejorar la salud neonatal y minimizar el trauma emocional de los padres al

em um coração com conexões normais. Pelo fato de o preenchimento ventricular estar condicionado pela pressão na aurícula direita e pelo relaxamento ventricular direito por meio da interação com o ventrículo esquerdo e pela influência dos pulmões e do pericárdio, sempre que o preenchimento ventricular estiver de um lado deficitário, o outro ventrículo apresentará uma dilatação compensatória, mas o equilíbrio funcional dos dois ventrículos nunca será normal.

Durante o ciclo cardíaco, a pressão auricular mais elevada corresponde à contração auricular, e essa coincide com o nadir de velocidades, ou seja, a onda A do ducto venoso, no exato momento em que o gradiente de pressões entre a veia umbilical e as aurículas está no mínimo. Em situação de comprometimento do preenchimento ventricular, a pressão auricular durante a contração aumentará e se observará um fluido exagerado e retrógrado para as veias cavas e uma diminuição da velocidade durante a contração auricular, com aparecimento de fluxo invertido no ducto venoso.

Os dados de nossos estudos sugerem que o aparecimento de fluxo anormal do ducto (fluxo ausente ou invertido durante a contração auricular) em fetos com cariótipo normal e translucência nucal aumentada tende a identificar o grupo com maior risco de apresentar cardiopatia. Este fluxo anormal do ducto venoso foi observado independentemente da malformação cardíaca e pode afetar o coração direito ou esquerdo.[80] Em uma publicação mais recente, Maiz *et al.* demonstraram, de forma idêntica, que, em fetos com TN aumentada e cariótipo normal, o achado de um fluxo anormal no DV aumentava três vezes o risco de um feto estar afetado por uma cardiopatia congênita, enquanto um fluxo normal no DV reduzia à metade esse risco.[81] Quando a contração auricular se dá contra um ventrículo com elevada pressão telediastólica, um fluxo reverso no sistema venoso é estabelecido.

Nossos resultados parecem ser mais uma contribuição válida para o *screening* de cardiopatias, já que a maioria dos fetos com defeito cardíaco, independentemente do valor da translucência nucal, apresenta fluxo ductal anormal (Fig. 10-6). Além disso, esse fato tem maior importância na tetralogia de Fallot, na qual muitos desses casos estão 95% das vezes associados à TN, mas podendo apresentar fluxo ductal normal entre à 10ª e a 14ª semana. Assim, a avaliação complementar do padrão de fluxo no ducto venoso, especialmente nos fetos com translucência nucal aumentada, poderá justificar um exame de rastreamento de cardiopatias de segundo nível, compreensivelmente menos sensível, porém mais específico, que permita pré-selecionar com mais eficácia as gestantes que serão beneficiadas com ecocardiografia detalhada no início do segundo trimestre. Essa medida poderá contribuir para melhorar a programação terapêutica e a saúde neonatal e

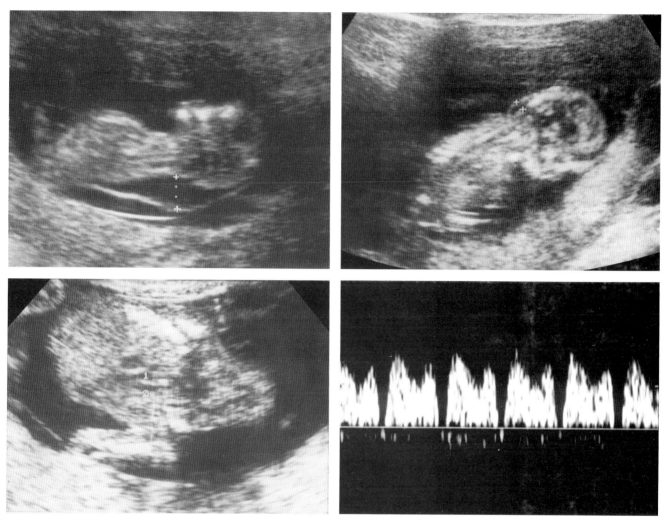

Fig. 10-6. Feto de 13 semanas con translucencia nucal aumentada (TN = 4,1 mm). Imagen sugestiva de malformación cardíaca compleja que no fue posible individualizar. El estándar de flujo contenido en el ductus por flujometría Doppler presentaba flujo invertido durante la contracción auricular. El cariotipo fue 46, XX.

Fig. 10-6. Feto de 13 semanas com translucência nucal aumentada (TN = 4,1 mm). Imagem sugestiva de malformação cardíaca complexa que não foi possível individualizar. O padrão de fluxo contido no ducto por fluxometria Doppler apresentava fluxo invertido durante a contração auricular. O cariótipo foi 46, XX.

posibilitar el ofrecimiento de orientaciones más precoces.[79-81]

Un flujo anormal del ductus venoso en el primer trimestre de embarazo puede además ser encontrado en otras malformaciones fetales, tal como osteocondrodisplasias (Fig. 10-7), artrogriposis, hernia diafragmática, onfalocele, entre otras, por compresión torácica con compromiso del retorno venoso.

Contribución de la evaluación del ductus venoso en el rastreo del síndrome de transfusión feto-fetal

El síndrome de transfusión feto-fetal (STFF) es una complicación grave de los embarazos gemelares monocoriónicos, afectando cerca del 7%. Es responsable del 17% de la mortalidad perinatal, aproximadamente del 12% de las muertes neonatales y del 8,4% de las muertes infantiles en gemelos. La predominancia significativa de este síndro-

minimizar o trauma emocional dos pais, oferecendo orientações mais precoces.[79-81]

Um fluxo anormal do ducto venoso no primeiro trimestre de gravidez também pode ser encontrado em outras malformações fetais, como osteocondrodisplasias (Fig. 10-7), artrogripose, hérnia diafragmática, onfalocele, entre outras, por compressão torácica com comprometimento do retorno venoso.

Contribuição da avaliação do ducto venoso no screening da síndrome de transfusão feto-fetal

A síndrome de transfusão feto-fetal (STFF) é uma complicação grave das gestações gemelares monocoriônicas, afetando cerca de 7% dos casos. É responsável por 17% da mortalidade perinatal, por aproximadamente 12% das mortes neonatais e por 8,4% das mortes infantis de gêmeos. A predominância significativa dessa síndrome explica a

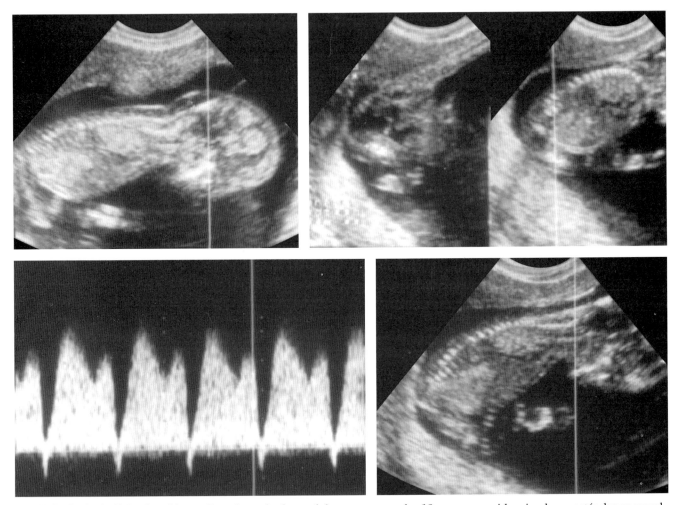

Fig. 10-7. Onda de flujo obtenida por Doppler pulsado en el ductus venoso a las 13 semanas, evidenciando un estándar anormal diagnosticado por la presencia de onda A invertida (flujo retrógrado) durante la contracción auricular en un feto con displasia tanatofórica.

Fig. 10-7. Onda de fluxo obtida por Doppler pulsado no ducto venoso na 13ª semana, evidenciando padrão anormal diagnosticado pela presença de onda A invertida (fluxo retrógrado) durante a contração auricular em um feto com displasia tanatofórica.

me explica la mortalidad 3-5 veces mayor en los embarazos monocoriónicos que en la dicoriónicos, principalmente antes de las 24 semanas, etapa en que la pérdida perinatal en los embarazos monocoriónicos es del 12,2% *versus* 1,8% en los dicoriónicos.[82]

Este tipo de embarazo gemelar se caracteriza por la presencia de conexiones vasculares entre las dos circulaciones fetoplacentarias,[83,84] con mayor o menor número de anastomosis arterio-arteriales bidireccionales que compensarían el flujo unidireccional de las anastomosis arterio-venosas profundas,[85] que por si sólo pueden condicionar un desequilibrio transfusional. Sin embargo, se cree que el desequilibrio hemodinámico, que cada vez más parece estar subyacente al STFF, sólo deberá ocurrir en cerca de un tercio de los casos de monocorionicidad.[86]

El desequilibrio del flujo de sangre subyacente al STFF resulta en la existencia de un donante con insuficiencia cardíaca de alto débito, que exhibe las consecuencias de la hipovolemia, provocada por la pérdida de volumen sanguíneo, y de la hipoxia, por insuficiencia placentaria. Por su parte, el receptor trata de compensar la expansión del volumen de sangre con poliuria.[87]

Mientras que el aumento del volumen continúa agravándose, ya que las proteínas permanecen en circulación y la presión oncótica aumenta, absorviendo agua del compartimiento materno a través de la placenta. Se establece entonces un círculo vicioso de hipervolemia-poliuria-hiperosmolaridad en el receptor y se produce hidramnios e insuficiencia cardíaca congestiva en ese feto.

El concepto de desequilibrio hemodinámico de instalación precoz como explicación causal posible para el STFF fue por primera vez descrito por Sabire *et al.*[82] en un estudio con 132 gestaciones gemelares monocoriónicas al final del primer trimestre, de las cuales 16 desarrollaron STFF antes de las 24 semanas de gestación (incidencia del 12%), demostrando la asociación entre la translucencia nucal (TN) aumentada y la posibilidad de desarrollar STFF (Fig. 10-8).[82] Se verificó que los fetos que desarrollaron STFF presentaron un mayor predominio de TN encima del percentil 95 y una mayor diferencia de la TN interfetal (delta > 0,7 mm) que aquellos que no presentaron señales de transfusión interfetal. Así, la probabilidad de gemelos monocoriónicos con TN aumentada que desarrollan un STFF es de 3,5 veces,[82,88] lo que clínicamente tiene poco poder predictivo. Sin embargo, recientemente Kagan *et al.*[89] propusieron que una discrepancia de TN superior al 20 % en gemelos monocoriónicos implicaría un riesgo de 30% de desarrollar STFF, en cambio, si esa discrepancia fuese inferior al 20%, ese riesgo estaría reducido a 10%.[89]

Así mismo, en el primer trimestre de embarazo fue demostrada una evidencia indirecta de sobrecarga cardíaca en fetos con TN aumentada.[3,49,55,56,62] Nuestro grupo

mortalidade 3 a 5 vezes maior nas gestações monocoriônicas que nas dicoriônicas, principalmente antes das 24 semanas, período em que a perda perinatal nas gestações monocoriônicas é de 12,2% *versus* 1,8% nas dicoriônicas.[82]

Esse tipo de gravidez gemelar se caracteriza pela presença de conexões vasculares entre as duas circulações fetoplacentárias,[83,84] com maior ou menor número de anastomoses arterio-arteriais bidirecionais que compensariam o fluxo unidirecional das anastomoses arteriovenosas profundas,[85] que por si só podem condicionar um desequilíbrio transfuncional. Entretanto, acredita-se que o desequilíbrio hemodinâmico, que cada vez mais parece estar subjacente à STFF, só deverá ocorrer em cerca de um terço dos casos de monocorionicidade.[86]

O desequilíbrio do fluxo de sangue subjacente à STFF resulta na existência de um doador com insuficiência cardíaca de alto débito, que exibe as conseqüências da hipovolemia, provocada pela perda de volume sanguíneo, e da hipoxia, por insuficiência placentária. Por sua vez, o receptor, trata de compensar a expansão do volume de sangue com poliúria.[87]

Enquanto o aumento do volume continua se agravando, uma vez que as proteínas permanecem em circulação e a pressão oncótica aumenta, atraindo água do compartimento materno através da placenta, estabelece-se um círculo vicioso de hipervolemia-poliúria-hiperosmolaridade no receptor, produzindo hidrâmnio e insuficiência cardíaca congestiva nesse feto.

O conceito de desequilíbrio hemodinâmico de instalação precoce como explicação causal plausível para a STFF foi descrito pela primeira vez por Sabire *et al.*[82] em um estudo com 132 gestações gemelares monocoriônicas ao final do primeiro trimestre, das quais 16 desenvolveram a síndrome antes da 24ª semana de gestação (incidência de 12%), demonstrando a associação entre a translucência nucal (TN) aumentada e a possibilidade de desenvolver STFF[82] (Fig. 10-8). Verificou-se que os fetos que desenvolveram STFF apresentaram predomínio de TN acima de 95% e maior diferença da TN interfetal (delta > 0,7 mm) que aqueles que não apresentaram sinais de transfusão interfetal. Assim, a probabilidade de gêmeos monocoriônicos com TN aumentada que desenvolvem STFF é de 3,5 vezes,[82,88] o que clinicamente tem pouco poder preditivo. Entretanto, recentemente Kagan *et al.*[89] propuseram que uma discrepância de TN superior a 20% em gêmeos monocoriônicos implicaria um risco de 30% de desenvolver STFF; no entanto, se essa discrepância fosse inferior a 20%, esse risco estaria reduzido a 10%.[89]

Também, no primeiro trimestre de gravidez foi demonstrada evidência indireta de sobrecarga cardíaca em fetos com TN aumentada.[3,49,55,56,62] Nosso grupo

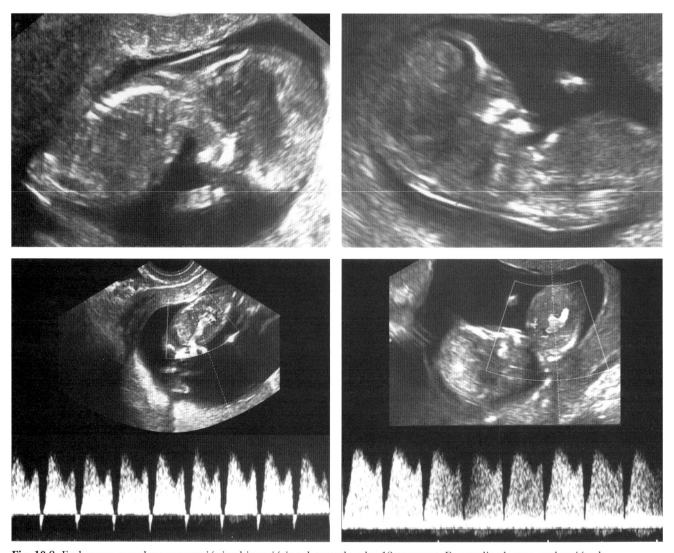

Fig. 10-8. Embarazo gemelar monocoriónico biamniótico detectado a las 12 semanas. Fue realizada una evaluación de translucencia nucal (2,9/1,0 mm respectivamente) y el estándar de flujo en el ductus venoso y vena umbilical por flujometría Doppler en ambos fetos. En el feto que presentaba TN aumentada (imagen de la izquierda) se verificó la existencia de onda A invertida en el ductus venoso (DV). Estos fetos desarrollaron un síndrome de transfusión feto-fetal a las 17 semanas.

Fig. 10-8. Gestação gemelar monocoriônica biamniótica detectada na 12ª semana. Procedeu-se à avaliação da translucência nucal (2,9/1 mm, respectivamente) e do padrão de fluxo no ducto venoso e na veia umbilical por fluxometria Doppler em ambos os fetos. No feto que apresentava TN aumentada (imagem da esquerda) observou-se a existência de onda A invertida no ducto venoso. Esses fetos desenvolveram a síndrome de transfusão feto-fetal na 17ª semana.

po demostró mayor prevalencia de flujo anormal en el ductus venoso durante la contracción auricular entre las 10 y 14 semanas en fetos con cromosomopatías y/o defectos cardíacos, y también en gemelos monocoriónicos que desarrollaron STFF,[67,90] como manifestación de una disfunción cardíaca transitoria.[55,56]

Asociando los conceptos de TN aumentada y de flujo ductal anormal como manifestación de insuficiencia cardíaca de instalación precoz, nuestro trabajo tuvo como objetivo definir la contribución de la evaluación conjunta de la TN y del flujo en el ductus venoso para el rastreo temprano de STFF en embarazos gemelares monocoriónicos entre las 10 y 14 semanas de gestación. Considerando el hecho de que no hay evidencias del

demonstrou maior prevalência de fluxo anormal no ducto venoso durante a contração auricular entre a 10ª e a 14ª semana em fetos com anomalias cromossômicas e/ou defeitos cardíacos, e também em gêmeos monocoriônicos que desenvolveram STFF[67,90] como manifestação de uma disfunção cardíaca transitória.[55,56]

Associando os conceitos de TN aumentada e de fluxo ductal anormal como manifestação de insuficiência cardíaca de instalação precoce, nosso trabalho teve como objetivo definir a contribuição da avaliação conjunta da TN e do fluxo no ducto venoso para o *screening* precoce de STFF em gestações gemelares monocoriônicas entre a 10ª e a 14ª semana. Considerando-se que não

aumento de la prevalencia de cromosomopatías en este tipo de embarazos, a pesar de la mayor prevalencia de TN encima del percentil 95, la combinación de estos dos hallazgos, TN aumentada y flujo ductal anormal, puede constituir un test para el rastreo de STFF como disturbio hemodinámico e incluso diagnosticar una insuficiencia cardíaca fetal precoz. En 4 de los 7 casos con DV anormal, en uno o en ambos fetos, se verificó el aparición de STFF a partir de las 16 semanas.[90] La combinación de estos dos hallazgos podrá permitir una intervención temprana, anticipándose a la instalación de daños irreversibles perinatales.

CONCLUSIÓN

La evaluación Doppler del flujo en el ductus venoso en el primer trimestre ha venido a contribuir con información clínica relevante en las orientaciones a los padres. No sólo se mostró eficaz en el rastreo de anomalías cromosómicas, como la trisomía 21, disminuyendo la tasa de procedimientos invasivos,[55,56,91] sino también en el rastreo de cardiopatías congénitas, redefiniendo el grupo de alto riesgo a ser sometido a ecocardiografía precoz.[78,81] Un flujo anormal en el ductus venoso entre las 11 y 14 semanas está asociado más frecuentemente a un final perinatal más desfavorable.[92] Por su parte, un flujo anormal en el ductus venoso asociado a la translucencia nucal aumentada en uno o en ambos fetos de un embarazo monocoriónico parece una combinación sensible para rastrear precozmente el síndrome de transfusión feto-fetal. En todas estas situaciones, el ductus venoso se muestra un marcador eficaz de insuficiencia/disfunción cardíaca.

há evidências do aumento da prevalência de anomalias cromossômicas neste tipo de gravidez, apesar da maior prevalência de TN acima de 95%, a combinação desses dois achados, TN aumentada e fluxo ductal anormal, pode representar um teste para o *screening* de STFF como distúrbio hemodinâmico e, inclusive, diagnosticar uma insuficiência cardíaca fetal precoce. Em 4 dos 7 casos com DV anormal, em um ou em ambos os fetos, verificou-se o aparecimento de STFF a partir da 16ª semana.[90] A combinação desses dois achados poderá permitir intervenção precoce, antecipando-se à instalação de danos irreversíveis perinatais.

CONCLUSÃO

A avaliação Doppler do fluxo no ducto venoso no primeiro trimestre contribuiu com informação clínica relevante nas orientações aos pais. Não só se mostrou eficaz no *screening* de anomalias cromossômicas, como no da trissomia 21, diminuindo o índice de procedimentos invasivos,[55,56,91] como também no de cardiopatias congênitas, redefinindo o grupo de alto risco a ser submetido à ecocardiografia precoce.[78,81] Um fluxo anormal no duto venoso entre a 11ª e a 14ª semana está mais freqüentemente associado a um final perinatal mais desfavorável.[92] Por sua vez, um fluxo anormal no ducto venoso associado à translucência nucal aumentada em um ou em ambos os fetos de uma gestação monocoriônica parece uma combinação sensível para rastrear precocemente a síndrome de transfusão feto-fetal. Em todas essas situações, o ducto venoso se revela um marcador eficaz de insuficiência/disfunção cardíaca.

BIBLIOGRAFÍA SELECCIONADA / REFERÊNCIAS BIBLIOGRÁFICAS

1. Fitzgerald DE, Drumm JE. Non-invasive measurement of the fetal circulation using ultrasound: a new method. *Br Med J* 1977;2:1450-51.
2. Montenegro N, Bernardes J, Ayres-de-Campos D *et al.* Monitoring of cardiac-extracardiac hemodynamics and automated fetal heart rate preceding intrauterine death. *Eur J Obstet Gynecol Reprod Biol* 1996;64:3-6.
3. Montenegro N, Matias A, Areias JC *et al.* Increased nuchal translucency: possible involvement of early cardiac failure. *Ultrasound Obstet Gynecol* 1997a;10:265-68.
4. Wladimiroff JW, Huisman TWA, Stewart PA *et al.* Normal fetal Doppler inferior vena cava, transtricuspid and umbilical artery flow velocity waveforms between 11 and 16 week's gestation. *Am J Obstet Gynecol* 1992;160, 921-24.
5. Huisman TWA, Stewart PA, Wladimiroff JW *et al.* Flow velocity waveforms in the ductus venosus, umbilical vein and inferior vena cava in normal human fetuses at 12-15 weeks of gestation. *Ultrasound Med Biol* 1993;19:441-45.
6. Montenegro N, Matias A, Areias JC *et al.* Ductus venosus revisited: a Doppler blood flow evaluation in the first trimester of pregnancy. *Ultrasound Med Biol* 1997b;23:171-76.

7. van Eyck J. The ductus arteriosus. *Fetal Med Rev* 1990;2:207-23.
8. Kiserud T, Acharya G. The fetal circulation. *Prenat Diagn* 2004 24:1049-59.
9. Chacko AW, Reynolds SRM. Embryonic development in the human of the sphincter of the ductus venosus. *Anat Rec* 1953;115:151-73.
10. Meyer WW, Lind J. Über die Struktur und den Verschlussmechanismus des Ductus Venosus. *Z Zellforsch Mikrosk Anat* 1965;67:71-75.
11. Lind J. Human fetal and neonatal circulation. *Eur J Cardiol* 1977;5:265-81.
12. Ferraz de Carvalho CA, Rodrigues AJ Jr. Beitrag zur funktionellen Anatomie des Ductus Venosus im reifen menschlichen Fetus, mit besonderer Berucksichtigung der Überganges Ductus Venosus-Sinus Umbilicalis. *Anat* 1975;137:207-20.
13. Barclay AE, Franklin KJ, Prichard MML. *The fetal circulation and cardiovascular system and the changes that they undergo at birth.* Springfield, Illinois: Thomas CC, 1944.
14. Pearson AA, Sauter RW. The innervation of the umbilical vein in human embryos and fetuses. *Am J Anat* 1969;125:345-52.

15. Oliveira MC, Pinto Silva P, Orsi AM et al. Anatomical observations about the closure of the ductus venosus in the dog (Canis familiaris). *Anat Anz* 1979;145:353-58.

16. Gennser G, Owman CH, Sjöberg N-O. Histochemical evidence of an aminergic sphincter mechanism in the ductus venosus of the human fetus. In: Horsky J, Stembra Z (Eds.). *Intrauterine dangers of the fetus?* Exerpta Medica Foundation, 1967.

17. Adegabo ASO, Breen CA, Cutz E et al. Lamb ductus venosus: evidence of a cytochrome P-450 mechanism in its contractile tension. *J Pharmacol Exp Ther* 1989;252:875-79.

18. Amoroso EC, Barclay AE, Franklin KJ et al. The bifurcation of the eutherian fetal heart. *J Anat* 1942;76:240-47.

19. Kiserud T, Eik-Nes SH, Hellevik LR, Blaas H-G. Ductus venosus: a longitudinal Doppler velocimetric study of the human fetus. *J Matern Fetal Invest* 1992b;2:5-11.

20. Edelstone DI, Rudolph AM. Preferential streaming of ductus venosus blood to the brain and heart in fetal lambs. *Am J Physiol* 1979;237:H724-H729.

21. Rudolph AM. Hepatic and ductus venosus blood flows during fetal life. *Hepatology* 1983;3:254-58.

22. Paltauf R. Ein Fall von Mangel der ductus venos arantii. *Wein Klin Wschr* 1888;1:165.

23. MacMahon HE. The congenital absence of the ductus venosus (case report). *Lab Invest* 1960;9:127-31.

24. Blanc WB. Premature closure of the ductus venosus. *Am J Dis Child* 1960;100:572.

25. Leonidas JC, Fellows RA. Congenital absence of the ductus venosus with direct connection between the umbilical vein and distal inferior cava. *Am J Roentgenol* 1976;126:892-5.

26. Barnes RJ, Comline RS, Dobson A et al. On the presence of a ductus venosus in the fetal pig in late gestation. *J Dev Physiol* 1979;1:105-10.

27. Rudolph AM, Heymann MA, Teramo K et al. Studies on the circulation of the previable human fetus. *Pediatr Res* 1971;5:452-65.

28. Behrman RE, Lees MH, Peterson EN et al. Seeds AE. Distribution of the circulation in the normal and asphyxiated fetal primate. *Am J Obstet Gynecol* 1970;108:956-69.

29. Peltonen T, Hirvonen L. Experimental studies on fetal and neonatal circulation. *Acta Paediatr Scand* 1965;161:1-55.

30. Schmidt KG, Silverman NH, Rudolph AM. Assessment of flow events at the ductus venosus - inferior vena cava junction and at the foramen ovale in fetal Sheep by use of multimodal ultrasound. *Circulation* 1996;93:826-33.

31. Nicolini U, Talbert DG, Fisk NM et al. Pathophysiology pressure changes during intra-uterine transfusion. *Am J Obstet Gynecol* 1989;160:1139-45.

32. Kiserud T, Eik-Nes SH, Blaas H-G et al. Ultrasonographic velocimetry of the fetal ductus venosus. *Lancet* 1991;338:1412-14.

33. Wladimiroff JW, Huisman TWA, Stewart PA. Fetal cardiac flow velocities in the late first trimester of pregnancy: a transvaginal Doppler study. *J Am Coll Cardiol* 1991;17:1357-59.

34. Pennati G, Belltti M, Ferrazzi E et al. Hemodynamic changes across the human ductus venosus: a comparison between clinical findings and mathematical calculations. *Ultrasound Obstet Gynecol* 1997; 9:383-91.

35. van Splunder IP, Stijnen T, Wladimiroff JW. Fetal pressure gradient estimations across the ductus venosus in early pregnancy using Doppler ultrasonography. *Ultrasound Obstet Gynecol* 1995;6:334-39.

36. Kiserud T, Eik-Nes SH, Blaas H-G et al. Ductus venosus blood velocity and the umbilical circulation in seriously growth-retarded fetus. *Ultrasound Obstet Gynecol* 1994a;4:109-14.

37. Kiserud T, Hellevik LR, Eik-Nes LR et al. Estimation of the pressure gradient across the fetal ductus venosus based on Doppler velocimetry. *Ultrasound Med Biol* 1994b;20:225-32.

38. Itskovitz J, LaGamma EF, Rudolph AM. Effects of cord compression on fetal blood flow distribution and oxygen delivery. *Am J Obstet Gynec* 1987;252:H100-H109.

39. Kiserud T, Eik-Nes SH, Hellevik LR et al. Ductus venosus blood velocity changes in fetal cardiac diseases. *J Matern Fetal Invest* 1993;3:15-20.

40. Gembruch U, Krapp M, Baumann P. Changes of venous blood flow velocity waveforms in fetuses with supraventricular tachycardia. *Ultrasound Obstet Gynecol* 1995;5:394-99.

41. Hecher K, Ville Y, Snijders R Doppler studies of the fetal circulation in twin-twin transfusion syndrome. *Ultrasound Obstet Gynecol* 1995;5:318-24.

42. Rizzo G, Capponi A, Talone PE et al. Doppler indices from inferior vena cava and ductus venosus in predicting pH and oxygen tension in umbilical blood at cordocentesis in growth-retarded fetuses. *Ultrasound Obstet Gynecol* 1996;7:401-10.

43. Nicolaides KH, Azar G, Byrne D et al. Fetal nuchal translucency: ultrasound screening for chromosomal defects in first trimester of pregnancy. *Br Med J* 1992;304:867-69.

44. Bacchus C, Sterz H, Buselmaier W, Sahai S, Winking H. Genesis and systematization of cardiovascular anomalies and analysis of skeletal malformations in murine trisomy 16 and 19. Two animal models for human trisomies. *Hum Genet* 1987;77:12-22.

45. Snijders RMJ, Noble P, Sebire N et al. UK multicentre project on assessment of risk of trisomy 21 by maternal age and fetal nuchal translucency thickness at 10-14 weeks of gestation. *Lancet* 1998;351:343-46.

46. Hyett JA, Moscoso G, Nicolaides KH. First-trimester nuchal translucency and cardiac septal defects in fetuses with trisomy 21. *Am J Obstet Gynecol* 1995a;172:1411-13.

47. Hyett JA, Moscoso G, Nicolaides KH. Cardiac defects in first trimester fetuses with trisomy 18. *Fetal Diagn Ther* 1995b;10:381-86.

48. Hyett JA, Moscoso G, Nicolaides KH. Increased nuchal translucency in trisomy 21 fetuses: relation to narrowing of the aortic isthmus. *Hum Reprod* 1995c;10:3049-51.

49. Hyett JA, Moscoso G, Papapanagiotou G et al. Abnormalities of the heart and great vessels in chromosomally normal fetuses with increased nuchal translucency thickness at 10-13 weeks of gestation. *Ultrasound Obstet Gynecol* 1996b;7:245-50.

50. Hyett JA, Moscoso G, Nicolaides KH. Abnormalities of the heart and great arteries in first trimester chromosomally abnormal fetuses. *Am J Med Genet* 1997a;69:207-16.

51. Hyett JA, Perdu M, Sharland GK et al. Increased nuchal translucency at 10-14 weeks of gestation as a marker for major cardiac defects. *Ultasound Obstet Gynecol* 1997b;10:242-46.

52. Moselhi M, Thilaganathan B. Nuchal translucency: a new marker for ante-natal diagnosis of aortic coarctation. *Br J Obstet Gynecol* 1996;103:1044-45.

53. Areias JC, Matias A, Montenegro N et al. Early antenatal diagnosis of cardiac defects using transvaginal doppler

ultrasound: new perspectives? *Fetal Diagn Ther* 1998;13:111-14.

54. Bahado-Singh R, Wapner R, Thom E *et al.* Elevated first trimester nuchal translucency increases the risk of congenital heart defects. *Am J Obstet Gynecol* 2005;192:1357-61.

55. Matias A, Montenegro N, Areias JC *et al.* Anomalous venous return associated with major chromosomopathies in the late first trimester of pregnancy. *Ultrasound Obstet Gynecol* 1998a;11:209-13.

56. Matias A, Gomes C, Flack N *et al.* Screening for chromosomal defects at 11-14 weeks: the role of ductus venosus blood flow. *Ultrasound Obstet Gynecol* 1998b;12: 380-84.

57. Souka AP, Snijders RMJ, Novakov A *et al.* Defects and syndromes in chromosomally normal fetuses with increased nuchal translucency thickness at 10-14 weeks of gestation. *Ultrasound Obstet Gynecol* 1998;11:391-400.

58. Moscoso G. Fetal nuchal translucency: a need to understand the physiological basis. *Ultrasound Obstet Gynecol* 1995;5:6-8.

59. Haak M, van Vugt JM. Pathophysiology of increased nuchal translucency: a review of the literature. *Hum Rep Update* 2003;9:175-84.

60. Chitayat D, Kalousek DK, Bamforth JS. Lymphatic abnormalities in fetuses with posterior cervical cystic hygroma. *Am J Med Genet* 1989;352-56.

61. Jackson S, Porter H, Vyas S. Trisomy 18: first-trimester nuchal translucency with pathological correlation. *Ultrasound Obstet Gynecol* 1995;5:55-6.

62. Hyett JA, Brizot ML, von Kaisenberg C *et al.* Cardiac gene expression of atrial natriuretic factor and brain natriuretic peptide in trisomic fetuses. *Obstet Gynecol* 1996a;87:506-10.

63. Hyett JA, Clayton PT, Moscoso G *et al.* Increased first trimester nuchal translucency as a pré-natal manifestation of Smith-Lemli-Opitz syndrome. *Am J Med Genet* 1995d;58:374-6.

64. Hyett J, Noble P, Sebire N *et al.* Lethal congenital arthrogriposis presents with fetal nuchal translucency at 10-14 weeks of gestation. *Ultrasound Obstet Gynecol* 1997c;9:310-13.

65. Hyett J, Perdu M, Sharland G *et al.* Using fetal nuchal translucency to screen for major congenital cardiac defects at 10-14 weeks of gestation: population-based cohort study. *Br Med J* 1999;318:81-85.

66. Borrell A, Perez M, Figueras F *et al.* Reliability analysis on ductus venosus assessment at 11-14 weeks'gestation in a high-risk population. *Prenat Diagn* 2007;27:442-46.

67. Matias A, Montenegro N, Areias JC. Anticipating twin-twin transfusion syndrome in monochorionic twin pregnancy. Is there a role for nuchal translucency and ductus venosus blood flow evaluation at 11-14 weeks? *Twin Res* 2000;3:65-70.

68. Matias A, Montenegro N, Areias JC. Ductus venosus blood flow evaluation at 11-14 weeks in the anticipation of twin-twin transfusion syndrome in monochorionic twin pregnancy. *Ultrasound Rev Obstet Gynecol* 2001;1:315-21.

69. Zoppi MA, Putzolu M, Ibba RM *et al.* First-trimester ductus venosus velocimetry in relation to nuchal translucency thickness and fetal karyotype. *Fetal Diagn Ther* 2002;17:52-57.

70. Murta CG, Moron AF, Avila MA *et al.* Application of ductus venosus Doppler velocimetry for the detection of fetal

aneuploidy in the first trimester of pregnancy. *Fetal Diagn Ther* 2002;17:308-14.

71. Toyama JM, Brizot ML, Liao AW *et al.* Ductus venosus blood flow assessment at 11 to 14 weeks of gestation and fetal outcome. *Ultrasound Obstet Gynecol* 2004;23:341-45.

72. Prefumo F, Sethna F, Sairam S *et al.* First-trimester ductus venosus, nasal bones, and Down syndrome in a high-risk population. *Obstet Gynecol* 2005;105:1348-54.

73. Curry CJR. Pregnancy loss, stillbirth, and neonatal death. *Pediatr Clin North Am* 1992;39:157-92.

74. Berg KA, Clark EB, Astemborski JA *et al.* Prenatal detection of cardiovascular malformations by echocardiography: an indication for cytogenetic evaluation. *Am J Obstet Gynecol* 1988;159:477-81.

75. Chinn A, Fitzsimmons J, Shepard T *et al.* Congenital heart disease among spontaneous abortuses and stillborn fetuses: prevalence and associations. *Teratology* 1989;40:475-82.

76. Samánek M, Goetzova J, Benesova D. Distribuition of congenital heart malformations in an autopsied child population. *Int J Cardiol* 1985;8:235-48.

77. Gillebert TC, Leite-Moreira AF *et al.* Relaxation-systolic pressure relations. A load-independent assessment of left ventricular contractility. *Circulation* 1997;95:745-50.

78. Matias A, Huggon I, Areias JC *et al.* Cardiac defects in chromosomally normal fetuses with abnormal ductus venosus blood flow at 10-14 weeks. *Ultrasound Obstet Gynecol* 1999;14:307-310.

79. Borrell A. The ductus venosus in early pregnancy and congenital anomalies. *Prenat diagn* 2004;24:688-92.

80. Favre R, Cherif Y, Kohler Λ *et al.* The role of nuchal translucency and ductus venosus Doppler at 11-14 weeks of gestation in the detection of major congenital heart defects. *Ultrasound Obstet Gynecol* 2003;21:239-43.

81. Maiz N, Plasencia W, Dagklis T *et al.* Ductus venosus Doppler in fetuses with cardiac defects and increased nuchal translucency thickness. *Ultrasound Obstet* 2008;31:256-60.

82. Sebire NJ, D'Ercole C, Hughes K *et al.* Increased nuchal translucency thickness at 10-14 weeks of gestation as a predictor of severe twin-to-twin transfusion syndrome. *Ultrasound Obstet Gynecol* 1997;10:86-89.

83. Schatz F. Eine besondere Art von eiseitiger Polyhydramnie mit anderseitiger oligohydramnie bei einigen Zwillingen. *Arch Gynaekol* 1882;329-69.

84. Benirschke K, Kim CK. Multiple pregnancy. *N Eng J Med* 1973;288:1276-84.

85. Bajoria R, Wigglesworth J, Fisk NM. Angioarchitecture of monochorionic placentas in relation to twin-twin transfusion syndrome. *Am J Obstet Gynecol* 1995;172:856-63.

86. Cincotta RB, Fisk N. Current thoughts on twin-twin transfusion syndrome. *Clin Obstet Gynecol* 1997;40(2):290-302.

87. Rosen D, Rabinowitz R, Beyth Y *et al.* Urine production in normal twins and in twins with acute polyhydramnios. *Fetal Diagn Ther* 1990;5:57-60.

88. Sebire NJ, Souka A, Skentou H *et al.* Early prediction of severe twin-to-twin transfusion syndrome. *Hum Reprod* 2000;15:2008-10.

89. Kagan KO, Gazzoni A, Sepulveda-Gonzalez G *et al.* Discordance in nuchal translucency thickness in the prediction of severe twin-to-twin transfusion syndrome. *Ultrasound Obstet Gynecol* 2007;29:527-32.

90. Matias A, Montenegro N. Search for hemodynamic compromise at 11-14 weeks in monochorionic twin pregnancy: is abnormal flow in the ductus venosus predictive of twin-twin syndrome? *J Matern Fetal Neonat Med* 2005;18:79-86.
91. Nicolaides KH. First-trimester screening for chromosomal abnormalities. *Semin Perinatol* 2005;29(4):190-94.
92. Oh C, Harman C, Baschat AA. Abnormal first trimester ductus venosus blood flow: a risk factor for adverse outcome in fetuses with normal nuchal translucency. *Ultrasound Obstet Gynecol* 2007;30:192-96.
93. Antolin E, Comas C, Torrents M *et al*. The role of ductus venosus blood flow assessment in screening for chromosomal abnormalities at 10-16 weeks of gestation. *Ultrasound Obstet Gynecol* 2001;17:295-300.

94. Bilardo CM, Muller MA, Zikulnig L *et al*. Ductus venosus studies in fetuses at high risk for chromosomal or heart abnormalities: relationship with nuchal translucency measurement and fetal outcome. *Ultrasound Obstet Gynecol* 2001;17:288-94.

95. Mavrides E, Sairam S, Hollis B *et al*. Screening for aneuploidy in the first trimester by assessment of blood flow in the ductus venosus. *Br J Obstet Gynecol* 2002;109:1015-19.

CAPÍTULO 11

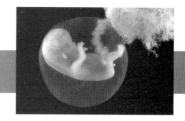

OTROS MARCADORES ECOGRÁFICOS DE CROMOSOMOPATÍAS EN EL PRIMER TRIMESTRE DEL EMBARAZO

OUTROS MARCADORES ECOGRÁFICOS DE ANOMALIAS CROMOSSÔMICAS NO PRIMEIRO TRIMESTRE DE GRAVIDEZ

A. M. Espinosa ◆ M. Ruoti Cosp ◆ M. Huamán ◆ M. Gallo

El extraordinario avance de la tecnología en ultrasonido diagnóstico y la mejor validación de los marcadores bioquímicos están revolucionando el Diagnóstico Prenatal, identificando con más certidumbre a las gestantes en riesgo de tener fetos con cromosomopatías.

En este contexto, es evidente que el diagnóstico cada vez más precoz de las cromosomopatías tiene ventajas frente al diagnóstico tardío. El conocimiento de la causa de las pérdidas espontáneas embrionarias y fetales precoces, así como el asesoramiento oportuno, que disminuye el tiempo de angustia de los padres y permite la realización de procedimientos de interrupción del embarazo más seguros y menos costosos en situaciones en las que el marco legal lo permita, han fortalecido ésta área de investigación. Por su parte, para países donde el marco legal es restrictivo, como en la mayoría de países Iberoamericanos, se ofrecerán argumentos científicos más contundentes que generen un cambio en la actitud de quienes deciden sobre las leyes.

Los inconvenientes de los programas de atención precoz se relacionan a los altos costos de los exámenes ecográficos, debido al uso necesario de equipos de alta resolución, Doppler etc. Esta tecnología no siempre está al alcance de la mayoría de las gestantes de nuestros países, por lo que se hace necesario buscar mecanismos que

O extraordinário avanço da tecnologia em ultra-sonografia diagnóstica e a melhor validação dos marcadores bioquímicos estão revolucionando o diagnóstico pré-natal, identificando com mais exatidão as gestantes com risco de gerar fetos com anomalias cromossômicas.

Nesse contexto, é evidente que o diagnóstico cada vez mais precoce das anomalias cromossômicas representa uma vantagem sobre o diagnóstico tardio. O conhecimento da causa das perdas embrionárias e fetais precoces espontâneas, assim como o assessoramento oportuno, que diminui o tempo de angústia dos pais e permite a realização de procedimentos de interrupção da gravidez mais seguros e menos dispendiosos em situações nas quais o marco legal o permita, fortaleceram essa área de investigação. Para países nos quais a interrupção da gravidez é ilegal, como na maioria dos ibero-americanos, são oferecidos argumentos científicos mais contundentes que possam gerar uma modificação na atitude de quem legisla.

Os inconvenientes dos programas de atenção precoce se relacionam com os altos custos dos exames ecográficos, pelo uso necessário de equipamentos de alta resolução, Doppler etc. Essa tecnologia nem sempre está ao alcance da maioria das gestantes de nossos países, razão pela qual se faz necessário buscar mecanismos que permi-

permitan su acceso y amplíen la oferta de servicios que posibiliten mejorar el pronóstico de los fetos con alguna anomalía tratable.

La ecografía de alta resolución, el Doppler Color y la Ecografía 3D permiten identificar precozmente tres aspectos relacionados con los defectos congénitos fetales.

Tras los grandes marcadores en el primer trimestre: Translucencia nucal, Hueso nasal y Ductus venoso, que son analizados en los capítulos correspondientes, en este capítulo veremos los "otros marcadores", muchos de los cuales se encuentran en estudio para su aplicación clínica sistemática.

MALFORMACIONES MAYORES O ESTRUCTURALES

La alta definición de los equipos de ultrasonografía disponibles en el mercado consigue la detección de numerosas anormalidades fetales cuando son expresamente buscadas o al menos sospechadas en el primer trimestre de la gestación. Por ello, podríamos detectar algunas anormalidades en fetos aneuploides. Así, por ejemplo, los datos ultrasonográficos positivos aumentan el riesgo de aneuploidía fetal, en tanto que la ultrasonografía con resultados aparentemente normales disminuiría el riesgo.

Whitlow et al.,[1] utilizando sondas abdominales o vaginales, o ambas, reportaron la detección del 59% (37/63) de fetos con anormalidades estructurales entre las semanas 11 y 14. Entre ellas, fueron capaces de reconocer el 35% (14/40) de malformaciones en fetos aneuploides (excluyendo 3 casos de XXY), y de ellos el 9% en fetos con trisomía 21.[2]

Las tasas de detección de las malformaciones mayores en ecografías realizadas entre las 11 y 14 semanas varían del 40,6% al 70%, según diferentes autores.[3-5]

En la trisomía 13, Papageorghiou et al. pudieron identificar más del 90% de los fetos afectados con translucencia nucal aumentada, frecuencia cardíaca aumentada y hallazgos anatómicos como holoprosencefalia, exónfalo y megavejiga.[6]

HIGROMA QUÍSTICO

Durante mucho tiempo, el higroma quístico ha recibido su mayor atención en el segundo trimestre, a pesar de poder visualizarse desde finales del primero. Este marcador, cuando persiste, puede estar asociado a cromosomopatías, especialmente monosomía 45,X.[7]

Se presenta como una estructura quística posterior y bilateral, con tabicaciones gruesas características en su interior,[8] debiendo ser correctamente diferenciada de la translucencia nucal aislada (Figs. 11-1 y 11-2).

Bronshtein et al.,[9] en una serie publicada sobre 125 higromas quísticos observados en el inicio del segundo trimestre, determinaron que al comparar las imágenes quísticas no tabicadas (translucencia nucal) con aquellas tabicadas (higromas quísticos verdaderos) éstas últimas fueron persistentes (56% contra 2%), sobre todo aquéllas

tam mais fácil acesso e ampliem a oferta de serviços que possibilitem melhorar o prognóstico dos fetos com alguma anomalia tratável.

A ecografia de alta resolução, o Doppler colorido e a ecografia 3D permitem identificar precocemente três aspectos relacionados com os defeitos congênitos fetais.

Depois dos grandes marcadores no primeiro trimestre – translucência nucal, osso nasal e ducto venoso – que foram analisados nos capítulos correspondentes, neste capítulo veremos "outros marcadores", muitos dos quais se encontram em estudo para sua aplicação clínica sistemática.

MALFORMAÇÕES MAIORES OU ESTRUTURAIS

A alta definição dos equipamentos de ultra-sonografia disponíveis no mercado torna possível a detecção de numerosas anormalidades fetais quando estas são expressamente procuradas ou pelo menos suspeitadas no primeiro trimestre da gravidez. Por isso poderíamos detectar algumas anormalidades em fetos aneuplóides. Assim, por exemplo, os dados ultra-sonográficos positivos aumentam o risco de aneuploidia fetal, porém a ultra-sonografia com resultados aparentemente normais diminuiria o risco.

Whitlow et al.,[1] utilizando sondas abdominais ou vaginais, ou ambas, referiram a detecção de 59% (37/63) de fetos com anormalidades estruturais entre as semanas 11 e 14. Entre elas foram capazes de reconhecer 35% (14/40) de malformações em fetos aneuplóides (excluindo 3 casos de XXY) e, deles, 9% em fetos com trissomia 21.[2]

As taxas de detecção das malformações maiores em ecografias realizadas entre a 11ª e a 14ª semana variam de 40,6 a 70%, segundo diferentes autores.[3-5]

Na trissomia 13, Papageorghiou et al. identificaram mais de 90% dos fetos acometidos por translucência nucal aumentada, freqüência cardíaca aumentada e achados anatômicos, como holoprosencefalia, exonfalia e megabexiga.[6]

HIGROMA CÍSTICO

Durante muito tempo, o higroma cístico recebeu mais atenção no segundo trimestre, apesar de poder ser visualizado desde o final do primeiro. Esse marcador, quando persiste, pode estar associado a anomalias cromossômicas, especialmente a monossomia X0.[7]

Apresenta-se como uma estrutura cística posterior e bilateral, com septos grosseiros característicos em seu interior,[8] devendo ser corretamente diferenciada da translucência nucal isolada (Figs. 11-1 e 11-2).

Bronshtein et al.,[9] em uma série publicada sobre 125 higromas císticos observados no início do segundo trimestre, determinaram que, ao se compararem as imagens císticas não-septadas (translucência nucal) com as septadas (higromas císticos verdadeiros), estas últimas foram persis-

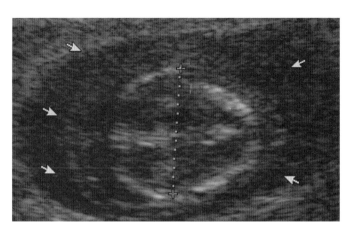

Fig. 11-1. Higroma quístico (flechas izquierdas). Edema (flechas derechas). Trisomía 18.

Fig. 11-1. Higroma cístico (setas à esquerda). Edema (setas à direita). Trissomia 18.

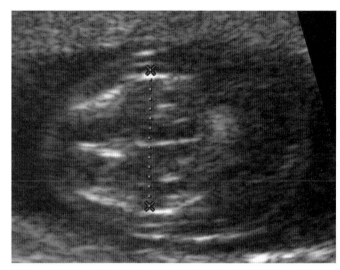

Fig. 11-2. Higroma quístico en feto con trisomía 21.

Fig. 11-2. Higroma cístico em feto com trissomia 21.

asociadas a aneuploidías (72% contra 5,6%), de las cuales la más frecuente fue el síndrome de Turner (45, X), hidrops (40% contra 1,7%), otras anomalías (52% contra 15%) y pérdidas del embarazo (88% contra 6%).

Malone et al.,[10] en el trial FASTER, hallaron 134 fetos con higroma quístico en 38.167 embarazadas (1/285). 67 (51%) de estos fetos tenían anomalías cromosómicas: 25 con trisomía 21, 19 con síndrome de Turner, 13 con trisomía 18 y 10 con otras anomalías. Solo 22 embarazos llegaron a término y con buena evolución pediátrica. Según este estudio, es la malformación más frecuente y su pronóstico es peor que el del incremento de la translucencia nucal (TN).

Recientemente, Molina et al.[11] observaron 386 fetos con TN igual o mayor al p95 y todos poseían septos en su interior, resaltando que esta característica no se debe utilizar para diferenciarla de un higroma quístico. Además, añaden, la longitud de la TN no adiciona más que el espesor de la misma (Fig. 11-3). En este grupo, el cariotipo fue anormal en el 21,5%.

HOLOPROSENCEFALIA ALOBAR

El resultado es un ventrículo único, los dos tálamos están fusionados y hacen relieve en la cavidad ventricular, con presencia de dismorfismos faciales.[12] Se asocia con trisomía 13 y 18 y con triploidías.[6,13-15]

ONFALOCELE

Mención especial merece el onfalocele, dato clínico frecuentemente presente en las trisomías 13 y 18, que puede confundirse con la herniación fisiológica del intestino como parte de su migración normal.[16] El intestino medio normalmente se hernia hacia el cordón umbilical, como un proceso fisiológico entre las semanas 8 y 10 del embara-

tentes (56% vs. 2%), sobretudo aquelas associadas a aneuploidias (72% vs. 5,6%), das quais as mais freqüentes foram a síndrome de Turner (45, X0), hidropisia (40% vs. 1,7%), outras anomalias (52% vs. 15%) e abortos (88% vs. 6%).

Malone et al.,[10] no estudo FASTER, acharam 134 fetos com higroma cístico em 38.167 grávidas (1/285). Desses fetos, 67 (51%) portavam anomalias cromossômicas: 25 com trissomia 21, 19 com síndrome de Turner, 13 com trissomia 18 e 10 com outras anomalias. Somente 22 gestações chegaram ao termo e com boa evolução pediátrica. Segundo esse estudo, é a malformação mais freqüente e seu prognóstico é pior que o de aumento da translucência nucal (TN).

Recentemente, Molina et al.[11] observaram 386 fetos com TN igual ou maior que p95 e todos possuíam septos em seu interior, ressaltando que não se deve utilizar essa característica para diferenciá-la de um higroma cístico. Além disso, acrescentam que o comprimento da TN não adiciona mais que a espessura da mesma (Fig. 11-3). Nesse grupo, o cariótipo foi anormal em 21,5%.

HOLOPROSENCEFALIA ALOBAR

O resultado é um ventrículo único, com os dois tálamos fundidos e que formam uma saliência na cavidade ventricular, com presença de dismorfismos faciais.[12] Associa-se às trissomias 13 e 18 e às triploidias.[6,13-15]

ONFALOCELE

Dado clínico freqüentemente presente nas trissomias 13 e 18, que pode ser confundido com herniação fisiológica do intestino como parte de sua migração normal,[16] a onfalocele merece menção especial. Normalmente ocorre herniação do intestino médio para o cordão umbilical, como um

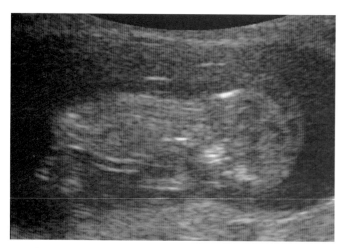

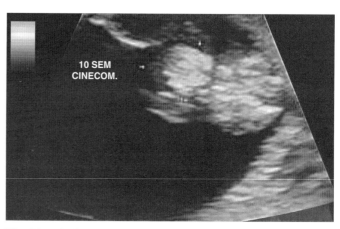

Fig. 11-3. Higroma e hidropesía en feto con trisomía 18. Obsérvese la longitud de la TN.

Fig. 11-3. Higroma e hidropisia em feto com trissomia do 18. Observe o comprimento da TN.

Fig. 11-4. Onfalocele. Trisomía 21 a las 10 semanas.

Fig. 11-4. Onfalocele. Trissomia 21 na décima semana.

zo. En circunstancias normales, regresa a la cavidad abdominal hacia la semana 12, en todos los casos.[17] Luego de este período, la persistencia de la emigración del intestino resulta en onfaloceles que contienen intestino delgado (exónfalo), los que conllevan a un riesgo particularmente alto de aneuploidía fetal, en especial trisomías 13 ó 18 (Figs. 11-4 a 11-6).[18,19]

En contrapartida, el hígado, en circunstancias normales, nunca muestra herniación, y los onfaloceles que lo contienen determinan un riesgo más bajo de aneuploidía fetal, especialmente en la ausencia de otras anomalías.[20]

Snijders et al.[21] hallaron aneuploidía fetal en 61% de exónfalos detectados entre las semanas 11 y 14; en 22,5% de las trisomías 18, 9,1% de las trisomías 13 y 12,5% de las triploidías. El riesgo de aneuploidía cuando existe exónfalo se eleva a 340 veces.[22]

processo fisiológico entre a 8ª e a 10ª semana de gravidez. Em circunstâncias normais, retorna para a cavidade abdominal até a 12ª semana em todos os casos.[17] Após esse período, a persistência da migração do intestino resulta em onfaloceles que contêm intestino delgado (exonfalia), o que acarreta um risco particularmente alto de aneuploidia fetal, em especial trissomias 13 ou 18[18,19] (Figs. 11-4 a 11-6).

Em contrapartida, o fígado, em circunstâncias normais, nunca revela herniação, e as onfaloceles que o contêm determinam um risco mais baixo de aneuploidia fetal, especialmente na ausência de outras anomalias.[20]

Snijders et al.[21] encontraram aneuploidia fetal em 61% de exonfalias detectadas entre as semanas 11 e 14; em 22,5% das trissomias 18; 9,1% das trissomias 13 e 12,5% das triploidias. Quando existe exonfalia, o risco de aneuploidia se eleva 340 vezes.[22]

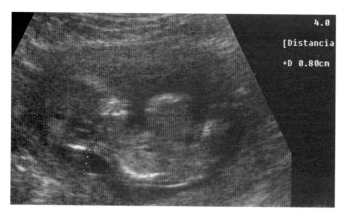

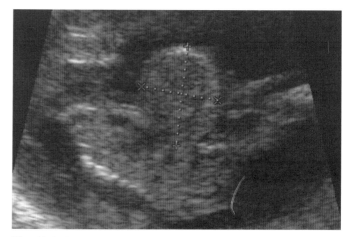

Fig. 11-5. Onfalocele y aumento de la TN (8 mm, medida sin la estandarización).

Fig. 11-5. Onfalocele e aumento da TN (8 mm, medida sem a padronização).

Fig. 11-6. Ampliación de la imagen anterior en la zona del onfalocele.

Fig. 11-6. Ampliação da imagem anterior na zona da onfalocele.

DERRAME PLEURAL

La presencia de derrame pleural en el primer trimestre se asocia a la pérdida de embarazo y a cromosomopatías. Waller et al.[23] encontraron un 63% de fetos con alteraciones del cariotipo. Hashimoto et al.[24] estudiaron 12 fetos con derrame pleural y detectaron que el 82% (9/11) tenía cariotipo alterado, siendo la alteración más frecuente 45, X, encontrada en 6 fetos. Además, el 86% de los embarazos finalizó espontáneamente.

PIELECTASIA

La pielectasia se asocia a un 0,9% de cromosomopatías con un LR de 8 (Fig. 11-7).[25]

OBSTRUCCIÓN BAJA DEL TRACTO URINARIO

Puede diagnosticarse demostrando la dilatación anormal de la vejiga (megavejiga), asociado a oligohidramnios precoz o cursar con volumen normal de líquido. Liao et al.[26] dividieron en dos grupos 145 fetos con vejiga aumentada de tamaño. Los fetos que tenían el diámetro longitudinal de la vejiga entre 7 y 15 mm, el 23,6% (26/110) tenían defectos cromosómicos y los mayores de 15 mm, el 11,4% (4/35).

Según otros autores, el 20% está relacionado a cromosomopatías. Las principales causas son las válvulas uretrales posteriores en los varones y la atresia uretral en las mujeres.[27,28]

DERRAME PLEURAL

A presença de derrame pleural no primeiro trimestre se associa a aborto e a anomalias cromossômicas. Waller et al.[23] encontraram 63% de fetos com alterações do cariótipo. Hashimoto et al.[24] estudaram 12 fetos com derrame pleural e detectaram que 82% (9/11) possuíam cariótipo alterado, sendo a alteração mais freqüente 45, X0, encontrada em 6 fetos. Além disso, 86% das gestações foram espontaneamente interrompidas.

PIELECTASIA

A pielectasia está associada a 0,9% de anomalias cromossômicas, com LR de 8 (Fig. 11-7).[25]

OBSTRUÇÃO BAIXA DO TRATO URINÁRIO

Pode ser diagnosticada pela dilatação anormal da bexiga (megabexiga), associada a oligoidrâmnio precoce, ou cursar com volume normal de líquido. Liao et al.[26] dividiram em dois grupos 145 fetos com bexiga aumentada. Dos fetos que possuíam diâmetro longitudinal entre 7 e 15 mm, 23,6% (26/110) portavam defeitos cromossômicos, e entre os maiores de 15 mm, 11,4% (4/35).

Segundo outros autores, 20% estão relacionados com anomalias cromossômicas. As principais causas são as válvulas uretrais posteriores nos homens e a atresia uretral nas mulheres.[27,28]

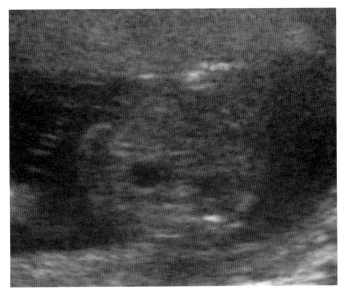

Fig. 11-7. Pielectasia bilateral.

Fig. 11-7. Pielectasia bilateral.

OTRAS MALFORMACIONES

En la exploración ecográfica realizada entre las semanas 11 y 14 pueden identificarse otras malformaciones mayores, como las correspondientes al sistema nervioso central, anomalías de extremidades (Figs. 11-8 y 11-9), hidropesía, y algunos defectos cardíacos mayores.

Dado que estas malformaciones son importantes y potencialmente detectables, una ecografía en estas etapas de la gestación debe incluir el estudio de la anatomía fetal. Sin embargo, el examen del feto entre las semanas 11 y 14, por más minucioso que sea, no debe, ni puede, reemplazar el examen del segundo trimestre (semanas 18 a 20).[29] Cabe siempre tener en cuenta la necesidad de recorrer una curva de aprendizaje para alcanzar niveles aceptables de detección de malformaciones.[30]

Debemos tener presente, además, los factores que condicionan la capacidad diagnóstica, como el operador, el equipo y las particularidades maternas y fetales, tanto para malformaciones como para marcadores ecográficos de cromosomopatías. La anatomía fetal en esta edad gestacional, en condiciones favorables y capacitación apropiada, puede ser visualizada en un 92% con un equipo 2 D, en un promedio de tiempo de 13 minutos.[31]

ÍNDICE DE PULSATILIDAD DE LA ARTERIA UMBILICAL (IPAU)

La tendencia de las gestaciones afectadas de una anomalía cromosómica de presentar un incremento de las resistencias vasculares a nivel umbílico-placentario, en especial en las severas, fue aprovechada por algunos autores para incluirlas como cribado de cromosomopatías.

OUTRAS MALFORMAÇÕES

Na pesquisa ecográfica realizada entre a 11ª e a 14ª semana, podem-se identificar outras malformações maiores, como as correspondentes ao sistema nervoso central, anomalias de extremidades (Figs. 11-8 e 11-9), hidropisia e alguns defeitos cardíacos maiores.

Visto que essas malformações são importantes e potencialmente detectáveis, uma ecografia nessas etapas da gestação deve incluir o estudo da anatomia fetal. Entretanto, o exame do feto entre a 11ª e a 14ª semana, por mais minucioso que seja, não deve, nem pode, substituir o exame do segundo trimestre[29] (semanas 18 a 20). Sempre se deve considerar a necessidade de percorrer uma curva de aprendizagem para alcançar níveis aceitáveis de detecção de malformações.[30]

Devem-se levar em conta, além disso, os fatores que condicionam a capacidade diagnóstica, como o operador, o equipamento e as particularidades maternas e fetais, tanto para malformações como para marcadores ecográficos de anomalias cromossômicas. A anatomia fetal nessa idade gestacional, em condições favoráveis e com capacitação apropriada, pode ser visualizada em 92% com equipamento 2D, em uma média de tempo de 13 minutos.[31]

ÍNDICE DE PULSATILIDADE DA ARTÉRIA UMBILICAL (IPAU)

A tendência de as gestações afetadas por uma anomalia cromossômica apresentarem aumento das resistências vasculares em nível umbilical-placentário, em especial nas graves, foi aproveitada por alguns autores para incluí-las como *screening* de anomalias cromossômicas.

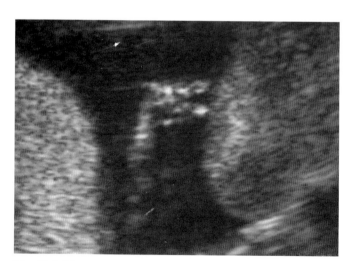

Fig. 11-8. Mano con cierre asimétrico en trisomía 18, como única malformación.

Fig. 11-8. Mão com fechamento assimétrico em trissomia 18 como única malformação.

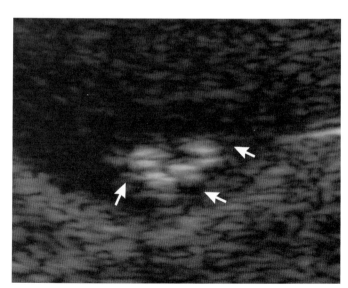

Fig. 11-9. Otra mano con cierre defectuoso en trisomía 18.

Fig. 11-9. Outra mão com fechamento defeituoso em trissomia 18.

OTROS MARCADORES ECOGRÁFICOS DE CROMOSOMOPATÍAS EN EL PRIMER TRIMESTRE DEL EMBARAZO

OUTROS MARCADORES ECOGRÁFICOS DE ANOMALIAS CROMOSSÔMICAS NO PRIMEIRO TRIMESTRE DE GRAVIDEZ

Durante el primer trimestre, la arteria umbilical se caracteriza por la ausencia de flujo telediastólico y disminución progresiva de los valores del índice de pulsatilidad, reflejo de la impedancia vascular de las arteriolas vellositarias de tercera generación que, debido a la angiogénesis, tienen el número de vellosidades y vasos aumentado a medida que las resistencias vasculares placentarias disminuyen, conforme avanza la gestación.

Entre las 12 y 14 semanas empieza a detectarse flujo en el período telediastólico, aunque de un modo variable y discontinuo, siendo este hallazgo constante a partir de esta etapa.[32]

En tal sentido, la detección del flujo diastólico reverso en la arteria umbilical, máxima expresión del incremento de la resistencia vascular, es poco frecuente en la primera mitad de la gestación y ha sido referido en la literatura en escasas oportunidades, siempre con resultados patológicos.[33-35] Por ello, aunque su hallazgo sea aislado, sugiere la indicación de pruebas invasivas para conocer el cariotipo fetal.[36,37] Para otros autores, sin embargo, este fenómeno carece de valor cuando se presenta en forma aislada.[38,39]

Ariyuki *et al.*[40] fueron los primeros en describir este fenómeno en un feto de 14 semanas que murió intraútero 24 horas después de la exploración ecográfica sin haberle realizado pruebas para conocer su cariotipo fetal. Unos años más tarde, Montenegro *et al.*[41] documentaron un caso con los mismos hallazgos y desenlace final en una gestación de 11 semanas afectada de una monosomía X.

Posteriormente fueron publicados diversos estudios que los resumimos en la Tabla 11-1 como cribado para todas las cromosomopatías. Utilizando en forma aislada el IPAU, para las trisomías 13 y 18 se informaron tasas de detección entre el 80 y 100% (con 5% de falsos positivos) y para la trisomía 21 estas tasas fueron del 16 al 45%.[36,42,43]

Otra opción en el cribado es utilizarlo en forma combinada con la TN. Al juntar la ya demostrada efectividad de este marcador para la trisomía 21 con la posible utilidad del IP para las otras trisomías severas, mejorarían las tasas globales de detección, aunque a expensas de aumentar el número de falsos positivos.[44,45]

Zoppi *et al.*[46] no encontraron diferencias estadísticamente significativas en fetos con cariotipo normal y

Durante o primeiro trimestre, a artéria umbilical se caracteriza por ausência de fluxo telediastólico e diminuição progressiva dos valores do índice de pulsatilidade, reflexo da impedância vascular das arteríolas vilositárias de terceira geração que, graças à angiogênese, têm o número de vilosidades e vasos aumentado, visto que as resistências vasculares placentárias diminuem conforme avança a gestação.

Entre a 12ª e a 14ª semana começa-se a detectar fluxo no período telediastólico, ainda que de um modo variável e descontínuo, sendo esse achado constante a partir dessa etapa.[32]

Nesse sentido, a detecção do fluxo diastólico reverso na artéria umbilical, máxima expressão do aumento da resistência vascular, é pouco freqüente na primeira metade da gestação, tendo sido referida na literatura em escassas oportunidades, sempre com resultados patológicos.[33-35] Por isso, ainda que seu achado seja isolado, sugere a indicação de provas invasivas para se conhecer o cariótipo fetal.[36,37] Para outros autores, entretanto, esse fenômeno carece de valor quando se apresenta isoladamente.[38,39]

Ariyuki *et al.*[40] foram os primeiros a descrever esse fenômeno em um feto de 14 semanas que morreu intra-útero 24 horas depois da pesquisa ecográfica, sem terem sido realizadas provas para conhecer seu cariótipo. Alguns anos mais tarde, Montenegro *et al.*[41] documentaram um caso com os mesmos achados e desfecho em uma gestação de 11 semanas afetada por uma monossomia X.

Posteriormente foram publicados diversos estudos, os quais estão resumidos na Tabela 11-1, como *screening* para todas as anomalias cromossômicas. Utilizando-se de forma isolada o IPAU para as trissomias 13 e 18, foram reveladas taxas de detecção entre 80 e 100% (com 5% de falso-positivos); e para a trissomia 21 essas taxas foram de 16 a 45%.[36,42,43]

Outra opção é utilizar o *screening* de forma combinada com a TN. Ao se juntar a já demonstrada efetividade deste marcador para a trissomia 21 com a possível utilidade do IP para as outras trissomias graves, melhorariam as taxas globais de detecção, ainda que à custa de aumentar o número de falso-positivos.[44,45]

Zoppi *et al.*[46] não encontraram diferenças estatisticamente significativas em fetos com cariótipo normal e TN

Tabla 11-1. Sensibilidades del índice de pulsatilidad de la arteria umbilical en el cribado de aneuploidías para una tasa de falsos positivos del 5%, según diversos autores				
Autor (año)	**N°**	**Aneuploidías**	**EG (semanas)**	**S (%)**
Martínez (1996)[36]	924	26	10-18	23
Jauniaux (1996)[52]	250	40	11-14	13
Comas (1998)[45]	3.456	41	10-16	19
Comas (2001)[43]	10.935	115	10-16	19

EG = edad gestacional; S = sensibilidad.

Tabela 11-1. Sensibilidades do índice de pulsatilidade da artéria umbilical no *screening* de aneuploidias para uma taxa de falso-positivos de 5%, segundo diversos autores				
Autor (ano)	**Nº**	**Aneuploidias**	**IG (semanas)**	**S (%)**
Martínez (1996)	924	26	10-18	23
Jauniaux (1996)[52]	250	40	11-14	13
Comas (1998)[45]	3.456	41	10-16	19
Comas (2001)[43]	10.935	115	10-16	19

IG = idade gestacional; S = sensibilidade.

TN normal o aumentada y en trisomías 21 con TN aumentada.

La alteración precoz del índice de pulsatilidad en las trisomías puede estar relacionada con una inadecuada vascularización placentaria e invasión trofoblástica, lo que no permitiría la caída de las resistencias vasculares, impidiendo, además, el intercambio materno-fetal de oxígeno y nutrientes, fenómeno que justificaría un retraso del potencial de crecimiento intrauterino.

La asociación del incremento de las resistencias umbílico-placentarias y del crecimiento intrauterino retardado precoz podría también explicar la presencia de ambos hallazgos preferentemente en las cromosomopatías de mayor letalidad, como las trisomías 13, 18 y las triploidías.

Otro factor que podría explicar estas alteraciones hemodinámicas precoces es la alta prevalencia de defectos cardíacos en los fetos afectos de una anomalía cromosómica.[47]

FRECUENCIA CARDIACA FETAL (FCF)

La actividad cardiaca embrionaria se obtiene generalmente hacia la quinta semana de gestación, entre 80 y 90 latidos por minuto (lpm). El desarrollo embrionario posterior conlleva a un aumento de esta frecuencia, de 170 a 180 lpm entre las semanas 9 y 10, que tiende a estabilizarse en 140 a 150 lpm entre las semanas 14 y 15.

La obtención de una FCF basal anormal durante la gestación precoz fue inicialmente relacionada con un riesgo aumentado de aborto[48] y fue, probablemente, éste el punto de partida para su estudio asociado a la detección de cromosomopatías.[49]

Hyett et al.,[50] en una serie de 6.903 gestantes procedentes de una población no seleccionada, entre las semanas 10 y 14 de gestación, relacionan los casos de trisomía 21, trisomía 13 y monosomía X con valores significativamente altos de FCF, y los de trisomía 18 y triploidía con valores significativamente bajos, pero siempre con bajas tasas de detección.

Otros autores confirmaron estos hallazgos como lo demostramos en la Tabla 11-2. Por lo tanto, la FCF basal no

Tabla 11-2. Sensibilidades de la frecuencia cardiaca fetal en el cribado de aneuploidías para una tasa de falsos positivos del 5%, según diversos autores				
Autor (año)	N°	Aneuploidías	EG (semanas)	S (%)
Martínez (1996)[80]	924	26	10-18	44
Hyett (1996)[50]	6.903	85	10-14	26
Jauniaux (1996)[52]	250	40	11-14	13
Comas (1998)[45]	3.456	41	10-16	12
Liao (2000)[81]	25.000	1.061	10-14	22
Comas (2002)[82]	10.935	115	10-16	15

EG = edad gestacional; S = sensibilidad.

OTROS MARCADORES ECOGRÁFICOS DE CROMOSOMOPATÍAS EN EL PRIMER TRIMESTRE DEL EMBARAZO

OUTROS MARCADORES ECOGRÁFICOS DE ANOMALIAS CROMOSSÔMICAS NO PRIMEIRO TRIMESTRE DE GRAVIDEZ

es útil como marcador de cromosomopatías, al menos en forma aislada. Sin embargo, tratándose de parámetros independientes, su medición podría ser útil en caso de combinarla con la TN, sobre todo en el grupo de anomalías – no trisomías 21 ó 18, en las que se observa un aumento en las tasas de detección del 27,2%, para la TN, a un 81,8%, al combinarla con la FCF.[51]

Por otra parte, uno de los resultados más importantes de estos trabajos es que el valor predictivo negativo de este marcador es muy alto en poblaciones de alto riesgo, es decir, pacientes con una TN dentro de la normalidad y un estándar de frecuencia cardiaca fetal normal tienen un 99,2% de probabilidades de tener un feto cromosómicamente normal.[52]

Sin embargo, otros estudios han demostrado la poca utilidad de este marcador para la predicción de fetos con cromosomopatías.[45]

La causa que explique esta asociación sigue siendo incierta. Entre los mecanismos propuestos, se cita la alteración del desarrollo normal de la función parasimpática fetal, con la consecuente desregulación del ritmo cardíaco y retraso en la bradicardización fisiológica, que existe hacia las semanas 9 y 10.

Otra posible causa es que sea un hallazgo preterminal, por una insuficiencia cardíaca preaborto, o también el reflejo de una cardiopatía estructural subyacente.[53]

CRECIMIENTO INTRAUTERINO RESTRINGIDO

El crecimiento intrauterino restringido simétrico y grave ha sido asociado con las trisomías 18 y 13, así como con triploidías.[54-56] En el síndrome de Turner puede presentarse en forma leve.[57] Bahado-Singh *et al.*[58] reportaron que el riesgo de aneuploidías era significativamente mayor cuando la LCC obtenida era inferior en 14 mm o más para la edad gestacional estimada. Sin embargo, en la trisomía 21 no se ha evidenciado similar asociación.

Está en estudio otra forma de medición del crecimiento fetal por 3D, calculando el volumen del tronco fetal y la cabeza, donde las trisomías 13 y 18 tienen un volumen menor de hasta el 45% vs. 15% de LCC.[59]

Este hecho puede darse debido a que la placenta aneuploide proporciona un inadecuado soporte nutricional y respiratorio que impide el normal desarrollo embrio-fetal. Otra explicación considera el efecto inherente de la cromosomopatía sobre el crecimiento y la proliferación celular, lo que se traduce en una reducción de los parámetros de crecimiento embrionario.

ARTERIA UMBILICAL ÚNICA (AUU)

La presencia de una AUU puede reconocerse en embriones antes de las 10 semanas. Está presente en el 0,2 al 1% de embarazos y, de éstos, aproximadamente el 1 al 10 % cursan con aneuploidía, incluyendo trisomía 18 (la más frecuente), trisomía 13, triploidía y monosomía 45,X (Fig. 11-10).[60]

útil como marcador de anomalias cromossômicas, pelo menos de forma isolada. Entretanto, tratando-se de parâmetros independentes, sua medição poderia ser útil em caso de combiná-la com a TN, sobretudo no grupo de anomalias nas trissomias 21 ou 18, nas quais se observa aumento nas taxas de detecção de 27,2% para a TN e de 81,8% ao combiná-la com a FCF.[51]

Por outra parte, um dos resultados mais importantes desses trabalhos é que o valor preditivo negativo desse marcador é muito alto em populações de alto risco, ou seja, pacientes com TN dentro da normalidade e padrão de freqüência cardíaca fetal normal têm 99,2% de probabilidade de ter um feto cromossomicamente normal.[52]

Entretanto, outros estudos demonstraram a pouca utilidade desse marcador para a predição de fetos com anomalias cromossômicas.[45]

A causa que explica essa associação permanece incerta. Entre os mecanismos propostos, cita-se a alteração do desenvolvimento normal da função parassimpática fetal, com a conseqüente desregulação do ritmo cardíaco e atraso na bradicardização fisiológica que existe até as semanas 9 e 10.

Outra possível causa é que seja um achado pré-terminal, por uma insuficiência cardíaca pré-aborto, ou também o reflexo de uma cardiopatia estrutural subjacente.[53]

RESTRIÇÃO DE CRESCIMENTO INTRA-UTERINO

O crescimento intra-uterino restrito simétrico e grave tem sido associado às trissomias 18 e 13, assim como às triploidias.[54-56] Na síndrome de Turner pode apresentar-se de forma leve.[57] Bahado-Singh *et al.*[58] reportaram que o risco de aneuploidias era significativamente maior quando o comprimento craniocaudal (CCN) obtido era 14 mm ou mais inferior para a idade gestacional estimada. Entretanto, na trissomia 21 não se evidenciou associação similar.

Está em estudo outra forma de medição do crescimento fetal por 3D, calculando-se o volume do tronco fetal e a cabeça, onde as trissomias 13 e 18 têm volume menor de até 45% *vs.* 15% de CCN.[59]

Isso pode acontecer pelo fato de a placenta aneuplóide proporcionar um inadequado suporte nutricional e respiratório que impeça o normal desenvolvimento fetoembrionário. Outra explicação considera o efeito inerente da anomalia cromossômica sobre o crescimento e a proliferação celular, o que se traduz numa redução dos parâmetros de crescimento embrionário.

ARTÉRIA UMBILICAL ÚNICA (AUU)

Pode-se reconhecer uma AUU em embriões antes da 10ª semana. Ela está presente em 0,2 a 1% das gestações e, destas, aproximadamente 1 a 10% cursam com aneuploidia, incluindo trissomia 18 (a mais freqüente), trissomia 13, triploidia e monossomia X0[60] (Fig. 11-10).

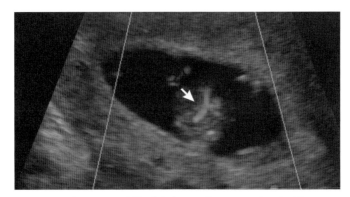

Fig. 11-10. Arteria umbilical única en feto portador de SD.

Para algunos autores, es más frecuente la falta de la arteria umbilical del lado izquierdo; este hecho, además, es el que se asocia con las aneuploidías.[61] Se considera que su origen se deba a la falta de formación de la propia arteria o a la atrofia de un vaso existente.

Cuando aparece de forma aislada, no tiene por qué estar asociada a un riesgo mayor de cromosomopatías. Sin embargo, la mayoría de los expertos coincide en que la identificación de una arteria umbilical única debe iniciar una búsqueda de anomalías asociadas, pero confirma que por sí sola no es indicación de análisis cromosómico.

DIÁMETRO DEL CORDÓN UMBILICAL (DCU)

El DCU se incrementa con la longitud cráneo caudal (LCC), hallazgo confirmado por varios autores.[62-64] Se mide colocando los calipers perpendiculares a la superficie del cordón en el borde externo de cada lado, incluyendo la gelatina de Wharton. La media para una LCC de 45 mm es de 2,9 mm, y para una LCC de 84 mm de 4,4 mm.[63]

Ghezzi et al.[62] estudiaron 784 embarazos en los que observaron que el DCU estaba aumentado en fetos con cromosomopatías o con alteraciones placentarias. Si combinaban translucencia nucal y ductus venoso con valores mayores al p95, la tasa de detección era del 85,7% para cromosomopatías (12/14 fetos con cromosomopatías).

En base a este hallazgo, Rembouskos et al.[63] realizaron un estudio en 1.303 embarazos únicos y 10 embarazos bicoriónicos y encontraron que el DCU en las trisomías 21 estaba disminuido en forma significativa con respecto a los fetos con cariotipo normal y en las otras cromosomopatías no había diferencias en el DCU. Además, hicieron una observación en cuanto a la trisomía 18, en la que se presenta un ligero aumento. Concluyeron que, no encontrando una explicación fisiopatológica de la disminución del DCU en las trisomías 21 y siendo las diferencias tan pequeñas, no tiene utilidad clínica en el cribado.

Actualmente, Axt-Fliedner et al.[64] también combinaron con la translucencia nucal y el ductus venoso, observando que el DCU está por encima del p95 en los fetos con cromosomopatías. Así, sugirieron que podía dar un valor adicional al estudio de estos fetos.

QUISTE DEL CORDÓN UMBILICAL

Los quistes del cordón umbilical pueden identificarse desde las 7 semanas. Éstos no obstruyen el flujo de los vasos umbilicales y su incidencia es del 0,4% al 3,4%.[65,66] Pueden estar ubicados en cualquier porción del cordón y, en la mayoría de casos, desaparecen espontáneamente, sin excluir anormalidades asociadas (Fig. 11-11).[67,68]

En un estudio de gestaciones entre las 7 a 12 semanas se encontró un 26% de defectos estructurales o cromosómicos;[66] en otros estudios, sin embargo, no se evidenció ninguna anormalidad.[65,67] Los quistes que persisten en el segundo trimestre, o son de mayor tamaño, se asocian con mayor frecuencia a cromosomopatías.[69]

AMNIOS ADHERIDO

Cuando el amnios está adherido al feto, el saco gestacional está predominantemente ocupado por el espacio extracelómico y la cavidad amniótica se envuelve herméticamente alrededor el feto. Estos fetos tienen un alto riesgo de presentar trisomía 16 o triploidía (Fig. 11-12).[70]

ANOMALÍAS DEL SACO VITELÍNICO

Algunos estudios han demostrado que la vesícula vitelina irregular o de tamaño anormal predice el término del embarazo en aborto en el primer trimestre (Fig. 11-13).[71,72]

La vesícula vitelina hiperecogénica, entre las 9 y 11 semanas, supone un riesgo de aneuploidía en combinación con higromas.[73] Actualmente, se está evaluando la velocidad del flujo de la arteria vitelínica, que podría ser un marcador precoz de aneuploidías y de mal pronóstico.

que o DCU está acima do p95 nos fetos com anomalias cromossômicas. Assim, sugeriram que se podia dar um valor adicional ao estudo desses fetos.

CISTO DO CORDÃO UMBILICAL

Os cistos do cordão umbilical podem ser identificados a partir da 7ª semana. Eles não obstruem o fluxo dos vasos umbilicais, e sua incidência é de 0,4-3,4%.[65,66] Podem se localizar em qualquer porção do cordão e, na maioria dos casos, desaparecem espontaneamente, sem excluir anormalidades associadas (Fig. 11-11).[67,68]

Em estudo de gestações entre a 7ª e a 12ª semana encontraram-se 26% de defeitos estruturais ou cromossômicos;[66] em outros estudos, entretanto, não se evidenciou nenhuma anormalidade.[65,67] Os cistos que persistem no segundo trimestre, ou que são maiores, associam-se com mais freqüência a anomalias cromossômicas.[69]

ÂMNIO ADERIDO

Quando o âmnio está aderido ao feto, o saco gestacional está predominantemente ocupado pelo espaço extracelomático, e a cavidade amniótica se envolve hermeticamente ao redor do feto. Esses fetos possuem alto risco de apresentar trissomia 16 ou triploidia (Fig. 11-12).[70]

ANOMALIAS DO SACO VITELINO

Alguns estudos demonstraram que a vesícula vitelina irregular ou de tamanho anormal prediz o aborto no primeiro trimestre (Fig. 11-13).[71,72]

A vesícula vitelina hiperecogênica, entre a 9ª e a 11ª semana, indica risco de aneuploidia em combinação com higromas.[73] Atualmente se está avaliando a velocidade do fluxo da artéria vitelina, que poderia ser um marcador precoce de aneuploidias e de mau prognóstico.

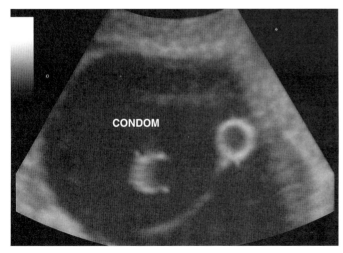

Fig. 11-11. Quiste del cordón umbilical.

Fig. 11-11. Cisto do cordão umbilical.

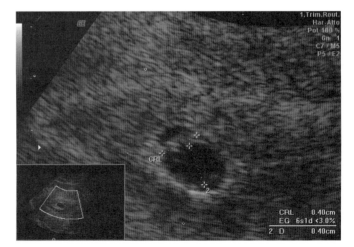

Fig. 11-12. Amnios adherido.

Fig. 11-12. Âmnio aderido.

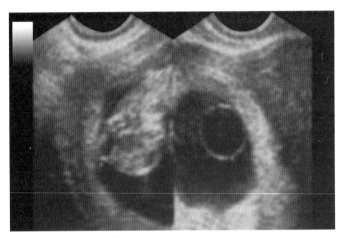

Fig. 11-13. Trisomía 18. Encefalocele y saco vitelino aumentado. 11 semanas.

Fig. 11-13. Trissomia 18. Encefalocele e saco vitelino aumentado – 11 semanas.

EMBRIÓN SIN FORMA

La falta de diferenciación de los diferentes segmentos del embrión, que podría visualizarse desde las 7 semanas, está relacionada con trisomías de alta letalidad, como la 8 y 16, así como también con triploidias.[74]

VOLUMEN PLACENTARIO

Con el advenimiento de la ecografía 3D, es posible calcular el volumen placentario desde las 10 semanas. Se ha observado que el cociente placentario (volumen placentario / longitud cráneo caudal) inferior al percentil 10 puede estar relacionado con un mayor riesgo de que el feto presente anomalías cromosómicas.[75]

LONGITUD DEL MAXILAR (LM)

Luego de varios estudios antropométricos y radiológicos, se observó un desarrollo disminuido de la LM en el 50% de las trisomías 21.

Cicero *et al.*[76] realizaron la medición ecográfica del maxilar en 970 fetos, entre las semanas 11 y 13,6. Como el hueso maxilar aumenta conforme lo hace la LCC, estimaron que, para una LCC de 45 mm, la media sería de 4,8 mm y, para una LCC de 84 mm, ésta sería de 8,5 mm. Si se utiliza valores por debajo de la mediana y el p5, las tasas de detección son del 83% y del 24%, respectivamente. La diferencia es de 0,7 mm con respecto a fetos con cariotipo normal. No se evidenciaron diferencias con otras trisomías. Sin embargo, hay una asociación con el espesor de la translucencia nucal y la LM, así como con la ausencia del hueso nasal, ya que en estos casos la LM es más pequeña aún. Este marcador sigue en revisión.

ÁNGULO FRONTO MAXILAR (AFM)

Este es uno de los últimos marcadores ecográficos que se encuentra en estudio. El grupo del Prof. Nicolaides está

EMBRIÃO SEM FORMA

A falta de diferenciação dos diferentes segmentos do embrião, que poderiam ser visualizados desde a 7ª semana, está relacionada com trissomias de alta letalidade, como as 8 e 16, assim como com triploidias.[74]

VOLUME PLACENTÁRIO

Com o advento da ecografia 3D, é possível calcular o volume placentário desde a 10ª semana. Observou-se que o quociente placentário (volume placentário/comprimento craniocaudal) inferior ao percentil 10 pode estar relacionado com maior risco de o feto apresentar anomalias cromossômicas.[75]

COMPRIMENTO DO MAXILAR (CM)

Depois de vários estudos antropométricos e radiológicos, verificou-se um desenvolvimento diminuído do CM em 50% das trissomias 21.

Cicero *et al.*[76] realizaram a medição ecográfica do maxilar em 970 fetos entre as semanas 11 e 13,6. Como o osso maxilar aumenta conforme o CCN, estimaram que, para um CCN de 45 mm, a média seria de 4,8 mm e, para um CCN de 84 mm, de 8,5 mm. Se são utilizados valores abaixo da mediana e o p5, as taxas de detecção são de 83 e 24%, respectivamente. A diferença é de 0,7 mm em relação a fetos com cariótipo normal. Não se evidenciaram diferenças com outras trissomias. Entretanto, há associação entre a espessura da translucência nucal e o CM, assim como com a ausência do osso nasal, posto que nesses casos o CM é menor ainda. Contudo, esse marcador permanece em revisão.

ÂNGULO FRONTOMAXILAR (AFM)

Este é um dos últimos marcadores ecográficos que se encontram em estudo. O grupo do professor Nicolaides

desarrollando una investigación sobre la medición del AFM. En ella observaron que el AFM es mayor en fetos afectados por SD que en aquellos con cariotipo normal. Estas mediciones se realizaron con cortes 3D para lograr el perfil estricto. El resultado del estudio con 100 fetos con SD y 300 fetos con cariotipo normal mostró que el 69% de los fetos con SD tenía mediciones mayores del p95.

Faltan, para este marcador, más estudios que posibiliten su aplicación clínica y la factibilidad de que sea realizado por medio de ecografía 2D.[77]

REGURGITACIÓN TRICUSPÍDEA (RT)

La RT es uno de los últimos marcadores que se ha incorporado en un segundo nivel de cribado. Este marcador fue previamente estudiado en múltiples patologías que incrementan la carga cardíaca, como TTS, hydrops no inmune, fístula arterio venosa; o que aumentan la poscarga, como restricción severa del crecimiento, exposición a la indometacina, que traen constricción ductal entre las 10 y 14 semanas. Otras patologías asociadas pueden ser la displasia de la válvula atrioventricular o la anomalía de Ebstein.[78]

En virtud de estos hallazgos, Nicolaides et al.,[79] en un estudio multicéntrico con 75.821 embarazos, realizaron un cribado en dos niveles. Cuando el riesgo del test combinado era de 1/100 a 1/1000 aplicaron tres marcadores ecográficos en el segundo nivel: presencia o ausencia de hueso nasal, onda A normal o anormal del ductus venoso y presencia o ausencia de RT. La sensibilidad de la RT, dentro de este esquema de decisión, es del 91,7% (298/325 trisomías 21), con una tasa del 2,7% de falsos positivos (2.070/75.277 fetos cromosómicamente normales).

Faiola et al.[78] encontraron que la sensibilidad para la trisomía 21 es del 65,1% y, en fetos cromosómicamente normales, del 8,5%. Hay una correlación positiva entre la TN aumentada y RT. La prevalencia de RT disminuye a medida que aumenta la EG. El riesgo de cardiopatías congénitas en los fetos con cariotipo normal y RT está aumentado en 8 veces.

está desenvolvendo uma pesquisa sobre a medição do AFM. Nela observaram que o AFM é maior em fetos afetados por síndrome de Down que naqueles com cariótipo normal. Essas medições foram feitas com cortes 3D para se conseguir o perfil estrito. O resultado do estudo com 100 fetos com SD e 300 com cariótipo normal mostrou que 69% daqueles com SD possuíam medições maiores do p95.

Faltam, para esse marcador, mais estudos que possibilitem sua aplicação clínica e a possibilidade de que seja realizado por meio de ecografia 2D.[77]

REGURGITAÇÃO TRICÚSPIDE (RT)

A RT é um dos últimos marcadores que se incorporaram a um segundo nível de screening. Esse marcador foi previamente estudado em múltiplas patologias que incrementam a carga cardíaca, como STFF, hidropisia não-imune, fístula arteriovenosa; ou que aumentam a pós-carga, como grave restrição do crescimento, exposição à indometacina, que trazem constrição ductal entre a 10ª e a 14ª semana. Outras patologias associadas podem ser a displasia da válvula atrioventricular ou a doença de Ebstein.[78]

Em virtude desses achados, Nicolaides et al.,[79] em estudo multicêntrico com 75.821 gestações, realizaram um screening em dois níveis. Quando o risco do teste combinado era de 1/100 a 1/1.000, aplicaram três marcadores ecográficos no segundo nível: presença ou ausência de osso nasal, onda A normal ou anormal do ducto venoso e presença ou ausência de RT. A sensibilidade da RT neste esquema de decisão é de 91,7% (298/325 trissomias 21), com uma taxa de 2,7% de falso-positivos (2.070/75.277 fetos cromossomicamente normais).

Faiola et al.[78] verificaram que a sensibilidade para a trissomia 21 é de 65,1% e, em fetos cromossomicamente normais, de 8,5%. Existe relação positiva entre TN aumentada e RT. A prevalência de RT diminui à medida que aumenta a idade gestacional. O risco de cardiopatias congênitas nos fetos com cariótipo normal e RT é oito vezes maior.

BIBLIOGRAFÍA SELECCIONADA / REFERÊNCIAS BIBLIOGRÁFICAS

1. Whitlow BJ, Chatzipapas IK et al. The value of sonography in early pregnancy for the detection of fetal abnormalities in an unselected population. *Br J Obstet Gynaecol* 1999;106:929-36.

2. Economides DL, Whitlow BJ et al. First trimester sonographic detection of chromosomal abnormalities in an unselected population. *Br J Obstet Gynaecol* 1998; 105:58-62.

3. Cedergren M, Selbing A. Detection of fetal structural abnormalities by an 11-14-week ultrasound dating scan in an unselected Swedish population. *Acta Obstet Gynecol Scand* 2006;85(8):912-15.

4. Souka AP, Pilalis A, Kavalakis I et al. Screening for major structural abnormalities at the 11- to 14-week ultrasound scan. *Am J Obstet Gynecol* 2006 Feb,;194(2):393-96.

5. Dane B, Dane C, Sivri D, Kiray M et al. Ultrasound screening for fetal major abnormalities at 11-14 weeks. *Acta Obstet Gynecol Scand* 2007;86(6):666-70.

6. Papageorghiou AT, Avgidou K, Spencer K et al. Sonographic screening for trisomy 13 at 11 to 13(+6) weeks of gestation. *Am J Obstet Gynecol* 2006 Feb.;194(2):397-401.

7. Rosati P, Guariglia L. Prognostic value of ultrasound findings of fetal cystic hygroma detected in early pregnancy

by transvaginal sonography. *Ultrasound Obstet Gynecol* 2000;16:245-50.

8. Souter V, Nyberg D. Sonographic screening for fetal aneuploidy: first trimester. *J Ultrasound Med* 2001;20:775-90.

9. Bronshtein M, Bar-Hava I, Blumenfeld I et al. The difference between septated and nonseptated nuchal cystic hygroma in the early second trimester. *Obstet Gynecol* 1993;81:683-87.

10. Malone FD, Ball RH, Nyberg DA et al. FASTER Trial research consortium. First-trimester septated cystic hygroma: prevalence, natural history, and pediatric outcome. *Obstet Gynecol* 2005 Aug.;106(2):288-94.

11. Molina FS, Avgidou K, Kagan KO et al. Cystic hygromas, nuchal edema, and nuchal translucency at 11-14 weeks of gestation. *Obstet Gynecol* 2006 Mar.;107(3):678-83.

12. Sepulveda W, Dezerega V, Be C. First-trimester sonographic diagnosis of holoprosencephaly: value of the "butterfly" sign. *J Ultrasound Med* 2004 June;23(6):761-65.

13. Van Zalen-Sprock MM, Van Vugt IMG. First trimester diagnosis of ciclopia and holoprocephaly. *J Ultrasound Med* 1995;14:631-33.

14. González-Gómez F, Salamanca A, Padilla MC et al. Alobar holoprosencephalic embryo detected via transvaginal sonography. *Eur J Obstet Gynecol Reprod Biol* 1992;47:266-70.

15. Wong HS, Lam YH, Tang MH et al. First-trimester ultrasound diagnosis of holoprosencephaly: three case reports. *Ultrasound Obstet Gynecol* 1999 May;13(5):356-59.

16. Sherod C, Sebire NJ, Soares W et al. Prenatal diagnosis of trisomy 18 at the 10-14 week ultrasound scan. *Ultrasound Obstet Gynecol* 1997;10:387-90.

17. Timor-Tritsch IE, Warren WB et al. First-trimester midgut herniation: a high frequency sonographic study. *Am J Obstet Gynecol* 1989;161:831-33.

18. van Zalen-Sprock RM, Vugt JM, van Geijn HP. Firsttrimester sonography of physiological midgut herniation and early diagnosis of omphalocele. *Prenat Diagn* 1997;17:511-18.

19. Bowerman RA. Sonography of fetal midgut herniation: normal size criteria and correlation with crown rump length. *J Ultrasound Med* 1993;5:251-54.

20. St-Vil D, Shaw KS, Lallier M et al. Chromosomal anomalies in newborns with omphalocele. *Pediatr Surg* 1996;31:831-34.

21. Snijders RJ, Sebire NJ, Souka A et al. Fetal exomphalos and chromosomal defects: relationship to maternal age and gestation. *Ultrasound Obstet Gynecol* 1995;6:250-55.

22. Snijders RJ, Brizot ML, Faria M. Fetal exomphalos at 11 to 14 weeks of gestation. *J Ultrasound Med* 1995 Aug.;14(8):569-74.

23. Waller K, Chaithongwongwatthana S, Yamasmit W. Chromosomal abnormalities among 246 fetuses with pleural effusions detected on prenatal ultrasound examination: factors associated with an increased risk of aneuploidy. *Genet Med* 2005 July-Aug.;7(6):417-21.

24. Hashimoto K, Shimizu T, Fukuda M et al. Pregnancy outcome of embryonic/fetal pleural effusion in the first trimester. *J Ultrasound Med* 2003 May;22(5):501-5.

25. Whitlow BJ, Lazanakis ML, Kadir RA et al. The significance of choroid plexus cysts, echogenic heart foci and renal pyelectasis in the first trimester. *Ultrasound Obstet Gynecol* 1998 Dec.;12(6):385-90.

26. Liao AW, Sebire NJ, Geerts L et al. Megacystis at 10-14 weeks of gestation: chromosomal defects and outcome

according to bladder length. *Ultrasound Obstet Gynecol* 2003 Apr.;21(4):338-41.

27. Drugan A, Zador IE, Bhatia RK et al. First trimester diagnosis and early in utero treatment of obstructive uropathy. *Acta Obstet Gynecol Scand* 1989;68:645-49.

28. Sebire NJ, Von Kaisenberg C, Rubio C et al. Fetal megacystis at 10-14 weeks of gestation. *Ultrasound Ostet Gynecol* 1996;8:387-90.

29. Carvalho MH, Brizot ML, Lopes LM et al. Detection of fetal structural abnormalities at the 11-14 ultrasound scan. *Prenat Diagn* 2002;22:1-4.

30. Taipale P, Ämmälä M, Salonen R et al. Learning curve in ultrasonographic screening for selected fetal structural anomalies in early pregnancy. *Obstet Gynecol* 2003;101:273-78.

31. Michailidis GD, Papageorghiou P, Economides DL. Assessment of fetal anatomy in the first trimester using two- and three-dimensional ultrasound. *The British Journal of Radiology* 2002;75:215-19.

32. Jauniaux E, Jurkovic D, Campbell S et al. Doppler ultrasonographic features of the developing placental circulation: Correlation with anatomic findings. *Am J Obstet Gynecol* 1992;166:585-87.

33. Borrell A, Costa D, Martinez JM et al. Reversed end-diastolic umbilical flow in a first trimestre fetus with congenital heart disease. *Prenat Diagn* 1998;18:1001-5.

34. Murta CG, Moron AF, Ávila MA. Reversed diastolic umbilical artery flow in the first trimester associated with chromosomal fetal abnormalities or cardiac defects. *Obstet Gynecol* 2000;95:1011-13.

35. Borrell A, Martínez JM, Farre MT et al. Reversed end-diastolic flow in first-trimester umbilical artery: an ominous new sign for fetal outcome. *Am J Obstet Gynecol* 2001;185:204-7.

36. Martinez Crespo JM, Comas C et al. Reversed end-diastolic umbilical artery velocity in two cases of trisomy 18 at 10 weeks gestation. *Ultrasound Obstet Gynaecol* 1996;7:447-49.

37. Comas C, Carrera M, Devesa R et al. Early detection of reversed diastolic umbilical flow: should we offer karyotyping? *Ultrasound Obstet Gynecol* 1997;10:40-42.

38. Rizzo G, Pietropolli A, Capponi A et al. Chromosomal abnormalities in fetuses with absent end-diastolic velocity in umbilical artery: analysis of risk factors for abnormal karyotype. *Am J Obstet Gynecol* 1994;171:827-31.

39. Brown R, Di Luzio L, Gomes C et al. The umbilical artery pulsatility index in the first trimester: is there an association with increased nuchal translucency or chromosomal abnormality? *Ultrasound Obstet Gynecol* 1998;12:244-47.

40. Ariyuki Y, Hata T, Kitao M. Reverse end-diastolic umbilical artery velocity in a case of intrauterine fetal death at 14 weeks` gestation. *Am J Obstet Gynecol* 1993;169:1621-22.

41. Montenegro N, Beires J, Pereira Leite L. Reverse end-reverse diastolic umbilical artery blood flow at 11 weeks gestation. *Ultrasound Obstet Gynecol* 1995;5:141-42.

42. Martínez JM, Comas C, Ojuel J et al. Umbilical artery pulsatility index in early pregnancies with chromosome anomalies. *Br J Obstet Gynaecol* 1996;103:330-34.

43. Comas C, Antolín E, Figueras F et al. Screening precoz de cromosomopatías: nuevas estrategias. *Prog Diag Prenat* 2001;13:3-17.

44. Martínez JM, Borrel A, Antolin E et al. Combining nuchal translucency with umbilical Doppler velocimetry for

detecting fetal trisomies in the first trimester of pregnancy. *Br J Obstet Gynaecol* 1997;104:11-14.

45. Comas C, Muñoz A, Torrents M *et al.* Screening precoz de cromosomopatías mediante ecografía y Doppler. *Prog Diagn Prenat* 1998;10:450-63.

46. Zoppi MA, Ibba RM, Putzolu M *et al.* First trimester umbilical artery pulsatility index in fetuses presenting enlarged nuchal translucency. *Prenat Diagn* 2000;20:701-4.

47. Murta CG, Moron AF, Ávila MA. Reversed diastolic umbilical artery flow in the first trimester associated with chromosomal fetal abnormalities or cardiac defects. *Obstet Gynecol* 2000;95:1011-13.

48. Benson CB, Doubilet PM. Show embryonic Herat rate in early first trimester: indicator of poor pregnancy outcome. *Radiology* 1994;192:343-44.

49. Torrents M, Comas C, Antolín E *et al.* Marcadores ecográficos de cromosomopatías en el primer trimestre. *Prog Diag Prenatal* 2001;13:237-46.

50. Hyett JA, Noble PL, Snijders RJ *et al.* Fetal heart rate in trisomy 21 and other chromosomal abnormalities at 10-14 weeks of gestation. *Ultrasound Obstet Gynecol* 1996;7:239-44.

51. Martínez JM, Echevarría M, Borrel A *et al.* Fetal heart rate and nuchal translucency in detecting chromosomal abnormalities other than Down syndrome. *Obstet Gynecol* 1998;92:68-71.

52. Jauniaux E, Gavrill P, Khun P *et al.* Fetal heart rate and umbilico-placental Doppler velocity waveforms in early pregnancies with a chromosomal abnormality and/or an increased nuchal translucency thickness. *Hum Reprod* 1996;11:435-39.

53. Puerto B, Martínez JM. Screening ecográfico y hemodinámico de aneuploidías. *Cuad Med Reprod* 2001;7(1):79-101.

54. Snijders RJ, Sebire NJ, Nayar R *et al.* Increased nuchal translucency in trisomy 13 fetuses at 10-14 weeks of gestation. *Am J Med Genet* 1999;86:205-7.

55. Sherod C, Sebire NJ, Soares W. Prenatal diagnosis of trisomy 18 at the 10-14 week ultrasound scan. *Ultrasound Obstet Gynecol* 1997;10:387-90.

56. Jauniaux E, Brown R, Snijders RJ *et al.* Early prenatal diagnosis of triploidy. *Am J Obstet Gynecol* 1997;176:550-54.

57. Nicolaides K, Falcón O. *La ecografía de las 11–13⁺⁶ semanas.* Londres: Fetal Medicine Foundation, 2004.

58. Bahado-Singh RO, Lynch L, Deren O. First trimester growth restriction and fetal aneuploidy: the effect of type and gestational age. *Am J Obstet Gynecol* 1997;176:976-80.

59. Falcon O, Peralta CF, Cavoretto P, Auer M, Nicolaides KH. Fetal trunk and head volume in chromosomally abnormal fetuses at 11+0 to 13+6 weeks of gestation. *Ultrasound Obstet Gynecol* 2005 Oct.;26(5):517-20.

60. Rembouskos G, Cicero S, Longo D *et al.* Single umbilical artery at 11-14 week's gestation: relation to chromosomal defects. *Ultrasound Obstet Gynecol* 2003;22:567-70.

61. Abuhamad AZ, Shaffer W, Mari G. Single umbilical artery: does it matter wich artery is missing? *Am J Obstet Gynecol* 1995;173:728.

62. Ghezzi F, Raio L, Di Naro E *et al.* First-trimester umbilical cord diameter: a novel marker of fetal aneuploidy. *Ultrasound Obstet Gynecol* 2002;19:235-39.

63. Rembouskos G, Cicero S, Papadopoulos V *et al.* Umbilical cord diameter at 11-14 weeks of gestation: relation to chromosomal defects. *Ultrasound Obstet Gynecol* 2004;23:237-39.

64. Axt-Fliedner R, Schwarze A, Kreiselmaier P *et al.* Umbilical cord diameter at 11-14 weeks of gestation: relationship to nuchal translucency, ductus venous blood flow and chromosomal defects. *Fetal Diagn Ther* 2006;21:390-95.

65. Skibo LK, Lyons EA, Levi CS. First-trimester umbilical cord cysts. *Radiology* 1992;182:719-22.

66. Ross JA, Jurkovic D, Zosmer N *et al.* Umbilical cord cysts in early pregnancy. *Obstet Gynecol* 1997;89:442-45.

67. Sepulveda W, Gutierrez J *et al.* Pseudocyst of the umbilical cord: prenatal sonographic appearance and clinical significance. *Obstet Gynecol* 1999;93:377-81.

68. Sepulveda W, Leible S, Ulloa A *et al.* Clinical significance of first trimester umbilical cord cysts. *J Ultrasound Med* 1999;18:95-99.

69. Osborne NG, Bonilla-Musoles F, *et al.* Umbilical cord cysts: color Doppler and three dimensional ultrasound evaluation. *Ultrasound Quarterly* 2000;16:133-39.

70. Levi CS, Lyons EA, Lindsay DJ. Ultrasound in the first trimester of pregnancy. *Radiol Clin North Am* 1990;28(1):19-38.

71. Levi CS, Lyons EA, Lindsay DJ. Early diagnosis of nonviable pregnancy with endovaginal US. *Radiology* 1988;167:383-85.

72. Lyons EA, Levi CS. Ultrasound in the first trimester of pregnancy. *Radiol Clin North Am* 1982;20:259-70.

73. Szabó J, Gellén J, Szemere G *et al.* Significance of hyperrecogenic yolk sac in first trimester screening for chromosome aneuploidy. *Orv Hetil* 1996;137:2313-15.

74. Khan AH. Trisomy 16, cause of first trimester abortion. *J Pak Med Assoc Oct.* 2001;51:378-79.

75. Metzenbauer M, Hafner E, Schuchter K *et al.* First-trimester placental volume as a marker for chromosomal anomalies: preliminary results from an unselected population. *Ultrasound Obstet Gynecol* 2002;19:240-42.

76. Cicero S, Curcio P, Rembouskos G *et al.* Maxillary length at 11-14 weeks of gestation in fetuses with trisomy 21. *Ultrasound Obstet Gynecol* 2004;24:19-22.

77. Sonek J, Borenstein M, Dagklis T *et al.* Fronto maxillary facial angles in fetuses with trisomy 21 at 11-13þ6 weeks of gestation. *Am J Obstet Gynecol* 2007 Mar;196(3):271.e1-4.

78. Faiola S, Tsoi E, Huggon IC *et al.* Likelihood ratio for trisomy 21 in fetuses with tricuspid regurgitation at the 11 to 13 + 6-week scan. *Ultrasound Obstet Gynecol* 2005;26:22-27.

79. Nicolaides KH, Spencer K, Avgidou K *et al.* Multicenter study of first-trimester screening for trisomy 21 in 75821 pregnancies: results and estimation of the potential impact of individual risk-orientated two-stage first-trimester screening. *Ultrasound Obstet Gynecol* 2005;25:221-26.

80. Martinez JM, Comas C, Ojuel J, Borrell A *et al.* Fetal heart rate patterns in pregnancies with chromosomal disorders or subsequent fetal loss. *Obstet Gynecol* 1996;87:118-21.

81. Liao AW, Snijders R, Geerts L *et al.* Fetal heart rate in chromosomally abnormal fetuses. *Ultrasound Obstet Gynecol* 2000;16:610-13.

82. Comas C, Carrera JM. Early sonographic screening for chromosomal abnormalities. *Ultrasound Rev Obstet Gynecol* 2002;2:88-91.

CAPÍTULO 12

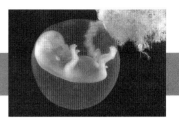

TELEECOGRAFÍA, TELEMEDICINA Y MEDICINA FETAL

TELEECOGRAFIA, TELEMEDICINA E MEDICINA FETAL

A. C. Ferreira ♦ R. M. Ferlin ♦ F. Mauad Filho ♦ J. F. Jordão

El desarrollo y la rápida expansión de las modernas tecnologías de computación y de telecomunicaciones, que consiguen captar y transmitir rápidamente informaciones de texto, voz e imagen – en tiempo real o no –, despertó el interés del área médica para su utilización en localidades donde no existe atención médica especializada. Ese nuevo segmento de actuación recibió el nombre de telemedicina.

La telemedicina tuvo inicio durante la carrera espacial, en la década del 60, cuando las funciones vitales de los astronautas en el espacio eran monitoreadas desde la tierra por médicos de la National Aeronautics and Space Administration (NASA). Desde entonces, el espectro de su aplicación en la medicina se amplió. En algunos países, como Italia e Inglaterra, la transmisión de datos con finalidad diagnóstica ya existe desde la década del 70 y hoy hace parte de redes complejas, uniendo pequeñas localidades a los grandes centros de estudio y universidades.[1]

La Agencia de Investigación en Salud y Calidad – AHRQ, órgano norteamericano que regula la aplicación de nuevos métodos usados en medicina, entiende la telemedicina como la práctica de la medicina a través del uso de tecnologías de telecomunicación a distancia para fines diagnósticos, terapéuticos, de acompañamiento médico, educacionales o de investigación.[2]

En los países con gran extensión territorial, o donde el acceso a los servicios médicos es precario o deficiente, las ventajas de la telemedicina pueden ser muy grandes. Entre éstas podemos citar la facilidad de acceso a proto-

O desenvolvimento e a rápida expansão das modernas tecnologias de computação e telecomunicações, que conseguem captar e transmitir rapidamente informações de texto, voz e imagem – em tempo real ou não –, despertaram o interesse da área médica para sua utilização em localidades onde não existe serviço médico especializado. Este novo segmento de atuação foi denominado telemedicina.

A telemedicina teve início durante a corrida espacial, na década de 1960, quando as funções vitais dos astronautas no espaço eram monitoradas da Terra por médicos da National Aeronautics and Space Administration (NASA). Desde então, o espectro de sua aplicação na medicina se ampliou. Em alguns países, como Itália e Inglaterra, a transmissão de dados com finalidade diagnóstica já existe desde a década de 1970 e hoje faz parte de complexas redes, unindo pequenas localidades a grandes centros de estudo e universidades.[1]

A Agência de Pesquisa e Qualidade da Saúde (AHRQ), órgão norte-americano que regula a aplicação de novos métodos usados em medicina, entende a telemedicina como a prática da medicina pela utilização de tecnologias de telecomunicação a distância para fins diagnósticos, terapêuticos, de acompanhamento médico, educacionais ou de pesquisa.[2]

Nos países com grande extensão territorial, ou onde o acesso a serviços médicos é precário ou deficiente, as vantagens da telemedicina podem ser grandes. Entre elas, podemos citar a facilidade de acesso a protocolos sistema-

colos sistematizados, la educación a distancia, la investigación participativa entre centros de estudio, sesiones de segunda opinión, etc.; además de una mejor asistencia a la población, principalmente, en las regiones lejanas. Así mismo, se reduce la distancia entre el diagnóstico y el tratamiento, lo que aumenta la eficiencia de los servicios médicos, justificando la inversión en esas tecnologias.[1]

La telemedicina y la teleecografía pueden utilizar vídeo conferencia, transmisión de voz, sistema de comunicación vía banda ancha y digitalización de las imágenes. Las diversas modalidades de la telemedicina permiten la transmisión de archivos de voz e imagen de alta calidad entre puntos geográficos distantes; para eso son necesarios equipos que reciban y reproduzcan voz e imagen y que a su vez tengan la posibilidad de conectarse con equipos similares, como computadores y equipos específicos (Fig. 12-1). Pueden utilizarse dos tipos de conexiones para la transmisión de los datos: ISDN (*Integrated Services Digital Network*) o IP (*Internet Protocol*). La calidad de la voz, la imagen y la velocidad son fundamentales para la correcta transmisión de los datos.

La investigación en teleecografía ocurre en tres vertientes: almacenamiento/envío (*store-and-forward services*), autocontrol y servicios interactivos. Se puede realizar el intercambio de informaciones o la transmisión de datos (imágenes o examen en tiempo real) en cuatro modalidades:

- De un ecógrafo a otro ecógrafo (Fig. 12-2).
- De un ecógrafo a un computador (Fig. 12-3).
- De un computador a un ecógrafo (Fig. 12-4).
- De plataformas específicas a otras plataformas específicas (Fig. 12-5).

El almacenamiento/envío de los datos constituye una forma no interactiva de la telemedicina. En ese modelo, los datos son recogidos, almacenados y luego encaminados, para ser interpretados posteriormente. De esta forma se puede captar y almacenar imágenes de pacientes, así como voz y texto, eliminando la necesidad de que médico y paciente estén presentes al mismo tiempo en el mismo lugar. Algunos estudios muestran que ese tipo de servicio aumenta el acceso de la población a los servicios que no están disponibles localmente.[3,4]

La segunda vertiente de investigación, el autocontrol, posibilita que los médicos y otros profesionales de la salud tengan acceso a mediciones fisiológicas, resultados de tests/exámenes o imágenes y sonidos. Estos datos son, usualmente, colectados en el domicilio del paciente o en un centro de salud. Éste es un recurso muy utilizado con pacientes crónicos o que tengan movilidad reducida y necesiten un control constante, como los pacientes diabéticos o hipertensos. Ese sistema disminuye la necesidad de consultas con el profesional médico y reduce los costos para los pacientes. Además, ese tipo de control constante

tizados, a educação a distância, a pesquisa participativa entre centros de estudo, sessões de segunda opinião etc. Além de uma melhor assistência à população, principalmente nas regiões distantes. Também se reduz a distância entre o diagnóstico e o tratamento, o que aumenta a eficiência dos serviços médicos, justificando a inversão nestas tecnologias.[1]

A telemedicina e a teleecografia podem utilizar videoconferência, transmissão de voz, sistema de comunicação via banda larga e digitalização de imagens. As diversas modalidades da telemedicina permitem a transmissão de arquivos de voz e imagem de alta qualidade entre pontos geográficos distantes; para isso são necessários equipamentos que recebam e reproduzam voz e imagem e que ofereçam a possibilidade de conexão com equipamentos similares, como computadores e outros aparelhos específicos (Fig. 12-1). Podem-se utilizar dois tipos de conexão para a transmissão de dados: Integrated Services Digital Network (ISDN) ou Internet Protocol (IP). A qualidade da voz, da imagem e a velocidade são fundamentais para a correta transmissão dos dados.

A pesquisa em teleecografia acontece em três vertentes: armazenamento/envio (*store-and-forward services*), autocontrole e serviços interativos. Pode-se realizar o intercâmbio de informações ou a transmissão de dados (imagens ou exame em tempo real) em quatro modalidades:

- De um ecógrafo a outro (Fig. 12-2).
- De um ecógrafo a um computador (Fig. 12-3).
- De um computador a um ecógrafo (Fig. 12-4).
- De plataformas específicas a outras plataformas específicas (Fig. 12-5).

O armazenamento/envio dos dados constitui uma forma não interativa da telemedicina. Nesse modelo, os dados são recolhidos, armazenados e logo encaminhados para serem interpretados posteriormente. Dessa forma se pode captar e armazenar imagens de pacientes, assim como voz e texto, eliminando a necessidade de que médico e paciente estejam presentes ao mesmo tempo no mesmo lugar. Alguns estudos mostram que esse tipo de serviço aumenta o acesso da população aos serviços que não estão disponíveis localmente.[3,4]

A segunda vertente de pesquisa, o autocontrole, possibilita que os médicos e outros profissionais de saúde tenham acesso a medições fisiológicas, resultados de testes/exames ou imagens e sons. Esses dados são, usualmente, coletados no domicílio do paciente ou em um centro de saúde. Este é um recurso muito utilizado com pacientes crônicos ou que tenham mobilidade reduzida e necessitem de controle constante, como diabéticos ou hipertensos. Este sistema diminui a necessidade de consultas com o profissional médico e reduz os custos para os pacientes. Além disso, esse tipo de controle constante permite detec-

TELEECOGRAFÍA, TELEMEDICINA Y MEDICINA FETAL
TELEECOGRAFIA, TELEMEDICINA E MEDICINA FETAL

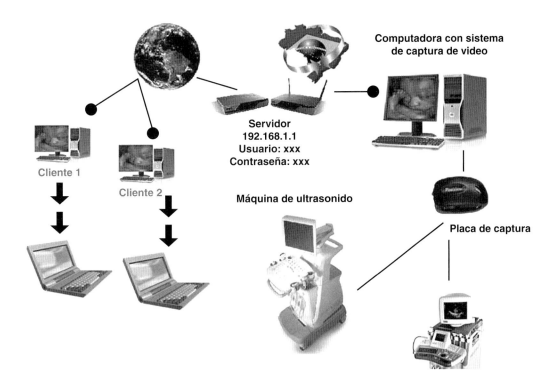

Fig. 12-1. El equipo de Ecografía esta conectado a un computador y este transmite via Internet en banda ancha a otros computadores, posibilitando la interpretación de imágenes en tiempo real en otro local distante.

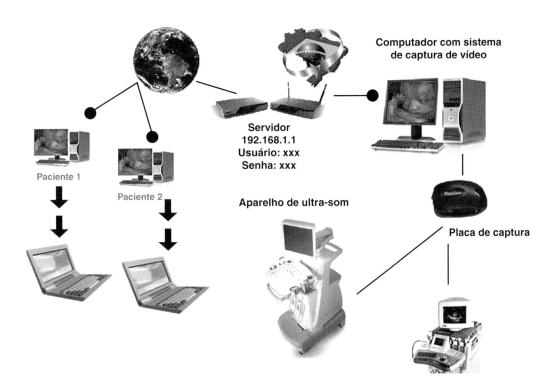

Fig. 12-1. O aparelho de ultra-sonografia é conectado a um computador, que transmite via internet banda larga a outros computadores, possibilitando interpretar as imagens ou o exame em tempo real em outro local distante.

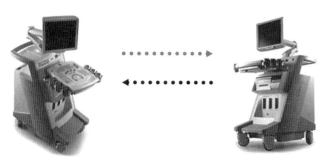

Fig. 12-2. Teleecografía de un ecógrafo a otro.

Fig. 12-2. Teleecografia no modo de transmissão de aparelho de ecografia à aparelho de ecografia.

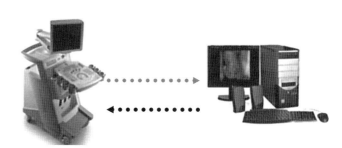

Fig. 12-3. Teleecografía de un ecógrafo a un PC.

Fig. 12-3. Teleecografia no modo de transmissão de aparelho de ecografia a um computador.

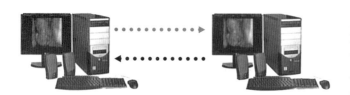

Fig. 12-4. Teleecografía de un PC a un PC.

Fig. 12-4. Teleecografia no modo de transmissão de computador a computador.

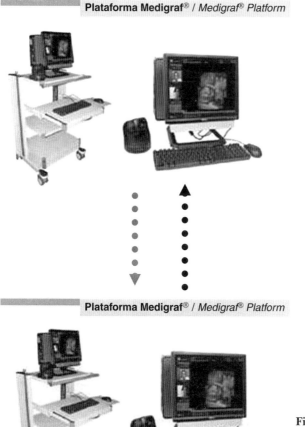

Fig. 12-5. Teleecografía de plataformas específicas a plataformas específicas.

Fig. 12-5. Teleecografia no modo de transmissão com plataformas específicas a plataformas específicas.

permite detectar precozmente el problema, lo que puede reducir aun más los costos de traslado y de tratamiento.[2]

La tercera línea de investigación envuelve una interacción en tiempo real entre paciente y médico u otro profesional. Los servicios interactivos incluyen consultas, visitas domiciliarias y a centros asistenciales, así como una variedad de procedimientos y exámenes especializados. Algunos estudios sostienen que la telemedicina en tiempo real no es apenas posible, sino que también es un servicio recibido con optimismo por los médicos y pacientes beneficiados. Además, con el aumento de la comunicación vía banda ancha, este sistema, debe convertirse en una importante herramienta para la práctica clínica y los propósitos educacionales.[5-7]

Estudios demuestran que, a pesar de los elevados costos con la implantación de un servicio de telemedicina, que incluye equipos e infraestructura de transmisión, los costos con el traslado de los pacientes a los centros especializados serían más altos aún. Además, los costos de la tecnología tienden a disminuir a medida que más especialidades médicas se hacen usuarias del servicio, tornándolo más rentable.[8]

Un resumen de varios estudios conducido por la AHRQ, en 2001, tomando como referencia todas las bases de datos de literatura médica desde 1990, identificó la existencia de 455 programas de telemedicina, siendo 62 provenientes de los EEUU. Cerca del 40% de esos programas atestiguaron la efectividad de la telemedicina en una de las tres áreas de investigación. Las actividades más comunes de esos programas eran: consultas y segunda opinión, interpretación diagnóstica de tests, acompañamiento de enfermedades crónicas, seguimiento postoperatorio o post-hospitalización, servicios de selección y consultas a especialistas. Aproximadamente el 26% de todos esos servicios eran destinados a la salud de las poblaciones rurales. Por especialidad, se verificó que el 71,26% de las consultas eran referentes al área de ginecología/obstetricia, principalmente con relación a la ultrasonografía.

Actualmente, la ultrasonografía constituye un instrumento diagnóstico indispensable en varios campos de la medicina, como en la cardiología, angiología, pediatría, obstetricia, ginecología, como también en otras especialidades médicas. Sin embargo, la relativa falta de centros especializados en locales periféricos o regiones aisladas constituye un importante factor que limita el acceso de los pacientes que necesitan de ese servicio. Este hecho fue uno de los principales motivos para que la teleecografia y la teleecocardiografía se tornasen pioneras en el campo de las investigaciones en telemedicina.

Ejemplos de esta innovación en los servicios constan en los diversos estudios conducidos en Queensland, Australia. Esta ciudad tiene una población de 3,3 millones de habitantes, de los cuales el 55% vive en el área rural, y posee apenas dos servicios especializados en ecografía materno/fetal, localizados en las universidades de su capi-

tar precocemente o problema, o que pode reduzir ainda mais os custos de traslado e tratamento.[2]

A terceira linha de pesquisa envolve uma interação em tempo real entre paciente e médico ou outro profissional. Os serviços interativos incluem consultas, visitas domiciliares e a centros assistenciais, assim como uma variedade de procedimentos e exames especializados. Alguns estudos sustentam que a telemedicina em tempo real não é apenas possível, mas também um serviço recebido com otimismo por médicos e pacientes. Ademais, com o aumento da comunicação via banda larga, esse sistema deve se converter em importante ferramenta para a prática clínica e os projetos educacionais.[5-7]

Estudos demonstram que, apesar dos elevados custos com a implantação de um serviço de telemedicina que inclua equipamentos e infra-estrutura de transmissão, as despesas com a transferência dos pacientes para os centros especializados seriam ainda mais altas. Além disso, os custos da tecnologia tendem a diminuir à medida que mais especialidades médicas se tornem usuárias do serviço, tornando-o mais rentável.[8]

Um resumo de vários estudos conduzido pela AHRQ, em 2001, tomando como referência todas as bases de dados de literatura médica desde 1990, identificou a existência de 455 programas de telemedicina, sendo 62 provenientes dos EUA. Cerca de 40% desses programas atestaram a efetividade da telemedicina em uma das três áreas de pesquisa. As atividades mais comuns desses programas eram: consultas e segunda opinião, interpretação diagnóstica de testes, acompanhamento de doenças crônicas, seguimento pós-operatório ou pós-hospitalização, serviços de seleção e consultas a especialistas. Aproximadamente 26% de todos esses serviços eram destinados à saúde da população rural. Por especialidade, observou-se que 71,26% das consultas eram referentes à área de ginecologia/obstetrícia, principalmente quanto à ultra-sonografia.

Atualmente, a ultra-sonografia representa um instrumento diagnóstico indispensável em vários campos da medicina, como em cardiologia, angiologia, pediatria, obstetrícia, ginecologia, assim como outras especialidades médicas. Entretanto, a relativa falta de centros especializados em locais periféricos ou regiões isoladas constitui importante fator que limita o acesso dos pacientes que necessitam desse serviço. Esse fato foi um dos principais motivos para que a teleecografia e a teleecocardiografia se tornassem pioneiras no campo das pesquisas em telemedicina.

Exemplos dessa inovação nos serviços constam nos diversos estudos conduzidos em Queensland, Austrália. Essa cidade tem uma população de 3,3 milhões de habitantes, dos quais 55% vivem em área rural, e possui apenas dois serviços especializados em ecografia materno-fetal, localizados nas universidades de sua capital,

tal Brisbane. La implantación de un servicio de teleecografía mostró una excelente confiabilidad diagnóstica y permitió la identificación de todas las anomalías fetales presentes en los casos examinados. Los médicos clínicos de esos pacientes afirmaron que, en ausencia de la teleecografia, dirigían 1/3 de los pacientes al servicio de ultrasonografía especializado más próximo, situado a 1.500 km de distancia.[5-7,9]

Las anormalidades fetales congénitas constituyen la mayor causa de mortalidad y morbilidad perinatal. En estas circunstancias, la teleecografía obstétrica representa la mano de obra artesanal en la medicina fetal, ella permite un diagnóstico cuidadoso de la condición fetal, lo que contribuye significativamente para reducir la morbi-mortalidad perinatal.[15]

La correlación existente entre los diagnósticos realizados localmente y a distancia lleva a la conclusión de que la teleecografía es un método de diagnóstico confiable, además de constituirse en una importante herramienta para la capacitación a distancia de médicos ecografistas.[4] Así también, el sistema reduce los costos con la contratación de profesionales, los gastos de traslado del paciente, la solicitud de exámenes innecesarios y permite un diagnóstico precoz; todo ello reduce el costo del tratamiento.[17]

La literatura muestra que las opiniones se dividen cuando se analiza el tipo de conexión o de sistema de transmisión que se utilizará en la teleecografía. Dos tipos de conexión pueden ser utilizados: la conexión establecida por un link vía telefónica (ISDN) o una conexión vía Web (IP). Aunque ambas presenten resultados satisfactorios en la calidad de transmisión y recepción de las imágenes, algunos autores consideran que la conexión vía ISDN permite la implantación del servicio en cualquier región, visto que la disponibilidad de líneas telefónicas es mayor que la conexión vía Web (Internet). De esta forma, la conexión vía telefónica atendería uno de los mayores objetivos de la teleecografía, el de permitir el acceso a servicios médicos a pacientes de áreas remotas o carentes.[6,17]

En cuanto al sistema de transmisión de la teleecografía, una investigación reveló que el 70% de los médicos prefiere el sistema de almacenamiento/envío, mientras que el 19% prefiere la transmisión en tiempo real.[9] Los autores que defienden la utilización del método de almacenamiento/envío consideran que, además de posibilitar un cuidadoso diagnóstico, el método permite que la capacitación y la supervisión de profesionales promueva la adquisición de un nivel satisfactorio de competencia clínica.[3,10]

Los estudios realizados con el método de almacenamiento/envío mostraron que hubo concordancia en relación a la calidad de imagen y al diagnóstico al efectuarse los exámenes local y remotamente. Así, se concluye que la teleecografía es una herramienta adecuada para atender a distancia, con resultados comparables a aquéllos obtenidos por un ultrasonografista en el local del examen.

Brisbane. A implantação de um serviço de teleecografia mostrou excelente confiabilidade diagnóstica e permitiu a identificação de todas as anomalias fetais presentes nos casos examinados. Os médicos desses pacientes afirmaram que, na ausência da teleecografia, encaminhavam 1/3 dos pacientes para o serviço de ultra-sonografia especializado mais próximo, situado a 1.500 km de distância.[5,6,7,9]

As anormalidades fetais congênitas constituem a maior causa de morbimortalidade perinatal. Nessas circunstâncias, a teleecografia obstétrica representa a mão-de-obra artesanal na medicina fetal, permitindo um diagnóstico cuidadoso da condição fetal, o que contribui significativamente para reduzir a morbimortalidade perinatal.[15]

A relação existente entre os diagnósticos realizados localmente e a distância leva à conclusão de que a teleecografia é um método de diagnóstico confiável, além de ser uma importante ferramenta para a capacitação a distancia de médicos ecografistas.[4] Do mesmo modo, o sistema reduz os custos com a contratação de profissionais, os gastos de traslado do paciente, a requisição de exames desnecessários e permite um diagnóstico precoce. Tudo isso reduz o custo do tratamento.[17]

A literatura mostra que as opiniões se dividem quando se analisa o tipo de conexão ou de sistema de transmissão que se utilizará na teleecografia. Dois tipos de conexão podem ser utilizados: a conexão estabelecida por um link via telefone (ISDN) ou uma conexão via web (IP). Ainda que ambas apresentem resultados satisfatórios na qualidade de transmissão e recepção das imagens, alguns autores consideram que a conexão via ISDN permite a implantação do serviço em qualquer região, visto que a disponibilidade de linhas telefônicas é maior que a conexão via web (Internet). Dessa forma, a conexão por via telefônica atenderia um dos maiores objetivos da teleecografia: permitir o acesso de pacientes habitantes de áreas remotas ou carentes a serviços médicos.[6,17]

Quanto ao sistema de transmissão da teleecografia, uma pesquisa revelou que 70% dos médicos preferem o sistema de armazenamento/envio, enquanto 19% optam pela transmissão em tempo real.[9] Os autores que defendem a utilização do método de armazenamento/envio consideram que, além de possibilitar um cuidadoso diagnóstico, o método permite que a capacitação e a supervisão de profissionais promovam a aquisição de um nível satisfatório de competência clínica.[3,10]

Os estudos realizados com o método de armazenamento/envio mostraram que houve concordância em relação à qualidade de imagem e ao diagnóstico ao se realizarem os exames local e remotamente. Assim, conclui-se que a teleecografia é uma ferramenta adequada para atender a distância, com resultados comparáveis aos obtidos por um ultra-sonografista no local do exame.

Otros estudios pretenden demostrar el grado de confiabilidad de la teleecografía realizada en tiempo real entre un centro especializado y una localidad aislada. Ya hubo casos en que fue utilizado un transductor ultrasonográfico colocado en el paciente por un brazo robot remotamente controlado por un especialista a distancia. Aunque la duración del examen sea mayor que en un examen presencial, el método puede proporcionar la información diagnóstica no disponible en áreas inaccesibles o remotas.[11-14] La posibilidad de la transferencia de imágenes ultrasonográficas y su interpretación en tiempo real en otro local hace con que el conocimiento del especialista se transfiera en un espacio virtual, anulando o evitando la barrera de la distancia.[18] Además, permite la difusión del conocimiento médico y la formación de nuevos especialistas, como también la realización de auditorías para evaluar la calidad de los servicios prestados. Las actuales modalidades de procesamiento, de múltiples planos (Fig. 12-6A) y 3D (Fig. 12-6B), han mejorado aun más esa forma de auditoría.

Por otro lado, conocer las características de la transmisión vía banda ancha, necesaria para un diagnóstico preciso, es un factor fundamental cuando se trata de la teleecografía en tiempo real. La literatura muestra diferencias significativas de rendimiento de acuerdo con la conexión y el tipo de banda utilizados, mas no con relación a los observadores. Los mejores rendimientos fueron obtenidos con bandas que operan a 384 kbits/s y 1 Mbits/s.[5]

Hasta el presente momento, la principal dificultad en la utilización de la teleecografía y la teleecocardiografía es la falta de un protocolo para determinar la confiabilidad diagnóstica de las imágenes transmitidas.[16]

La teleecografia llegó para aproximar médicos de todo el mundo, permitiendo el intercambio de informaciones y optimizando el diagnóstico a distancia, y se ha convertido en una herramienta extremadamente valiosa para la educación, el perfeccionamiento, el apoyo a la investigación y a los trabajos científicos, además de innumerables beneficios.

Finalmente, más allá de toda la investigación e inversión tecnológica para mejorar la calidad de los servicios médicos especializados, como ocurre actualmente, vale recordar que lo más importante, por encima de todo, es la calidad y la preparación de los recursos humanos. Como en la introducción y desarrollo de cualquier tecnología, es esencial que aquellos profesionales que realizan o interpretan los exámenes estén adecuadamente capacitados. De nada sirve tecnología y equipos sofisticados si el médico que los opera no posee la preparación y cualificación adecuadas para manejarlos con pericia.

Outros estudos pretendem demonstrar o grau de confiabilidade da teleecografia realizada em tempo real entre um centro especializado e uma localidade isolada. Já houve casos em que foi utilizado um transdutor ultra-sonográfico colocado no paciente por um braço-robô remotamente controlado por um especialista a distancia. Ainda que a duração do exame seja maior, o método é capaz de proporcionar a informação diagnóstica não disponível em áreas inacessíveis ou remotas.[11-14] A possibilidade da transferência de imagens ultra-sonográficas e sua interpretação em tempo real em outro local fazem com que o conhecimento do especialista se transfira em um espaço virtual, anulando ou evitando a barreira da distância.[18] Além disso, permite a difusão do conhecimento médico e a formação de novos especialistas, como também a realização de auditorias para avaliar a qualidade dos serviços prestados. As modalidades de processamento atuais, de múltiplos planos (Fig. 12-6A) e 3D (Fig. 12-6B) melhoraram ainda mais essa forma de auditoria.

Por outro lado, conhecer as características da transmissão via banda larga, necessária para um diagnóstico preciso, é fator fundamental quando se trata da teleecografia em tempo real. A literatura mostra diferenças significativas de rendimento de acordo com a conexão e o tipo de banda utilizados, mas não com relação aos observadores. Os melhores rendimentos foram obtidos com bandas que operam a 384 kbits/s e 1 Mbit/s.[5]

Até o momento, a principal dificuldade na utilização da teleecografia e da teleecocardiografia é a falta de um protocolo para determinar a confiabilidade diagnóstica das imagens transmitidas.[16]

A teleecografia chegou para aproximar médicos de todo o mundo, permitindo o intercâmbio de informações, otimizando o diagnóstico a distância e se convertendo em ferramenta extremamente valiosa para a educação, o aperfeiçoamento, o apoio à pesquisa e aos trabalhos científicos, além de inúmeros outros benefícios.

Finalmente, além de toda pesquisa e investimento tecnológico para melhorar a qualidade dos serviços médicos especializados, como ocorre atualmente, vale lembrar que o mais importante, acima de tudo, é a qualidade e a preparação dos recursos humanos. Como na introdução e no desenvolvimento de qualquer tecnologia, é essencial que os profissionais que realizam ou interpretam os exames estejam adequadamente capacitados. De nada servem tecnologia e equipamentos sofisticados se o médico que os opera não possui a preparação e a qualificação adequadas para manipulá-los com perícia.

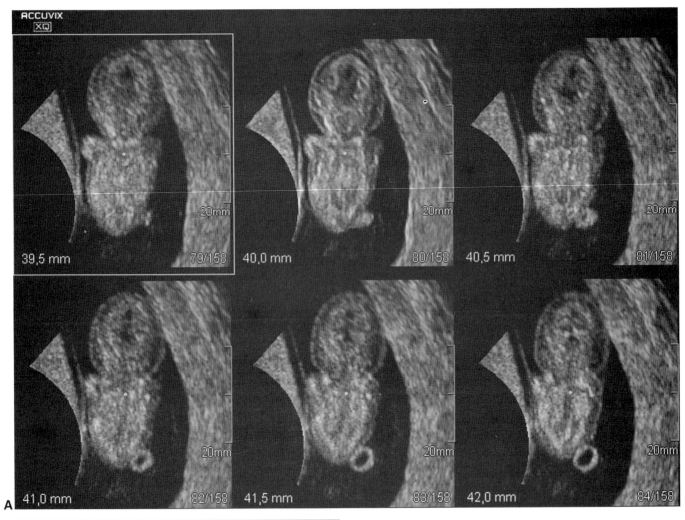
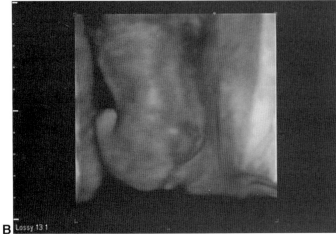

Fig. 12-6. (**A**) Ecografía 3D modalidad multiplanar.
(**B**) Ecografía 3D modalidad superficial.

Fig. 12-6. (**A**) Imagem de um feto com 11 semanas, com edema de subcutâneo, na avaliação multiplanar. (**B**) Imagem de um feto com 18 semanas, com meningomielocele lombossacral, na avaliação 3D.

BIBLIOGRAFÍA SELECCIONADA / REFERÊNCIAS BIBLIOGRÁFICAS

1. Lima CMAO, Monteiro AMV, Ribeiro EB *et al.* Videoconferências. Sistematização e experiências em telemedicina. *Radiol Bras* 2007;40(5):341-44.

2. Agency for Healthcare Research and Quality – AHRQ. *Telemedicine for the Medicare Population.* Summary, Evidence Report/Technology Assessment: Number 24. AHRQ Publication Number 01-E011, February 2001, Rockville, MD. Disponível em http://www.ahrq.gov/clinic/epcsums/telemedsum.htm. Acesso em 28/11/2007.

3. Hussain P, Deshpande A, Shridhar P *et al.* The feasibility of telemedicine for the training and supervision of general practioners performing ultrasound examinations of patients with urinary tract symptoms. *J Telemed Telecare* 2004;10(3):180-82.

4. Ferrer-Roca O, Kurjak A *et al.* Tele-virtual sonography. *J Perinat Med* 2006;34(2):123-29.

5. Chan FY, Soong B, Watson D *et al.* Realtime fetal ultrasound by telemedicine in Queensland. A successful venture? *J Telemed Telecare* 2001;7 (Suppl): 2:7-11.

6. Chan FY, Taylor A, Soong B *et al.* Randomized comparison of the quality of realtime fetal ultrasound images transmitted by ISDN and by ip video conference. *J Telemed Telecare* 2002;8(2):91-96.

7. Soong B, Chan F, Bloomfield S *et al.* The fetal tele-ultrasound project in Queensland. *Aust Health Rev* 2002;25(3):57-73.

8. Norum J, Bergmo TS, Holdo B *et al.* A tele-obstetric broadband service including ultrasound, videoconferencing and cardiotocogram. A high cost and a low volume of patients. *J Telemed Telecare* 2007;13(4):180-84.

9. Lewis C. A tele-ultrasound needs analysis in Queensland. *J Telemed Telecare* 2006;11 (Suppl): 2:S61-4.

10. Barbosa AK, Novaes M, Vasconcelos AM. A web application to support telemedicine services in Brazil. *AMIA Annu Symp Proc* 2003;56-60.

11. Arbeille P, Ruiz J, Ayoub J *et al.* The robot and the satellite for tele-operating ecographic examination in Earth isolated sites or onboard ISS. *J Gravit Physiol* 2004;11(2):233-34.

12. Arbeille P, Ruiz J, Herve P *et al.* Fetal-tele-ecography using a robotic arm and a satellite link. *Ultrasound Obstet Gynecol* 2005;26(3):221-26.

13. Arbeille P, Capri A, Ayoub J *et al.* Use of a robotic arm to peform remote abdominal telesonography. *AJR Am J Roentgenol* 2007;188(4):317-22.

14. Courreges F, Vieyres P, Istepanian RS *et al.* Clinical trials and evaluatin of a mobile, robotic tele-ultrasound system. *J Telemed Telecare* 2005;11(Suppl): 1:46-49.

15. Chan FY. Fetal tele-ultrasound and tele-therapy. *J Telemed Telecare* 2007;13(4):167-71.

16. Giansanti D, Morelli S, Macellari V. A protocol for the assessment of diagnostic accuracy in tele-echocardiography imaging. *Telemed J E Health* 2007;13(4):399-405.

17. Spradley S. Telemedicine: the future of medicine, a case study of telemedicine applications within the United States. In: *Proceedings of the 5th world conference on human choice and computers: computer networks in the age of globalization.* USA: Kluwer Academic, 2001. p. 291-303.

18. Popov V, Popov D, Kacar I *et al.* The feasibility of real-time transmission of sonographic images from a remote location over low-bandwith Internet links: a pilot study. *AJR Am J Roentgenol* 2007;188(3):219-22.

CAPÍTULO 13

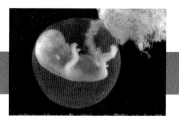

DOCUMENTOS OFICIALES DE LA EXPLORACIÓN ECOGRÁFICA

DOCUMENTOS OFICIAIS DA EXPLORAÇÃO ECOGRÁFICA

M. Gallo ◆ J. Troyano ◆ J. Bajo ◆ A. M. Espinosa

Durante un embarazo de curso normal, diversas sociedades científicas, como la Sociedad Española de Ginecología y Obstetricia (SEGO)[1] y la Sociedad Iberoamericana de Diagnóstico y Tratamiento Prenatal (SIADTP),[2] recomiendan realizar tres exploraciones ecográficas fundamentales: a) entre las 11 y 14 semanas (primer trimestre), b) entre las 18 y 22 semanas (segundo trimestre) y c) entre las 32 y 36 semanas (tercer trimestre). Hoy en día, las dos primeras exploraciones ecográficas deberían estar consideradas dentro del diagnóstico prenatal, por la posibilidad cada vez mayor de poder detectar anomalías fetales. Se recomienda que éstas sean efectuadas por especialistas en ecografía de diagnóstico prenatal.

La SEGO, en España, establece niveles ecográficos del I al IV para cualificar a sus miembros. El nivel IV, que es el nivel máximo, sería el recomendable para los ecografistas encargados de las ecografías del primer y segundo trimestre, ya que este nivel les acredita para realizar esas ecografías con suficiente garantía.

La SIADTP, en Latinoamérica, en colaboración mutua con las distintas sociedades de ecografía en obstetricia y ginecología de los países donde ya están instituidas (Perú, Nicaragua y Venezuela, hasta la fecha) o, en su defecto, de obstetricia y ginecología, tiene como uno de sus proyectos realizar cursos de acreditación de ecografistas especialistas en diagnóstico prenatal, con el objetivo de obtener un mayor grado de rendimiento y organización del estudio ecográfico durante el embarazo en todas las pacientes de la región latinoamericana.

Durante uma gravidez de curso normal, diversas sociedades científicas, como a Sociedad Española de Ginecología e Obstetricia (SEGO)[1] e a Sociedad Iberoamericana de Diagnóstico e Tratamiento Pré-natal (SIADTP),[2] recomendam realizar três explorações ecográficas fundamentais: a) entre a 11ª e a 14ª semana (primeiro trimestre); b) entre a 18ª e a 22ª semana (segundo trimestre); c) entre a 32ª e a 36ª semana (terceiro trimestre). Atualmente, as duas primeiras explorações ecográficas deveriam ser consideradas dentro do diagnóstico pré-natal, pela possibilidade cada vez maior de poder detectar anomalias fetais. Recomenda-se que sejam realizadas por especialistas em ecografia de diagnóstico pré-natal.

A SEGO, na Espanha, estabelece níveis ecográficos de I a IV para qualificar seus membros. O nível IV, que é o máximo, seria recomendável para os ecografistas que realizam os estudos do primeiro e do segundo trimestres, pois seu nível garante que tal estudo seja adequado.

A SIADTP, na América Latina, em mútua colaboração com diversas sociedades de ecografia em obstetrícia e ginecologia dos países onde já estão instituídas (Peru, Nicarágua e Venezuela, até esta data) ou, em sua falta, de obstetrícia e ginecologia, tem como um de seus projetos realizar cursos de acreditação de ecografistas especialistas em diagnóstico pré-natal, com o objetivo de obter um maior grau de rendimento e organização do estudo ecográfico durante a gravidez em todas as pacientes da região latino-americana.

Los documentos relacionados con la exploración ecográfica en el primer trimestre del embarazo, recomendados por la SIADTP, son los siguientes:

1. Información general a la paciente y familia sobre la ecografía.
2. Informe de consentimiento informado para la embarazada.
3. Informe del resultado de la ecografía de nivel básico.
4. Informe del resultado de la ecografía de diagnóstico prenatal de embarazo simple.
5. Informe del resultado de la ecografía de diagnóstico prenatal de embarazo gemelar.

DOCUMENTO DE INFORMACIÓN GENERAL A LA PACIENTE Y FAMILIA

Es un documento de gran utilidad y puede ser entregado a la paciente y a sus familiares en la sala de espera, antes de iniciar la exploración ecográfica. Este documento tiene las siguientes características (Anexo 1):

A) Informa a la paciente sobre las semanas del embarazo para realizar la ecografía de diagnóstico prenatal.
B) Informa del consentimiento informado.
C) Informa cómo y con quién la paciente debe pasar a la sala de exploración.
D) Informa la posibilidad de entregarle un video o DVD con un resumen de la exploración ecográfica para que la paciente pueda verlo en casa, con la familia.
E) Informa lo que debe hacer con el informe ecográfico.

DOCUMENTO DE CONSENTIMIENTO INFORMADO (CI)

Para este momento, el área jurídica española ha aconsejado que los ecografistas, antes de realizar la exploración durante el embarazo, entreguemos a la paciente un documento oficial de la sección de ecografía de la SEGO. Éste es el documento de Consentimiento Informado para realizar una ecografía de diagnóstico prenatal durante el embarazo (Anexo 2) y tiene las siguientes características:

1. Es un documento oficial, elaborado por una sociedad científica, en este caso por la SEGO. No es aconsejable entregar documentos particulares, ya que un documento oficial, preferiblemente de una sociedad científica, elaborado por un equipo de especialistas médicos y jurídicos, respalda al ecografista de posibles demandas judiciales que pueden surgir.
2. Es un documento que cumple con un requisito fundamental en todo procedimiento médico: INFORMAR A LA EMBARAZADA sobre las características, POSIBILIDADES reales diagnósticas de la ecografía durante el embarazo y sus LIMITACIONES diagnósticas. Antes de la exploración ecográfica, la paciente debe leer el documento y realizar todas las preguntas que estime oportunas sobre aspectos que no haya entendido bien.

Os documentos relacionados com a exploração ecográfica no primeiro trimestre de gestação, recomendados pela SIADTP, são os seguintes:

1. Informação geral à paciente e sua família sobre a ecografia.
2. Consentimento informado para a gestante.
3. Laudo do resultado da ecografia de nível básico.
4. Laudo do resultado da ecografia de diagnóstico pré-natal de gestação simples.
5. Laudo do resultado da ecografia de diagnóstico pré-natal de gestação gemelar.

DOCUMENTO DE INFORMAÇÃO GERAL À PACIENTE E À SUA FAMÍLIA

É um documento de grande utilidade e pode ser entregue à paciente e aos seus familiares na sala de espera, antes de iniciar a exploração ecográfica. Esse documento tem as seguintes características (Anexo 1):

A) Orienta a paciente sobre as semanas de gravidez para realizar a ecografia de diagnóstico pré-natal.
B) Instrui acerca do consentimento informado.
C) Informa como e com quem a paciente deve passar à sala de exame.
D) Expõe a possibilidade de entregar um vídeo ou DVD com um resumo da exploração ecográfica para que a paciente possa vê-lo em casa, com a família.
E) Diz o que deve fazer com o laudo ecográfico.

DOCUMENTO DE CONSENTIMENTO INFORMADO (CI)

Para este momento, a área jurídica espanhola aconselha que os ecografistas, antes de realizar a exploração durante a gravidez, entreguem à paciente um documento oficial da seção de ecografia da SEGO. É o documento de consentimento informado para realizar uma ecografia de diagnóstico pré-natal durante a gravidez (Anexo 2) e tem as seguintes características:

1. É documento oficial elaborado por uma sociedade científica, neste caso pela SEGO. Não é aconselhável entregar documentos particulares, já que um documento oficial, preferivelmente de uma sociedade científica, elaborado por uma equipe de especialistas médicos e jurídicos, respalda o ecografista de possíveis demandas judiciais que possam surgir.
2. É um documento que cumpre com um requisito fundamental em todo o procedimento médico: INFORMAR A GESTANTE sobre as características, as POSSIBILIDADES reais diagnósticas da ecografia durante a gravidez e suas LIMITAÇÕES diagnósticas. Antes da exploração ecográfica, a paciente deve ler o documento e responder a todas as perguntas que julgue oportunas sobre aspectos que não tenha entendido bem.

3. Este documento de CI debe ser entregado a la paciente ANTES DE INICIAR LA EXPLORACIÓN ECOGRÁFICA. Para darle tiempo de leerlo detenidamente, es aconsejable entregar el documento en la consulta previa que dio lugar a la prescripción de la ecografía de diagnóstico prenatal.
4. Se trata de un documento que debe ser cumplimentado y FIRMADO POR LA EMBARAZADA, después de haberlo leído y aclarado todas sus dudas, ACEPTANDO la realización de la exploración ecográfica.
5. Existe un apartado para el/la ACOMPAÑANTE DE LA EMBARAZADA que debe ser llenado y firmado por el propio.
6. Finalmente, el MÉDICO ECOGRAFISTA DEBE FIRMAR EL DOCUMENTO, dejando constancia de la fecha y del lugar de realización de la ecografía.
7. Es un documento que incluye siempre un apartado de REVOCACIÓN, el cual debe ser cumplimentado en dos circunstancias: a) Después de haber leído la información que contiene el documento, la paciente no quiere realizarse la exploración ecográfica y b) después de haber firmado la aceptación para realizarse la ecografía, la paciente cambia de opinión y decide no hacerla.
8. En el caso de pacientes que no hablen el idioma español, se recomienda entregarles el documento de Consentimiento Informado en su lengua materna. La SEGO cuenta con la traducción oficial del CI en 6 idiomas: inglés, francés, árabe, polaco, rumano y chino. En el caso de que la paciente no hable ninguno de estos idiomas, se recomienda recurrir al servicio de traducción del hospital o de otra institución, a fin de que la paciente reciba la información en su lengua materna.

DOCUMENTO DE INFORME DE LA EXPLORACIÓN ECOGRÁFICA

La sección de ecografía de la SEGO ha recomendado un modelo de informe para las ecografías de nivel básico (Anexo 3) y de diagnóstico prenatal durante el embarazo. La SIADTP ha diseñado modelos de informe de ecografía de primer trimestre de diagnóstico prenatal para los embarazos simple y gemelar, que se pueden ver en los Anexos 4 y 5.

3. O CI deve ser entregue à paciente ANTES DE INICIAR A EXPLORAÇÃO ECOGRÁFICA. Para dar-lhe tempo de lê-lo detidamente, é aconselhável entregá-lo na consulta prévia em que se prescreveu a ecografia de diagnóstico pré-natal.
4. Trata-se de um documento que deve ser preenchido e ASSINADO PELA GESTANTE, depois desta tê-lo lido e aclarado todas suas dúvidas, ACEITANDO a realização da exploração ecográfica.
5. Existe uma seção para o(a) ACOMPANHANTE DA GESTANTE que deve ser preenchida e assinada pelo próprio.
6. Finalmente, o MÉDICO ECOGRAFISTA DEVE ASSINAR O DOCUMENTO, fazendo constar a data e o lugar de realização da ecografia.
7. É um documento que inclui sempre uma seção de REVOGAÇÃO, a qual deve ser preenchida em duas circunstâncias: a) depois de lida a informação que contém o documento, a paciente não quer realizar a exploração ecográfica e b) depois de assinar concordando com a realização da ecografia, a paciente muda de opinião e decide não fazê-la.
8. Para o caso de pacientes que não falem o idioma espanhol, recomenda-se entregar-lhes o CI em sua língua materna. A SEGO conta com a tradução oficial do CI em seis idiomas: inglês, francês, árabe, polonês, romeno e chinês. No caso de a paciente não falar nenhum desses idiomas, recomenda-se recorrer ao serviço de tradução do hospital ou de outra instituição, para que a paciente receba a informação em sua língua materna.

DOCUMENTO DE ESCLARECIMENTO DA EXPLORAÇÃO ECOGRÁFICA

A seção de ecografia da SEGO recomenda um modelo de relatório para as ecografias de nível básico (Anexo 3) e de diagnóstico pré-natal durante a gravidez. A SIADTP desenhou modelos de laudos de ecografia de primeiro trimestre de diagnóstico pré-natal para as gestações simples e gemelar, os quais podem ser vistos nos Anexos 4 e 5.

Anexo 1
INFORMACIÓN IMPORTANTE SOBRE LA ECOGRAFÍA

Estimada Señora:

Esta es una información sobre la **Ecografía-Doppler Color de Alta Resolución** que le vamos a realizar en el día de hoy.

1. El momento idóneo para realizarla en el embarazo es **entre las semanas 11 y 14** para la Ecografía-Doppler Color del primer trimestre del embarazo y **entre las semanas 18 y 22** para el segundo trimestre del embarazo. También, a lo largo de todo el embarazo, cuando su ginecólogo/a lo considere oportuno.

2. Según normas de la Sociedad Española de Obstetricia y Ginecología, es necesario que Vd. esté correctamente informada sobre las características de esta ecografía. Por ello, **se le entrega un Documento de Consentimiento Informado** que Vd. debe leer y firmar, si está de acuerdo con la información recibida. Si tiene cualquier duda o dudas, debe preguntarlas antes de hacerse la exploración y, una vez aclaradas, firmar el documento, si su deseo es realizarse la exploración.

3. Ésta es una de las ecografías más importantes de las que se le van a realizar a lo largo del embarazo y, **para su beneficio** y para la correcta realización de la exploración ecográfica, **le rogamos que, por favor:**

   - Apague su teléfono móvil, así como los de sus acompañantes.

   - Los niños permanezcan en la sala de espera.

   - Nos facilite cualquier informe que le haya dado su ginecólogo/a.

   - Nos facilite la fecha de la última menstruación.

4. Para su comodidad y la de su acompañante, en la sala de exploración hay un monitor de TV para que Vd. vea la exploración ecográfica y **otro monitor de TV** para su acompañante.

5. Tras la exploración, **se le dará un DVD** que recoge imágenes de su hijo/a, excepto de la parte técnica de la exploración, para que puedan verlo en casa con sus familiares e hijos.

6. **El Informe completo** de la Ecografía-Doppler Color de Alta Resolución, con texto y fotos en color, se le dará tras el término de la exploración, con la finalidad de que pueda entregarlo a su ginecólogo/a cuando se la solicite o cuando Vd. estime oportuno.

Muchas gracias por su colaboración.
Dr.: .... (Director de la Unidad)

DOCUMENTOS OFICIALES DE LA EXPLORACIÓN ECOGRÁFICA
DOCUMENTOS OFICIAIS DA EXPLORAÇÃO ECOGRÁFICA

Anexo 1
INFORMAÇÃO IMPORTANTE SOBRE A ECOGRAFIA

Estimada Senhora:

Esta é uma informação sobre a **Ecografia com Doppler Colorido de Alta Resolução** que vamos realizar no dia de hoje.

1. O momento ideal para realizá-la durante a gravidez é **entre as semanas 11 e 14** para a Ecografia com Doppler Colorido do primeiro trimestre de gestação e **entre as semanas 18 e 22** para o segundo trimestre. Também, durante toda a gravidez, quando seu ginecologista considerar oportuno.

2. Segundo normas da Sociedade Española de Obstetrícia y Ginecología, é necessário que a senhora esteja corretamente informada sobre as características desta ecografia. Por isso, **entregamos um Documento de Consentimento Informado** que deve ser lido e assinado, se estiver de acordo com a informação recebida. Se houver quaisquer dúvidas, deve esclarecê-las antes de se proceder à exploração e, uma vez esclarecidas, assinar o documento, se for o seu desejo realizá-la.

3. Esta é uma das ecografias mais importantes das que serão realizadas durante a gravidez e, **para seu benefício** e para a correta realização da exploração ecográfica, **pedimos-lhe que, por favor:**

   - Desligue seu telefone celular, assim como os de seus acompanhantes.

   - As crianças permaneçam na sala de espera.

   - Transmita-nos qualquer informação que seu ginecologista lhe tenha dado.

   - Informe-nos a data da última menstruação.

4. Para sua comodidade e de seu acompanhante, na sala de exploração há um monitor de TV, para que você possa assistir à exploração ecográfica, e **outro monitor de TV**, para seu acompanhante.

5. Depois da exploração, **ser-lhe-á dado um DVD** com as imagens de seu (sua) filho(a), exceto as da parte técnica da exploração, para que possa vê-lo em casa com seus familiares e filhos.

6. **O laudo completo** da Ecografia com Doppler Colorido de Alta Resolução, com texto e fotos em cores, ser-lhe-á dado tão logo termine a exploração, para que você possa entregá-lo a seu ginecologista, quando lhe for solicitado ou quando julgar oportuno.

Muito obrigado por sua colaboração.

Dr.: .... (Diretor da Unidade)

DOCUMENTOS OFICIALES DE LA EXPLORACIÓN ECOGRÁFICA
DOCUMENTOS OFICIAIS DA EXPLORAÇÃO ECOGRÁFICA

Anexo 2
SECCIÓN DE ECOGRAFÍA (SESEGO) DE LA SOCIEDAD ESPAÑOLA DE GINECOLOGÍA Y OBSTETRICIA (SEGO)

DOCUMENTO DE CONSENTIMIENTO INFORMADO PARA ECOGRAFÍA DE DIAGNÓSTICO PRENATAL

DOÑA .... (NOMBRE Y DOS APELLIDOS DE LA PACIENTE) DE ...... AÑOS DE EDAD CON DOMICILIO EN .... y DNI ....

DON .... (NOMBRE Y DOS APELLIDOS DE LA PACIENTE) DE ...... AÑOS DE EDAD CON DOMICILIO EN .... y DNI ....

EN CALIDAD DE .... (REPRESENTANTE LEGAL, FAMILIAR O ALLEGADO) DE .... (NOMBRE Y DOS APELLIDOS DE LA PACIENTE).

DECLARO:

QUE EL DOCTOR/A .... (NOMBRE Y DOS APELLIDOS DEL FACULTATIVO QUE PROPORCIONA LA INFORMACIÓN) me ha informado de la conveniencia de efectuar un estudio ecográfico periódico de mi gestación, de acuerdo con el PROTOCOLO establecido en el .... cuya frecuencia y tipo de exámenes dependerá de las condiciones especificas de mi embarazo.

Se me ha explicado, he comprendido y he aceptado que:

1. Se trata de una técnica que puede ser practicada por vía vaginal y/o abdominal (según la época de la gestación y sus condiciones) que permite la visualización del feto y su entorno (placenta, líquido amniótico etc.)

2. La ecografía sólo puede informar la existencia de posibles anomalías morfológicas físicas y no defectos congénitos de otra naturaleza (bioquímicos, metabólicos, genéticos, cromosómicos etc.). Por tanto, el resultado normal de mi estudio ecográfico no garantiza que el niño nacerá sin alteraciones o retraso mental.

3. Si bien la ecografía permite detectar anomalías morfológicas fetales, la precisión de la técnica depende de la época de la gestación (más fiable alrededor de las 20 semanas), el tipo de anomalías (algunas tienen poca o nula expresividad ecográfica), de las condiciones de la gestante que pueden dificultar la exploración (obesidad, oligoamnios etc.) y de la propia posición fetal. La sensibilidad media del diagnóstico ecográfico es del 56%, entre 85% y 18%.

4. En algunos casos, la detección será forzosamente tardía (infecciones fetales, algunas anomalías digestivas, obstrucciones urinarias o intestinales, displasias esqueléticas etc.) dado que tales patologías se originan y/o manifiestan en una etapa avanzada de la gestación.

5. La ecografía, aunque orienta sobre la condición fetal, no tiene por sí sola un valor absoluto para asegurar el bienestar fetal.

Así pues, se me ha informado sobre las limitaciones inherentes a la técnica ecográfica. He comprendido las explicaciones que se me han facilitado en un lenguaje claro y sencillo, y el facultativo me ha permitido realizar todas las observaciones y me ha aclarado las dudas que le he planteado. También comprendo que, en cualquier momento y sin necesidad de dar ninguna explicación, puedo revocar el consentimiento que ahora presto.

Por ello, manifiesto que estoy satisfecha con la información recibida y que comprendo el alcance del examen ecográfico. Y en tales condiciones,

CONSIENTO

En que se me realice un control ecográfico de mi gestación.

En ....(LUGAR Y FECHA)

Fdo. EL MÉDICO,   Fdo. LA PACIENTE

REVOCACIÓN

DOÑA .... (NOMBRE Y DOS APELLIDOS DE LA PACIENTE) DE ...... AÑOS DE EDAD CON DOMICILIO EN .... y DNI ....

DON .... (NOMBRE Y DOS APELLIDOS DE LA PACIENTE) DE ...... AÑOS DE EDAD CON DOMICILIO EN .... y DNI ....

EN CALIDAD DE .... (REPRESENTANTE LEGAL, FAMILIAR O ALLEGADO) DE .... (NOMBRE Y DOS APELLIDOS DE LA PACIENTE).

Revoco el consentimiento prestado en fecha .... y no deseo proseguir las exploraciones ecográficas, que doy con esta fecha finalizadas.

En ....

(FECHA y LUGAR)

Fdo. EL MÉDICO,   Fdo. LA PACIENTE

DOCUMENTOS OFICIALES DE LA EXPLORACIÓN ECOGRÁFICA

DOCUMENTOS OFICIAIS DA EXPLORAÇÃO ECOGRÁFICA

Anexo 2

SEÇÃO DE ECOGRAFIA (SESEGO) DA SOCIEDAD ESPAÑOLA DE GINECOLOGÍA E OBSTETRICIA (SEGO)

DOCUMENTO DE CONSENTIMENTO INFORMADO PARA ECOGRAFIA DE DIAGNÓSTICO PRÉ-NATAL

SENHORA... (NOME E DOIS SOBRENOMES DA PACIENTE) DE .... ANOS DE IDADE COM DOMICÍLIO EM .... e RG ....

SENHOR...(NOME E DOIS SOBRENOMES DA PACIENTE) DE .... ANOS DE IDADE COM DOMICÍLIO EM .... e RG ....

NA QUALIDADE DE .... (REPRESENTANTE LEGAL, FAMILIAR OU PARENTE PRÓXIMO) DE ....
(NOME E DOIS SOBRENOMES DA PACIENTE).

DECLARO:

QUE O(A) DOUTOR(A) .... (NOME E DOIS SOBRENOMES DO MÉDICO OU DAQUELE QUE PROPORCIONA A INFORMAÇÃO) me informou da conveniência de efetuar um estudo ecográfico periódico de minha gestação, de acordo com o PROTOCOLO estabelecido em .... cuja freqüência e cujo tipo de exames dependerão das condições específicas de minha gravidez.

Foi-me explicado, compreendi e aceitei que:

1. Trata-se de uma técnica que pode ser praticada por via vaginal e/ou abdominal (segundo a época da gestação e suas condições) que permite a visualização do feto e de seus anexos (placenta, líquido amniótico etc.).

2. A ecografia só pode informar a existência de possíveis anomalias morfológicas físicas, e não defeitos congênitos de outra natureza (bio-químicos, metabólicos, genéticos, cromossômicos etc.). Portanto, o resultado normal de meu estudo ecográfico não garante que o bebê nascerá sem alterações ou atraso mental.

3. Embora a ecografia permita detectar anomalias morfológicas fetais, a precisão da técnica depende da época da gestação (mais confiá-vel ao redor das 20 semanas), do tipo de anomalia (algumas possuem pouca ou nenhuma expressividade ecográfica), das condições da gestante, que podem dificultar a exploração (obesidade, oligoâmnio etc.) e da posição fetal. A sensibilidade média do diagnóstico eco-gráfico é de 56%, entre 85% e 18%.

4. Em alguns casos, a detecção será forçosamente tardia (infecções fetais, algumas anomalias digestivas, obstruções urinárias ou intesti-nais, displasias esqueléticas etc.), visto que tais patologias se originam e/ou se manifestam em uma etapa avançada da gestação.

5. A ecografia, embora oriente sobre a condição fetal, não tem por si só um valor absoluto para assegurar o bem-estar fetal.

Assim, pois, estou informada sobre as limitações inerentes à técnica ecográfica. Compreendi as explicações, que foram feitas em lingua-gem clara e simples, o médico me permitiu fazer todas as observações e me esclareceu as dúvidas que lhe apresentei. Também com-preendo que, em qualquer momento e sem necessidade de dar alguma explicação, posso revogar o consentimento que agora presto.

Por isso, afirmo que estou satisfeita com a informação recebida e que compreendo o alcance do exame ecográfico. E em tais condições,

CONSINTO

Que seja feito um controle ecográfico de minha gestação.

Em .... (LUGAR E DATA)

Ass. O MÉDICO,   Ass. A PACIENTE

REVOGAÇÃO

SENHORA...(NOME E DOIS SOBRENOMES DA PACIENTE) DE .... ANOS DE IDADE COM DOMICÍLIO EM .... e RG ....

SENHOR...............................(NOME E DOIS SOBRENOMES DA PACIENTE) DE .... ANOS DE IDADE COM DOMICÍLIO EM .... e RG ....

NA QUALIDADE DE .... (REPRESENTANTE LEGAL, FAMILIAR OU PARENTE PRÓXIMO) DE ....
(NOME E DOIS SOBRENOMES DA PACIENTE).

Revogo o consentimento prestado na data .... e não desejo prosseguir com as explorações ecográficas, dando por finalizadas nes-ta data.

Em..

(LUGAR E DATA)

Ass. O MÉDICO   Ass. A PACIENTE

Anexo 3
SECCIÓN DE ECOGRAFÍA (SESEGO) DE LA SOCIEDAD ESPAÑOLA DE GINECOLOGÍA Y OBSTETRICIA (SEGO)

INFORME PARA LA EXPLORACIÓN ECOGRÁFICA OBSTÉTRICA DE NIVEL BÁSICO

1. Estática fetal

Gestación:	Única	Múltiple	
Situación:	Longitudinal	Transversa	Oblicua
Presentación:	Cefálica	Podálica	

2. Vitalidad fetal

Movimiento cardiaco:	Positivo	Negativo
Movimiento respiratorio:	Positivo	Negativo
Movimiento tronco:	Positivo	Negativo

3. Biometría fetal

Saco:	mm	*LCC:*	mm	
DBP:	mm	*CC:*	mm	
DAM:	mm	*CA:*	mm	
LF:	mm			
Corresponde a:	±		semanas	

4. Anejos ovulares

Placenta:	Anterior	Posterior	Izquierda	Derecha
	Oclusiva total	Oclusiva parcial	Inserción baja	
Tipo placentario:	I	II	III	IV
Líquido amniótico:		Normal		Oligoamnios
		Hidramnios	ILA:	cm

5. Observaciones

Esta ecografía es de nivel básico, sólo destinada a la valoración de la estática fetal, vitalidad fetal, biometría y anejos ovulares.

Fdo. Gestante.................................. Fdo. Médico...................................

DOCUMENTOS OFICIALES DE LA EXPLORACIÓN ECOGRÁFICA

DOCUMENTOS OFICIAIS DA EXPLORAÇÃO ECOGRÁFICA

Anexo 3
SEÇÃO DE ECOGRAFIA (SESEGO) DA SOCIEDAD ESPAÑOLA DE GINECOLOGÍA E OBSTETRICIA (SEGO)

RELATÓRIO PARA A EXPLORAÇÃO ECOGRÁFICA OBSTÉTRICA DE NÍVEL BÁSICO

1. Estática fetal

Gestação:	Única	Múltipla	
Situação:	Longitudinal	Transversa	Oblíqua
Apresentação:	Cefálica	Podálica	

2. Vitalidade fetal

Movimento cardíaco:	Positivo	Negativo
Movimento respiratório:	Positivo	Negativo
Movimento do tronco:	Positivo	Negativo

3. Biometria fetal

Saco:	mm	*CCN:*	mm
DBP:	mm	*CC:*	mm
Diâmetro Abdominal Maior:	mm	*CA:*	mm
LF:	mm		
Corresponde a:	±	semanas	

4. Anexos ovulares

Placenta:	Anterior	Posterior	Esquerda	Direita
	Oclusiva total	Oclusiva parcial	Inserção baixa	
Tipo placentário:	I	II	III	IV
Líquido amniótico:		Normal		Oligoâmnio
		Hidrâmnio	ILA:	cm

5. Observações

Esta ecografia é de nível básico, destinada apenas à valoração de estática fetal, vitalidade fetal, biometria e anexos ovulares.

Ass. Gestante.................................. Ass. Médico...................................

Anexo 4
INFORME DE ECOGRAFÍA DE PRIMER TRIMESTRE DE EMBARAZO
(Informe Oficial del Instituto de Medicina Fetal Andaluz)
(Embarazo único)

Nombre y apellidos:

Médico remitente: Dr.

Indicación: Ecografía de primer trimestre de embarazo

F.U.R.:   F.P.P.:   Amenorrea: semanas.

Ecografista: Dr.

DATOS TÉCNICOS. El examen ultrasónico efectuado en modo B, tiempo real, mediante una sonda vaginal de multifrecuencia, realizado mediante técnica computerizada electrónicamente, con un aparato ...., con Doppler Color, revela los siguientes datos:

DATOS DEL ESTUDIO FETAL. En el examen efectuado se aprecia un feto en situación longitudinal y presentación cefálica, con la siguiente biometría.

DBP = mm,   CA: mm,   CRL: mm (acorde a +/– 1 semana)

El feto presenta movimientos espontáneos. No se observan anomalías morfológicas mayores en este momento.

MARCADORES ECOGRÁFICOS DE CROMOSOMOPATÍAS

Translucencia nucal: mm

Ductus venoso: Onda de velocidad de flujo, morfológicamente ....

Frecuencia cardiaca fetal: La frecuencia del ritmo cardiaco es normal en el momento de la exploración (L/m) y no se observan alteraciones del mismo.

Doppler en arteria umbilical: En la arteria Umbilical se comprueba la existencia de unos índices de pulsatilidad y de resistencia para la data gestacional.

Hueso nasal: Presente.

Onfalocele: Ausente.

Retardo de crecimiento fetal: Ausente.

ESTUDIO DE LOS ANEJOS

Placenta. Se halla implantada en cara .... del útero y muestra una ecoestructura compatible con un grado I de madurez, según la clasificación de Grannum.

Líquido amniótico. En cantidad normal para la data.

Patología anexial. No se observa

DIAGNÓSTICO ECOGRÁFICO

1. Embarazo único.

2. Ecografía con medidas biométricas acordes con +/– 1 semana (acorde o no a amenorrea).

3. Marcadores Ecográficos de Cromosomopatías ....

4. En este momento no se observan anomalías morfológicas fetales mayores, si bien no pueden descartarse las que no tienen expresión ecográfica o se presentan de forma tardía.

5. Placenta en cara .... de útero.

6. Líquido amniótico en cantidad ....

7. No se observa patología de los Anejos.

EXPLORACIÓN ECOGRÁFICA. Satisfactoria.

COMENTARIOS FINALES. Ninguno a destacar.

Fdo. Dr.:

Málaga, de   de 2008

Anexo 4
RELATÓRIO DE ECOGRAFIA DE PRIMEIRO TRIMESTRE DE GRAVIDEZ
(Relatório oficial do Instituto de Medicina Fetal Andaluz)
(Gravidez única)

Nome e sobrenome:

Médico expedidor: Dr.

Indicação: Ecografia de primeiro trimestre de gravidez

F.U.R.:   F.P.P.:   Amenorréia: semanas.

Ecografista: Dr.

DADOS TÉCNICOS. O exame ultra-sonográfico efetuado em modo B, tempo real, mediante uma sonda vaginal de multifreqüência, realizado por técnica computadorizada eletronicamente, com um aparelho ...., com Doppler Colorido, revela os seguintes dados:

DADOS DO ESTUDO FETAL. No exame efetuado observa-se um feto em situação longitudinal e apresentação cefálica, com a seguinte biometria.

DBP =   mm,   CA: mm,   CRL: mm (de acordo com ±/–1 semana)

O feto apresenta movimentos espontâneos. Não se observam anomalias morfológicas maiores neste momento.

MARCADORES ECOGRÁFICOS DE ANOMALIAS CROMOSSÔMICAS

Translucência nucal: mm

Ducto venoso: Onda de velocidade de fluxo, morfologicamente ....

Freqüência cardíaca fetal: A freqüência do ritmo cardíaco é normal no momento da exploração (L/m) e não se observam alterações do mesmo.

Doppler em artéria umbilical: Na artéria umbilical se comprova a existência de alguns índices de pulsatilidade e de resistência para a idade gestacional.

Osso nasal: Presente.

Onfalocele: Ausente.

Retardo de crescimento fetal: Ausente.

ESTUDO DOS ANEXOS

Placenta. Encontra-se implantada na face..................... do útero e mostra uma ecoestrutura compatível com grau I de maturidade, segundo a classificação de Grannum.

Líquido amniótico. Em quantidade normal para a idade gestacional.

Patologia anexial. Não se observa.

DIAGNÓSTICO ECOGRÁFICO

1. Gestação única.

2. Ecografia com medidas biométricas de acordo com ±/–1 semana (de acordo ou não com amenorréia).

3. Marcadores Ecográficos de Anomalias Cromossômicas ....

4. Neste momento não se observam anomalias morfológicas fetais maiores, embora não se possam descartar as que não têm expressão ecográfica ou se apresentam de forma tardia.

5. Placenta em face .... do útero.

6. Líquido amniótico em quantidade ....

7. Não se observa patologia dos Anexos.

EXPLORAÇÃO ECOGRÁFICA. Satisfatória.

COMENTÁRIOS FINAIS. Nada a destacar.

Ass. Dr.:

,   de   de 2008.

Anexo 5
INFORME DE ECOGRAFÍA DE PRIMER TRIMESTRE DE EMBARAZO
(Informe Oficial del Instituto de Medicina Fetal Andaluz)
(Embarazo Gemelar)

Nombre y apellidos:

Médico remitente: Dr.

Indicación: Ecografía de primer trimestre de embarazo

F.U.R.:   F.P.P.:   Amenorrea: semanas.

Ecografista: Dr.

DATOS TÉCNICOS. El examen ultrasónico efectuado en modo B, tiempo real, mediante una sonda vaginal de multifrecuencia, realizado mediante técnica computerizada electrónicamente, con un aparato ...., con Doppler Color, revela los siguientes datos:

DATOS DEL ESTUDIO FETAL. En el examen efectuado se aprecian DOS FETOS, uno en situación .... y presentación ...., que ocupa la parte del útero (feto nº 1) y otro en situación .... y presentación ...., que ocupa la parte .... del útero (feto nº 2)

Asimismo, se observa la presencia de .... placenta, inserta en ...., siendo por lo tanto una gestación ....

La biometría en ambos fetos es la siguiente:

Feto nº 1: DBP =   mm,   CA =   mm y CRL: mm (acorde a +/– 1 semana)

Feto nº 2: DBP =   mm,   CA =   mm y CRL: mm (acorde a +/– 1 semana)

El feto nº 1 presenta movimientos espontáneos. No se observan anomalías morfológicas en este momento.

El feto nº 2 presenta movimientos espontáneos. No se observan anomalías morfológicas en este momento.

MARCADORES ECOGRÁFICOS DE CROMOSOMOPATÍAS DEL FETO Nº 1

Translucencia nucal: mm

Ductus venoso: Ondas de velocidad de flujo compatibles con la ....

Frecuencia cardiaca fetal: La frecuencia del ritmo cardiaco es normal en el momento de la exploración (1/m) y no se observan alteraciones del mismo.

Doppler en arteria umbilical: En la arteria Umbilical se comprueba la existencia de unos índices de pulsatilidad y de resistencia ...... para la data gestacional.

Hueso nasal: Presente.

Onfalocele: Ausente.

Retardo de crecimiento fetal: Ausente.

MARCADORES ECOGRÁFICOS DE CROMOSOMOPATÍAS DEL FETO Nº 2

Translucencia nucal: mm

Ductus venoso: Ondas de velocidad de flujo compatibles con la ....

Frecuencia cardiaca fetal: La frecuencia del ritmo cardiaco es normal en el momento de la exploración (L/m) y no se observan alteraciones del mismo.

Doppler en arteria umbilical: En la arteria Umbilical se comprueba la existencia de unos índices de pulsatilidad y de resistencia .... para la data gestacional.

Hueso nasal: Presente.

Onfalocele: Ausente.

Retardo de crecimiento fetal: Ausente.

ESTUDIO DE LOS ANEJOS

Placenta. Se halla(n) implantada(s) en.........del útero y muestra(n) una ecoestructura compatible con un grado I de madurez, según la clasificación de Grannum, siendo por lo tanto una gestación ....

Líquido amniótico. En cantidad .... para la data, en ambos fetos.

Patología anexial. No se observa.

DIAGNÓSTICO ECOGRÁFICO

1. Embarazo gemelar ....
2. Ecografía con medidas biométricas acordes con +/– 1 semana (acorde a amenorrea), en el feto nº 1.
3. Marcadores Ecográficos de Cromosomopatías ...., en el feto nº 1.
4. En este momento no se observan anomalías morfológicas fetales mayores en el feto nº 1, si bien no pueden descartarse las que no tienen expresión ecográfica o se presentan de forma tardía.
5. Líquido amniótico .... en el feto nº 1.
6. Ecografía con medidas biométricas acordes con +/– 1 semana (acorde a amenorrea), en el feto nº 2.
7. Marcadores Ecográficos de Cromosomopatías ...., en el feto nº 2.
8. En este momento no se observan anomalías morfológicas fetales mayores en el feto nº 2, si bien no pueden descartarse las que no tienen expresión ecográfica o se presentan de forma tardía.
9. Líquido amniótico .... en el feto nº 2.
10. No se observa patología de los Anejos.

EXPLORACIÓN ECOGRÁFICA. Satisfactoria.

COMENTARIOS FINALES. Ninguno a destacar.

Fdo. Dr.: ....

Málaga,   de   de 2008.

DOCUMENTOS OFICIALES DE LA EXPLORACIÓN ECOGRÁFICA

DOCUMENTOS OFICIAIS DA EXPLORAÇÃO ECOGRÁFICA

Anexo 5
RELATÓRIO DE ECOGRAFIA DE PRIMEIRO TRIMESTRE DE GRAVIDEZ
(Relatório Oficial do Instituto de Medicina Fetal Andaluz)
(Gravidez Gemelar)

Nome e sobrenome:
Médico Expedidor: Dr.
Indicação: Ecografia de primeiro trimestre de gravidez
F.U.R.:   F.P.P.:   Amenorréia: semanas.
Ecografista: Dr.
DADOS TÉCNICOS. O exame ultra-sonográfico efetuado em modo B, tempo real, mediante uma sonda vaginal de multifreqüência, realizado por técnica computadorizada eletronicamente, com um aparelho. ...., com Doppler Colorido, revela os seguintes dados:
DADOS DO ESTUDO FETAL. No exame efetuado se observam DOIS FETOS, um em situação .... e apresentação ...., que ocupa a parte........... do útero (feto nº 1) e outro em situação....................... e apresentação ...., que ocupa a parte........... do útero (feto nº 2).
Também se observa a presença de.................... placenta, inserida em ...., sendo portanto uma gestação ....
A biometria em ambos os fetos é a seguinte:
Feto nº 1: DBP =   mm, CA =   mm e CRL: mm (de acordo com +/– 1 semana)
Feto nº 2: DBP =   mm, CA =   mm e CRL: mm (de acordo com +/– 1 semana)
O feto nº 1 apresenta movimentos espontâneos. Não se observam anomalias morfológicas neste momento.
O feto nº 2 apresenta movimentos espontâneos. Não se observam anomalias morfológicas neste momento.

MARCADORES ECOGRÁFICOS DE ANOMALIAS CROMOSSÔMICAS DO FETO Nº 1
Translucência nucal: mm
Ducto venoso: Ondas de velocidade de fluxo compatíveis com a ....
Freqüência cardíaca fetal: A freqüência do ritmo cardíaco é normal no momento da exploração (L/m) e não se observam alterações do mesmo.
Doppler em artéria umbilical: Na artéria umbilical se comprova a existência de alguns índices de Pulsatilidade e de Resistência .... para a idade gestacional.
Osso nasal: Presente.
Onfalocele: Ausente.
Retardo de crescimento fetal: Ausente.

MARCADORES ECOGRÁFICOS DE ANOMALIAS CROMOSSÔMICAS DO FETO Nº 2
Translucência nucal: mm
Ducto venoso: Ondas de velocidade de fluxo compatíveis com a ....
Freqüência cardíaca fetal: A freqüência do ritmo cardíaco é normal no momento da exploração (L/m) e não se observam alterações do mesmo.
Doppler em artéria umbilical: Na artéria umbilical se comprova a existência de alguns índices de Pulsatilidade e de Resistência .... para a idade gestacional.
Osso nasal: Presente
Onfalocele: Ausente
Retardo de crescimento fetal: Ausente.

ESTUDO DOS ANEXOS
Placenta. Se encontra(m) implantada(s) em .... do útero e mostra(m) uma ecoestrutura compatível com grau I de maturidade, segundo a classificação de Grannum, sendo portanto uma gestação ....
Líquido amniótico. Em quantidade .... para a idade, em ambos os fetos.
Patologia anexial. Não se observa.

DIAGNÓSTICO ECOGRÁFICO
1. Gestação gemelar..
2. Ecografia com medidas biométricas de acordo com +/– 1 semana (de acordo com a amenorréia), no feto nº 1.
3. Marcadores ecográficos de anomalias cromossômicas ...., no feto nº 1.
4. Neste momento não se observam anomalias morfológicas fetais maiores no feto nº 1, embora não se possam descartar as que não têm expressão ecográfica ou se apresentam de forma tardia.
5. Líquido amniótico .... no feto nº 1.
6. Ecografia com medidas biométricas de acordo com +/– 1 semana (de acordo com a amenorréia), no feto nº 2.
7. Marcadores ecográficos de anomalias cromossômicas ...., no feto nº 2.
8. Neste momento não se observam anomalias morfológicas fetais maiores no feto nº 2, embora não se possam descartar as que não têm expressão ecográfica ou se apresentam de forma tardia.
9. Líquido amniótico........................ no feto nº 2.
10. Não se observa patologia dos Anexos.

EXPLORAÇÃO ECOGRÁFICA. Satisfatória.

COMENTÁRIOS FINAIS. Nada a destacar.

Ass. Dr.: ....
          de   de 2008.

BIBLIOGRAFÍA SELECCIONADA / REFERÊNCIAS BIBLIOGRÁFICAS

1. Bajo J, Martinez L, Gallo M. Sistemática de la exploración ecográfica durante el embarazo. En: Fabre E (Cols.) *Manual de asistencia al embarazo normal*. Sección de Medicina Perinatal de la Sociedad Española de Ginecología y Obstetricia. Zaragoza, 2001. Cap. 16. p. 489-516.

2. Gallo M, Espinosa A. Documentación para la realización de la Exploración Ecográfica. *Rev Iberoamericana Med Fetal y Perinat* 2008.

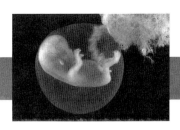

ÍNDICE REMISIVO

ÍNDICE REMISSIVO

Los números en *itálico* se refieren a las figuras o tablas.

Os números em *itálico* são referentes a figuras ou tabelas.

■ A

Acráneo
 en embarazo, *52*
  gemelar, *52*
Actividad
 cardíaca, 25, 47
  ausencia de, 47
AFM (ángulo fronto maxilar), 162
AFP (alfafeto-proteína), 96
Alfafeto-proteína, *para ver AFP*
Alteración(es)
 cromosómicas, *3*, 8
  riesgo estimado de, *3*
   por edad materna, *3*
  y el número de cromosomas, 8
   total, 8
 fetales, 51
  anatómicas, 51
Amnios, 25
 adherido, 161
 brillante, *48*
  y irregular, *48*
 evaluación del, 48
 pequeño, *48*
 y TN, *111*
  diferencia entre, *111*
Anencefalia, 52
Ángulo
 fronto maxilar, *para ver AFM*
Anomalía(s)
 cromosómicas, *4*
  tasas estimadas de, *4*
   según la edad de la madre, *4*
 de los cromosomas, 7
  sexuales, 7
 del saco vitelino, 161

■ A

Acrânio
 em gravidez, *52*
  gemelar, *52*
AFM (ângulo frontomaxilar), 162
AFP (alfafetoproteína), 96
Alfafetoproteína, *ver AFP*
Alteração(ões)
 cromossômicas, *3*,8
  e número de cromossomos, 8
   total, 8
  risco estimado de, *3*
   por idade materna, *3*
 fetais, 51
  anatômicas, 51
Âmnio, 25
 aderido, 161
 avaliação do, 48
 brilhante, *48*
  e irregular, *48*
 e TN, *111*
  diferença entre, *111*
 pequeno, *48*
Anencefalia, 52
Ângulo
 frontomaxilar, *ver AFM*
Anomalia(s)
 cromossômicas, 1-19, 63-69, 71-78, 81-91, 95-106
  do primeiro trimestre, 71-78, 95-106
   marcadores para *screening* de, 95-106
    bioquímicos, 95-106
   programas de *screening* de, 71-78
    controle de qualidade nos, 71-78
  introdução às, 1-19
   alterações cromossômicas, 8
    e número total de cromossomos, 8
   anomalias dos, 7
   doenças cromossômicas, 4

191

fetales, *115*
    prevalencia de, *115*
        por el espesor de la TN, *115*
Arteria(s)
    umbilicales, *29*
        Doppler de las, *29*
            color, *29*
        índice de pulsatilidad de la, *para ver IPAU*
        única, *para ver AUU*
AUU (arteria umbilical única), 159
    en feto con SD, *160*

■ B

β-HCG (subunidad beta libre de la HCG), 96
Banda(s)
    amnióticas, *50*
    presencia de, 49
Bicorial
    biamniótico, *31*
Biometría, 27

■ C

Cardiopatía(s)
    rastreo de, 140
        DV y, 140
            estándar flujométrico anormal en el, 140
    TN aumentada y, 116
        en fetos euploides, *116*
        fetales, 116
Cavidad
    amniótica, *56*
    deforma la, *56*
Cerebelo, *37*
Cerviz
    acortado, *59*
        con embudización, *59*
    incompetente, *59*
        y prolapso de bolsa amniótica, *59*
    normal, *58*
        en el embarazo, *58*
        por ecografía transvaginal, *58*
Cisterna
    magna, *38*
Columna, *38*
Contración, *56*
Control de calidad
    de la exactitud, 77
        del riesgo predicho, 77
    de las mediciones, 72, 73, 76
        de la TN, 73, 76
            modelos alternativos, 76
        de los marcadores, 72
            bioquímicos, 72
    el modelo de, 74
        de la TN, 74
            por la FMF, 74
    en los programas de cribado, 71-78
        de cromosomopatías del primer trimestre, 71-78
            introducción, 71
    epidemiológico, 77
        del cribado, 77

dos cromossomos sexuais, 7
    trissomias autossômicas, 6
mais significativas, *8*
    classificação e, *8*
    freqüência ao nascimento e, *8*
    principais características das, *8*
marcadores nas, *17, 18*
    ecográficos, *17*
        relação de, *17*
    suaves, *18*
        resumo dos, *18*
na gestação, *2*
    letalidade espontânea das, *2*
no primeiro trimestre, 63-69, 151-163
    screening combinado de, 63-69
        implantação clínica do, 63-69
    de gravidez, 151-163
        marcadores ecográficos na, 151-163
no *screening* combinado, 81-91
    do primeiro trimestre, 81-91
        cálculo do risco de, 81-91
risco específico de, *4*
    pela idade da mãe, *4*
screening de, 137
    padrão fluxométrico anormal e, 137
        no DV, 137
do saco vitelino, 161
dos cromossomos, 7
    sexuais, 7
fetais, *115*
    prevalência de, *115*
        pela espessura da TN, *115*
Artéria(s)
    umbilical, *29*
        Doppler das, *29*
            colorido, *29*
        índice de pulsatilidade da, *ver IPAU*
        única, *ver AUU*
Atividade
    cardíaca, 25, 47
        ausência de, 47
AUU (artéria umbilical única), 159
    em feto com SD, *160*

■ B

β-HCG (subunidade beta livre da HCG), 96
Banda(s)
    amnióticas, *50*
    presença de, 49
Bexiga, 39
Bicorial
    biamniótico, *31*
Biometría, 27

■ C

Cardiopatia(s)
    fetais, 116
        TN aumentada e, 116
    screening de, 140
        DV e, 140
            padrão fluxométrico anormal no, 140

ÍNDICE REMISSIVO

Corazón
en el eje izquierdo, *39*
Cordón
inserción de, *30*
velamentosa, *30*
umbilical, *161*
diámetro del, *para ver DCU*
quiste del, *161*
Corionicidad
diagnóstico de, 25
en la gestación, 25
gemelar, 25
Crecimiento
intrauterino, 159
restringido, 159
Cristalino, *38*
Cromosoma(s)
número total de, 8
alteraciones cromosómicas y el, 8
sexuales, 7
anomalias de los, 7
Cromosomopatía(s)
cálculo del riesgo de, 81-91
en el cribado combinado, 81-91
del primer trimestre, 81-91
cribado combinado de, 63-69
en el primer trimestre, 63-69
implantación clínica del, 63-69
del primer trimestre, 71-78, 95-106
marcadores para el cribado de, 95-106
bioquímicos, 95-106
programas de cribado de, 71-78
control de calidad en los, 71-78
introducción a las, 1-19
alteraciones cromosómicas, 8
y número total de cromosomas, 8
cromosomas sexuales, 7
anomalías de los, 7
enfermedades cromosómicas, 4
trisomías autonómicas, 6
letalidad espontánea de las, *2*
en la gestación, *2*
marcadores en las, *17, 18*, 151-163
ecográficos, *17*, 151-163
en el primer trimestre, 151-163
de embarazo, 151-163
relación de, *17*
suaves, *18*
resumen de los, *18*
más significativas, *8*
principales características de las, *8*
clasificación y, *8*
frecuencia al nacimiento y, *8*
rastreos de, 137
estándar flujométrico anormal y, 137
en el DV, 137
riesgo específico de, *4*
y la edad de la madre, *4*

TN aumentada e, 116
em fetos euplóides, *116*
Cavidade
amniótica, *56*
deformação da, *56*
contração e, *56*
Cerebelo, *37*
Cérvice
encurtada, *59*
com embudização, *59*
incompetente, *59*
e prolapso de bolsa amniótica, *59*
normal, *58*
em gravidez, *58*
por ecografia transvaginal, *58*
Cisterna
magna, *38*
Cisto(s)
de plexos coróideos, *14*
bilaterais, *14*
do cordão umbilical, *161*
Coluna, *38*
Comprimento
embrionário, *28*
craniocaudal, *28*
Contração
deformação por, *56*
da cavidade amniótica, *56*
Controle
de qualidade
da exatidão, 77
do risco previsto, 77
das medições, 72, 73, 76
da TN, 73, 76
modos alternativos, 76
dos marcadores, 72
bioquímicos, 72
da TN, 74
modelo de, 74
pela FMF, 74
nos programas de *screening*, 71-78
de anomalias cromossômicas, 71-78
do primeiro trimestre, 71-78
introdução, 71
epidemiológico, 77
do *screening*, 77
Coração
no eixo esquerdo, *39*
Cordão
inserção do, *30*
velamentosa, *30*
umbilical, *161*
cisto do, *161*
diâmetro do, *ver DCU*
Córion
pequeno, *48*
Corionicidade
diagnóstico de, 25
na gestação, 25
gemelar, 25
Crescimento
intra-uterino, 159
restrição de, 159

■ D

DBP (diámetro biparietal)
medición del, *28*
DCU (diámetro del cordón umbilical), 160
Dedo(s)
pie y, *40*
Derrame
pleural, 155
Diámetro
biparietal, *para ver DBP*
Displasia
esquelética, *55*
embarazo con, *54*
de 14 semanas, *55*
DIU
y gestación, 57
Doble
burbuja, *14*
imagen de, *14*
Documento(s)
oficiales, 177-190
de la exploración ecográfica, 177-190
CI, 178
de información general, 178
de informe, 179
Doppler
aplicación, 46
en endometrio heterogéneo, *46*
color, *29*
de las arterias, *29*
umbilicales, *29*
del flujo sanguíneo, *26*
pulsado, *134, 135, 138, 144*
onda de flujo en el DV por, *134, 135, 138, 144*
estándar de las, *138*
Ductus
venoso, *ver DV*
DV (ductus venoso), 33, 129-147
conclusión, 147
Doppler pulsado en el, *134, 135, 138, 144*
onda de flujo por, *134, 135, 138, 144*
estándar de las, *138*
estándar flujométrico en el, 140
anormal, 140
y rastreo de cardiopatías, 140
evaluación del, 144
contribución de la, 144
en el rastreo del STFF, 144
flujo del, *35*
onda de velocidad de, *35*
introducción, 129
insuficiencia cardíaca fetal, 136
estudio de la, 136

Cristalino, *38*
Cromossomo(s)
número total de, 8
alterações cromossômicas e, 8
sexuais, 7
anomalias dos, 7

■ D

DBP (diâmetro biparietal)
medição do, *28*
DCU (diâmetro do cordão umbilical), 160
Dedo(s)
do pé, *40*
Derrame
pleural, 155
Diâmetro
biparietal, *ver DBP*
do cordão umbilical, *ver DCU*
Displasia
esquelética, *55*
gravidez com, *54*
de 14 semanas, *55*
DIU
e gestação, 57
Documento(s)
oficiais, 177-190
da exploração ecográfica, 177-190
CI, 178
de esclarecimento, 179
de informação geral, 178
Doença(s)
cromossômicas, 4
prevalência da, 82
riscos *a priori*, 82
Doppler
colorido, *29*
das artérias umbilicais, *29*
do fluxo sanguíneo, *26*
em endométrio, 46
heterogêneo, *46*
pulsado, *134, 135, 138, 144*
onda de fluxo no DV por, *134, 135, 138, 144*
padrão das, *138*
Ducto
venoso, *ver DV*
Dupla
bulha, *14*
imagem de, *14*
DV (ducto venoso), 33, 129-147
avaliação do, 144
contribuição da, 144
no *screening* do STFF, 144
conclusão, 147
Doppler pulsado no, *134, 135, 138, 144*
onda de fluxo por, *134, 135, 138, 144*
padrão das, *138*
fluxo do, *35*
normal, *35*
onda de velocidade de, *35*
reverso, *35*
introdução, 129
insuficiência cardíaca fetal, 136
estudo da, 136

ÍNDICE REMISSIVO

¿vena arterializada?, 130
anatómico, 130
funcional, 133
valor del, *139*
publicaciones comparativas, *139*

■ E

Ecografía
normal, 21-42
del primer trimestre, 21
estructuras anatómicas, 36
patológica, 45-61
de la gestación, 45
alteraciones anatómicas fetales, 51
ausencia, 45
de actividad cardíaca, 47
de embrión, 45
de saco vitelino, 45
de SG, 45
bandas, 49
embarazo ectópico, 50
evaluación del amnios, 48
mola hidatidiforme, 49
saco vitelino con distintos aspectos, 47
sinequias, 49
estudio del útero, 55
y anexos, 55
pliegue nucal en la, *13*
transvaginal, *58*
en el primer trimestre, *58*
cerviz normal por, *58*
Ectasia
renal, *15*
bilateral, *15*
Edwards
síndrome de, 19
Embarazo
cerviz normal en el, *58*
de 14 semanas, *55*
con displasia esquelética, *55*
ectópico, 50, *51*
complicado, *51*
y gestación, *51*
gemelar, *52*, *146*
acráneo en, *52*
monocoriónico, *146*
biamniótico, *146*
hiperestimulación ovárica y, *61*
luteoma y, *61*
múltiples, 117
TN y, 117
patología asociada al, 55
ginecológica, 55
primer trimestre del, 151-163
cromosomopatías en el, 151-163
otros marcadores ecográficos de, 151-163
proteína A plasmática asociada al, *para ver PAPP-A*
útero doble con, *57*
Embrión
en la ecografía, 21, *23*, *24*, 45
ausencia de, 45
estudio del, 21
identificación del, 22
localización del, 21

veia arterializada, 130
anatômico, 130
funcional, 133
padrão fluxométrico no, 140
anormal, 140
e *screening* de cardiopatias, 140
valor do, *139*
publicações comparativas, *139*

■ E

Ecografia
normal, 21-42
do primeiro trimestre, 21
estruturas anatômicas, 36
patológica, 45-61
da gestação, 45
alterações anatômicas fetais, 51
ausência, 45
de atividade cardíaca, 47
de embrião, 45
de saco vitelino, 45
de SG, 45
avaliação do âmnio, 48
bandas, 49
gravidez ectópica, 50
mola hidatiforme, 49
saco vitelino com diferentes aspectos, 47
sinéquias, 49
estudo do útero, 55
e anexos, 55
prega nucal na, *13*
transvaginal, *58*
no primeiro trimestre, *58*
cérvice normal por, *58*
Ectasia
renal, *15*
bilateral, *15*
Edwards
síndrome de, 19
Embrião
morto, *48*
na ecografia, 21, *23*, *24*, 45
análise do, 21
ausência de, 45
localização do, 21
identificação do, 22
sem forma, 162
Endométrio
heterogêneo, *46*
aplicação Doppler no, *46*
restos embrionários no, *46*
Estômago
imagem ecolúcida, *39*
Estudo
do útero, 55
e anexos, 55
DIU, 57
insuficiência istmicocervical, 58
malformações uterinas, 57
miomas, 56
tumores ovarianos, 59

muerto, *48*
sin forma, 162
Endometrio
heterogéneo, *46*
aplicación Doppler en, *46*
restos embrionarios en, *46*
Enfermedad(es)
cromosómicas, 4
prevalencia de la, 82
riesgos *a priori*, 82
Estómago
imagen ecolúcida, *39*
Estudio
del útero, 55
y anexos, 55
DIU, 57
insuficiencia ístmico-cervical, 58
malformaciones uterinas, 57
miomas, 56
tumores ováricos, 59

■ F

FCF (frecuencia cardíaca fetal), 158
Fémur
medición del, *28*
Fetal
Medicine Foundation, para ver FMF
Feto(s)
10 semanas, *24*
con SD, *160*
AUU en, *160*
de 13 semanas, *143*
con TN aumentada, *143*
euploides, *116*
cardiopatía en, 116
TN aumentada y, *116*
muerto, *47*
retorno venoso en el, *130, 132*
representación diagramático del, *130*
para el corazón, *132*
Fibrina
depósito de, *29*
subcoriónico, *29*
Flujo
del DV, *35*
normal, *35*
reverso, *35*
sanguíneo, *26*
Doppler del, *26*
FMF *(Fetal Medicine Foundation)*
modelo propuesto por la, 74
de control de calidad, 74
de la TN, 74
Frecuencia
cardíaca, 47
alteración de la, 47
fetal, *para ver FCF*

■ G

Gestación
bicorial, *27*
biamniótica, *27*

■ F

FCF (freqüência cardíaca fetal), 158
Fêmur
medição do, *28*
Fetal
Medicine Foundation, ver FMF
Feto(s)
10 semanas, *24*
com SD, *160*
AUU no, *160*
de 13 semanas, *143*
com TN aumentada, *143*
euplóides, *116*
cardiopatia no, 116
TN aumentada e, *116*
morto, *47*
retorno venoso no, *130, 132*
para o coração, *132*
representação diagramático do, *130*
Fibrina
depósito de, *29*
subcoriônico, *29*
Fluxo
do DV, *35*
normal, *35*
onda de velocidade de, *35*
reverso, *35*
sanguíneo, *26*
Doppler do, *26*
FMF *(fetal medicine foundation)*
modelo proposto pela, 74
de controle de qualidade, 74
da TN, 74
Foice, *37*
Freqüência
cardíaca, 47
alteração da, 47
fetal, *ver FCF*
Frontomaxilar
ângulo, *ver AFM*

■ G

Gestação(ões)
13ª semana de, *14*
onfalocele na, *14*
âmnio em, *25*
anomalias cromossômicas na, *2*
letalidade espontânea das, *2*
bicorial, *27*
biamniótica, *27*
DIU e, 57
gemelar, 25, *46*
diagnóstico na, 25
de corionicidade, 25
interrompida, *46*
insuficiência istimocervical e, 58
malformações uterinas e, 57
miomas e, 56
múltiplas, 105, 117
marcadores bioquímicos e, 105
TN e, 117
patologia da, 45

de 13 semanas, *14*
   onfalocele en, *14*
DIU y, 57
gemelar, 25, *46*
   detenida, *46*
   diagnóstico en la, 25
      de corionicidad, 25
insuficiencia ístmico-cervical y, 58
letalidad espontánea en la, *2*
   de las cromosomopatías, *2*
malformaciones uterinas y, 57
miomas y, 56
múltiples, 105
   marcadores bioquímicos y, 105
patología de la, 45
   alteraciones fetales, 51
      anatómicas, 51
   ausencia, 45
     de actividad cardíaca, 47
     de embrión, 45
     de saco vitelino, 45
     de SG, 45
   bandas, 49
   embarazo ectópico, 50
   evaluación del amnios, 48
   frecuencia cardíaca, 47
     alteración de la, 47
   mola hidatidiforme y, 49
   saco vitelino, 47
     con distintos aspectos, 47
   sinequias, 49
   tumores ováricos y, 59

■ H

Halo
   hipoecoico, *29*
HCG
   subunidad beta libre de la, *para ver β-HCG*
Herniación
   fisiológica, *39*
Hidranencefalia, *52*
Hidropesía
   en feto, *154*
     con trisomía 18, *154*
   fetal, *53*
     SD con, *53*
Higroma
   quístico, *53, 114, 115, 152, 153, 154*
     de gran tamaño, *115*
     gigante, *53*
     pequeño, *53*
     SD con, *53*
Hiperestimulación
   ovárica, *61*
     y embarazo, *61*
HN (hueso nasal), 33, 121-127
   adecuado, *125*
   ausente, *34, 126*
   evaluación del, *125*
     técnica de, *125*
       esquema con, *125*
   introducción, 121
   presente, *34*

alterações fetais, 51
   anatômicas, 51
   ausência, 45
     de atividade cardíaca, 47
     de embrião, 45
     de saco vitelino, 45
     de SG, 45
   avaliação do âmnio, 48
   bandas, 49
   freqüência cardíaca, 47
     alteração da, 47
   gravidez ectópica, 50
   mola hidatiforme e, 49
   saco vitelino, 47
     com diferentes aspectos, 47
   sinéquias, 49
   tumores ovarianos e, 59
Gravidez
   cérvice normal no, *58*
   de 14 semanas, *55*
     com displasia esquelética, *55*
   ectópica, 50, *51*
     complicada, *51*
     e gestação, *51*
   gemelar, *52, 146*
     acrânio em, *52*
     monocoriônica, *146*
       biamniótica, *146*
   hiperestimulação ovariana e, *61*
   luteoma e, *61*
   patologia associada à, 55
     ginecológica, 55
   primeiro trimestre de, 151-163
     anomalias cromossômicas no, 151-163
       outros marcadores ecográficos de, 151-163
   proteína A plasmática associada à, *ver PAPP-A*
   útero duplo com, *57*

■ H

Halo
   hipoecóico, *29*
HCG
   subunidade beta livre da, *ver β-HCG*
Herniação
   fisiológica, *39*
Hidranencefalia, *52*
Hidropisia
   fetal, *53, 154*
     com trissomia 18, *154*
     SD com, *53*
Higroma
   cístico, *53, 114, 115, 152, 153, 154*
     de grande tamanho, *115*
     gigante, *53*
     pequeno, *53*
     SD com, *53*
Hiperestimulação
   ovariana, *61*
     e gravidez, *61*
Holoprosencefalia
   alobar, 153

valoración del, *124*
  factores clave en la, *124*
Holoprosencefalia
  alobar, 153
Hoz, *37*
Hueso
  nasal, *para ver HN*

■ I

Inhibina
  A, 101
Inserción
  velamentosa, *30, 42*
    de cordón, *30*
Insuficiencia
  cardíaca, 136
    fetal, 136
      estudio de la, 136
  ístmico-cervical, 58
    y gestación, 58
IPAU (índice de pulsatilidad de la arteria umbilical), 156

■ L

Lago(s)
  venosos, *26*
    en la placa basal, *26*
Likelihood
  ratio, 87
    cálculo de la, 87, 88
      método alternativo de, 88
LM (longitud del maxilar), 162
Longitud
  del maxilar, *para ver LM*
  embrionaria, *28*
    cráneo-caudal, *28*
LR (razón de probabilidad)
  cálculo de la, 87, 88
    método alternativo de, 88
      por el diferencial delta, 88
Luteoma
  hemorrágico, *61*
    de gran tamaño, *61*
      en semana 13, *61*
  y embarazo, *61*

■ M

Malformación(es)
  congénitas, *2*
    en humanos, *2*
      etiología de las, *2*
  fetales, 117
    asociadas, 117
      TN aumentada y, 117
  mayores, 152
    o estructurales, 152
  uterinas, 57
    y gestación, 57
Mano
  apertura de la, *40*
  cierre de la, *40, 41, 156*
    asimétrico, *156*

■ I

Inibina
  A, 101
Inserção
  velamentosa, *30, 42*
    do cordão, *30*
Insuficiência
  cardíaca, 136
    fetal, 136
      estudo da, 136
  istimocervical, 58
    e gestação, 58
IPAU (índice de pulsatilidade da artéria umbilical), 156

■ L

Lago(s)
  venosos, *26*
    na placa basal, *26*
Likelihood
  ratio, 87
    cálculo da, 87, 88
      método alternativo de, 88
LM (longitude do maxilar), 162
Longitude
  do maxilar, *ver LM*
  embrionária, *28*
    craniocaudal, *28*
LR (razão de probabilidade)
  cálculo da, 87, 88
    método alternativo de, 88
      pelo diferencial delta, 88
Luteoma
  e gravidez, *61*
  hemorrágico, *61*
    de grande tamanho, *61*
      na semana 13, *61*

■ M

Malformação(ões)
  congênitas, *2*
    em humanos, *2*
      etiologia das, *2*
  fetais, 117
    associadas, 117
      TN aumentada e, 117
  maiores, 152
    ou estruturais, 152
  uterinas, 57
    e gestação, 57
Mão
  abertura da, *40*
  com desvio cubital, *54*
    polegar *autostop* e, *54*
  fechamento da, *40, 41, 156*
    assimétrico, *156*
      em trissomia 18, *156*
Marcador(es)
  bioquímicos, 95-106
    β-HCG, 96
    AFP, 96
    do primeiro trimestre, 105

ÍNDICE REMISSIVO

en trisomía 18, *156*
con desviación cubital, *54*
pulgar *autostop* y, *54*
Marcador(es)
β-HCG, 96
AFP, 96
bioquímicos, 95-106
del primer trimestre, 105
y gestaciones múltiples, 105
inhibina A, 101
otros, 101
PAPP-A, 99
para el cribado de cromosomopatías, 95-106
en el primer trimestre, 95-106
repetición de las mediciones, 105
y ecográficos, 103
del primer trimestre, 103
en las cromosomopatías, *17, 18*, 151-163
ecográficos, *17*, 151-163
en el primer trimestre, 151-163
del embarazo, 151-163
relación de, *17*
suaves, *18*
resumen de los, *18*
mediciones de los, 72
control de calidad de las, 72
Masa(s)
ováricas, *61*
benignas, *61*
Maxilar
ángulo fronto, *para ver AFM*
longitud del, *para ver LM*
Medicina
fetal, 167-174
Miembro
inferior, *40*
superior, *40*
Mioma(s)
y gestación, 56
Mola
hidatidiforme, 49, *50*
y gestación, 49
resto de, *50*
Monocorial
biamniótico, *30*
Monosomía
X, *12*
hallazgos ecográficos, *12*

■ 0

Odds
transformación en, 84
información en los marcadores, 87
mediciones de los marcadores, 84
manipulaciones previas, 84
Onfalocele, *54*, 153, *154*
en gestación, *14*
de 13 semanas, *14*
Ovario
hallado, *50*

e gestações múltiplas, 105
e ecográficos, 103
do primeiro trimestre, 103
inibina A, 101
outros, 101
PAPP-A, 99
para o *screening* de anomalias cromossômicas, 95-106
no primeiro trimestre, 95-106
repetição das medições, 105
medições dos, 72
controle de qualidade das, 72
nas anomalias cromossômicas, *17, 18*, 151-163
ecográficos, *17*, 151-163
no primeiro trimestre, 151-163
do gravidez, 151-163
relação de, *17*
leves, *18*
resumo dos, *18*
Massa(s)
ovarianas, *61*
benignas, *61*
Maxilar
longitude do, *ver LM*
Medicina
fetal, 167-174
Membro
inferior, *40*
superior, *40*
Mioma(s)
e gestação, 56
Mola
hidatidiforme, 49, *50*
e gestação, 49
resto de, *50*
Monocorial
biamniótico, *30*
Monossomia
X, *12*
achados ecográficos, *12*

■ 0

Odds
transformação em, 84, 87
marcadores, 84, 87
informação nos, 87
medições dos, 84
manipulações prévias, 84
ON (osso nasal), 33, 121-127
adequado, *125*
ausente, *34, 126*
avaliação do, *124, 125*
fatores-chave na, *124*
técnica de, *125*
esquema com, *125*
introdução, 121
presente, *34*
Onfalocele, *54*, 153, *154*
na 13ª semana, *14*
de gestação, *14*
Osso
nasal, *ver ON*
Ovário, *50*

■ P

PAPP-A (proteína a plasmática asociada al embarazo), 99
Patau
  síndrome de, 19
Pedúnculo(s)
  cerebelares, *38*
Pico
  gemelar, *30*
Pie, *40*
  con posición viciosa, *54*
Pielectasia, 155
  bilateral, *55, 155*
Placenta
  anterior, *29*
Plexo(s)
  coroideos, *14, 37*
    quistes de, *14*
      bilaterais, *14*
Pliegue
  nucal, *13, 114*
    en la ecografía, *13*
    medida del, *114*
Ponto
  ecogénico, *14*
    intracardíaco, *14*
Primer trimestre
  cribado combinado del, 81-91
    riesgos de cromosomopatías en el, 81-91
      cálculo de LR, 87, 88
      introducción, 81
      likelihood ratio, 87, 88
      prevalencia de la enfermedad, 82
      transformación en *odds*, 84
  cromosomopatías del, 71-78, 95-106
    marcadores para el cribado de, 95-106
      bioquímicos, 95-106
    programas de cribado de, 71-78
      control de calidad en los, 71-78
  ecografía del, 21, *58*
    embrión, 21
    estructuras fetales del, 36
      anatómicas, 36
    semanas 11 y 14, 28
      exploración entre las, 28
    SG, 21
    transvaginal, *58*
      cerviz normal por, *58*
  marcadores del, 103
    bioquímicos, 103
    ecográficos, 103
    y gestaciones múltiples, 105
  del embarazo, 151-163
    cromosomopatías en el, 151-163
      marcadores ecográficos de, 151-163
Proteína
  A plasmática asociada al embarazo, *ver PAPP-A*
Proyecto
  Fetaltest, 63-69
    hipótesis de trabajo, 64
    introducción, 64
    material, 65
    método, 65
      control de calidad, 66

■ P

PAPP-A (proteína a plasmática associada à gravidez), 99
Patau
  síndrome de, 19
Pé, *40*
  com posição viciosa, *54*
Pedúnculo(s)
  cerebrais, *38*
Pico
  gemelar, *30*
Pielectasia, 155
  bilateral, *55, 155*
Placenta
  anterior, *29*
Plexo(s)
  coróideos, *14, 37*
    cistos de, *14*
      bilaterais, *14*
Polegar
  autostop, 54
Ponto
  ecogênico, *14*
    intracardíaco, *14*
Prega
  nucal, *13, 114*
    medida da, *114*
    na ecografía, *13*
Primeiro trimestre
  anomalias cromossômicas do, 71-78, 95-106
    marcadores para *screening* de, 95-106
      bioquímicos, 95-106
    programas de *screening* de, 71-78
      controle de qualidade nos, 71-78
  da gravidez, 151-163
    anomalias cromossômicas no, 151-163
    marcadores ecográficos de, 151-163
  ecografia do, 21, *58*
    11ª e 14ª semanas, 28
      pesquisa entre as, 28
    embrião, 21
      localização do, 21
      análise do, 21
    estruturas fetais do, 36
      anatômicas, 36
    SG, 21
      análise do, 21
      localização do, 21
    transvaginal, *58*
      cérvice normal por, *58*
  marcadores do, 103
    bioquímicos, 103
    ecográficos, 103
    e gestações múltiplas, 105
  screening combinado do, 81-91
    riscos de anomalias cromossômicas no, 81-91
      cálculo de LR, 87, 88
      introdução, 81
      likelihood ratio, 87, 88
      prevalência da doença, 82
      transformação em *Odds*, 84
Projeto
  Fetaltest, 63-69
    hipóteses de trabalho, 64

ÍNDICE REMISSIVO

nuevas prestaciones de, 67
objetivos, 64
específicos, 65
general, 64
Pulgar
autostop, 54

■ Q

Quiste(s)
del cordón umbilical, *161*
de plexos coroideos, *14*
bilaterais, *14*

■ R

Razón
de probabilidad, *para ver LR*
Regurgitación
tricuspídea, *para ver RT*
Riñón
izquierdo, *39*
RT (regurgitación tricuspídea), 163

■ S

Saco
gestacional, *para ver SG*
periferia del, *26*
área econegativa en la, *26*
vitelino, 22, *23*, *24*, 45, 47, 161, *162*
anomalías del, 161
aumentado, *162*
ausencia de, 45
calcificado, *47*
con distintos aspectos, 47
ecogénico, *47*
visualización del, 22
SD (síndrome de Down), 19
con hidropesía fetal, *53*
con higroma quístico, *53*
en el primer trimestre, 102
cribado combinado del, 102
determinaciones bioquímicas en el, 102
feto con, *160*
AUU en, *160*
Sexo
femenino, *41*
masculino, *41*
SG (saco gestacional)
en la ecografía, 21, 45
ausencia de, 45
estudio del, 21
localización del, 21
sin embrión, *46*
Síndrome
de Down, *para ver SD*
de Edwards, 19
de Patau, 19
de transfusión feto-fetal, *para ver STFF*
de Turner, 19
Sinequia(s)
presencia de, 49
uterina, *49*

introdução, 64
material, 65
método, 65
controle de qualidade, 66
novas contribuições de, 67
objetivos, 64
específicos, 65
gerais, 64
Proteína
A plasmática associada à gravidez, *ver PAPP-A*

■ R

Razão
de probabilidade, *ver LR*
Regurgitação
tricúspide, *ver RT*
Rim
esquerdo, *39*
RT (regurgitação tricúspide), 163

■ S

Saco
gestacional, *ver SG*
periferia do, *26*
área econegativa na, *26*
vitelino, 22, *23*, *24*, 45, 47, 161, *162*
anomalias do, 161
aumentado, *162*
ausência de, 45
calcificado, *47*
com diferentes aspectos, 47
ecogênico, *47*
visualização do, 22
SD (síndrome de Down), 19
com hidropisia fetal, *53*
com higroma cístico, *53*
feto com, *160*
AUU em, *160*
no primeiro trimestre, 102
screening combinado do, 102
determinações bioquímicas no, 102
Sexo
feminino, *41*
masculino, *41*
SG (saco gestacional)
na ecografía, 21, 45
ausência de, 45
análise do, 21
localização do, 21
sem embrião, *46*
Síndrome
de Down, *ver SD*
de Edwards, 19
de Patau, 19
de transfusão feto-fetal, *ver STFF*
de Turner, 19
Sinéquia(s)
presença de, 49
uterina, *49*

STFF (síndrome de transfusión feto-fetal)
rastreo del, 144
DV en el, 144
contribución de la evaluación del, 144

■ T

Teleecografía, 167-174
Telemedicina, 167-174
Timor-Tritsch
esquema tomado de, *37*
TN (translucencia nucal), 109-118
amnios y, *111*
diferencia entre, *111*
aumentada, *15, 32, 34,* 116, *143, 154*
en la trisomía 21, *32*
feto con, *143*
onfalocele y, *154*
y cardiopatías fetales, 116
y otras malformaciones fetales, 117
conducta, 117
en el embarazo, 117
fetal, 117
neonatal, 117
definición, 109
detección de la, 31
diagnóstico, 113, 114
diferencial, 113
prenatal, 114
importancia en, 114
espesor de la, *115*
anomalías fetales por, *115*
prevalencia de, *115*
etiopatogénesis, 110
hallazgos ectográficos, 110
historia, 109
incidencia, 109
introducción, 109
medición de la, 73
control de calidad de la, 73
modelos alternativos, 76
por la FMF, 74
medida de la, 31, 110, *112*
fatores clave en la, *112*
técnica de la, 110
normal, *32,* 111
patológica, *32, 111*
pronóstico, 117
a largo plazo, 117
recurrencia, 117
riesgo de, 117
y cromosomopatías, 115
fetal, 115
y embarazos, 117
múltiples, 117
Tórax, *39*
Tracto
urinario, 155
obstrucción del, 155
baja, 155

STFF (síndrome de transfusão feto-fetal)
screening do, 144
DV no, 144
contribuição da avaliação do, 144

■ T

Teleecografía, 167-174
Telemedicina, 167-174
Timor-Tritsch
esquema retirado de, *37*
TN (translucência nucal), 109-118
achados ecográficos, 110
âmnios e, *111*
diferença entre, *111*
aumentada, *15, 32, 34,* 116, *143, 154*
e cardiopatias, 116
em fetos euplóides, 116
fetais, 116
e outras malformações fetais, 117
feto com, *143*
na trissomia 21, *32*
onfalocele e, *154*
conduta, 117
fetal, 117
na gravidez, 117
neonatal, 117
definição, 109
detecção da, 31
diagnóstico, 113, 114
diferencial, 113
pré-natal, 114
importância no, 114
e anomalias cromossômicas, 115
fetal, 115
e gravidez, 117
múltiplas, 117
espessura da, *115*
anomalias fetais por, *115*
prevalência de, *115*
etiopatogênese, 110
história, 109
incidência, 109
introdução, 109
medição da, 73
controle de qualidade da, 73
modelos alternativos, 76
pela FMF, 74
medida da, 31, 110, *112*
fatores-chave na, *112*
técnica da, 110
normal, *32, 34,* 111
patológica, *32, 111*
prognóstico, 117
a longo prazo, 117
recorrência, 117
risco de, 117
Tórax, *39*
Translucência
nucal, *ver TN*
Trato
urinário, 155
obstrução do, 155
baixa, 155

ÍNDICE REMISSIVO

Translucencia
nucal, *ver TN*
Trigemelar(es)
tricoriónicos, *27*
Trisomía(s)
autosómicas, 6
síndrome, 19
de Edwards, 19
de Patau, 19
de Turner, 19
13, *12*, 19
hallazgos ecográficos, *12*
18, *12*, 19, *154*, *162*
hallazgos ecográficos, *12*
hidropesía en feto con, *154*
higroma en feto con, *154*
21, 10, *12*
hallazgos ecográficos, *12*
45,X, 19
SD, 10
otras, 89
extendiendo en cribado a, 89
Trofoblasto
características del, 25
engrosamiento, *25*
correspondiente al, *25*
localización del, 25
Tubo
neural, *52*
defecto del, *52*
Tumor(es)
ováricos, 59
y gestación, 59
Tumoración(es)
ováricas, *60*
características ecográficas de las, *60*
Turner
síndrome de, 19
Útero
didelfo, *57*
doble, *57*
con embarazo, *57*
estudio del, 55
y anexos, 55
DIU, 57
insuficiencia ístmico-cervical, 58
malformaciones uterinas, 57
miomas, 56
tumores ováricos, 59

■ V

Vejiga, *39*
Ventriculomegalia, *13*
Volumen
placentario, 162

Trigemelar(es)
tricoriônicos, *27*
Trissomia(s)
13, *12*, 19
achados ecográficos, *12*
18, *12*, 19, *154*, *162*
achados ecográficos, *12*
hidropisia em feto com, *154*
higroma em feto com, *154*
21, 10, *12*
achados ecográficos, *12*
SD, 10
45,X, 19
autossômicas, 6
síndrome, 19
de Edwards, 19
de Patau, 19
de Turner, 19
outras, 89
estendendo o *screening* a, 89
Trofoblasto
características do, 25
espessamento, *25*
correspondente ao, *25*
localização do, 25
Tubo
neural, *52*
defeito do, *52*
Tumor(es)
ovarianos, 59
e gestação, 59
Tumoração(ões)
ovarianas, *60*
características ecográficas das, *60*
Turner
síndrome de, 19

■ U

Útero
didelfo, *57*
duplo, *57*
com gravidez, *57*
estudo do, 55
e anexos, 55
DIU, 57
insuficiência istmocervical, 58
malformações uterinas, 57
miomas, 56
tumores ovarianos, 59

■ V

Ventriculomegalia, *13*
Volume
placentário, 162